医院
人力资源管理实务

张 英 郑伯禄 朱 胤 林建文 / 主编

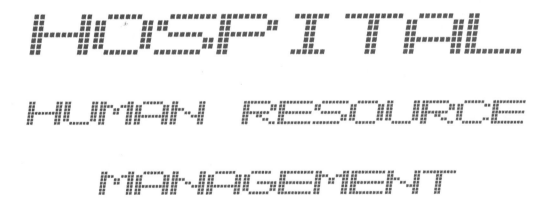

清华大学出版社
北京

内 容 简 介

　　医院人力资源管理是一门理论性和实践性都比较强的学科，它既需要前沿理论的引领，也需要通过具体的工具与方法进行落地。本书正是基于医院人力资源管理的基本理论体系，并结合国家最新人事与分配制度改革政策，对医院人力资源管理的主要模块从制度、流程和应用表格三个方面进行全面梳理，可供医院直接借鉴应用。具体包含的内容有组织架构梳理制度流程与应用表格、定岗定编制度流程与应用表格、人力资源规划制度流程与应用表格、员工招聘制度流程与应用表格、解除/终止劳动合同制度流程与应用表格、员工职业生涯管理制度流程与应用表格、社会保险管理制度流程与应用表格、人才评价制度流程及应用表格、培训管理制度流程与应用表格、绩效管理制度流程及应用表格和薪酬管理制度流程及应用表格共11个方面。为了有助于读者了解上述医院人力资源管理制度、流程与应用表格的来源与依据，本书同时列出了国家层面制定的有关招聘与录用政策、绩效考核政策、薪酬分配政策和晋升政策的主要文件摘要供参阅。本书主要用于指导医院人力资源管理人员在实际工作中进行具体操作，也可为医院人力资源管理相关领域的研究者提供借鉴与参考。

图书在版编目（CIP）数据

医院人力资源管理实务 / 张英等主编. — 北京：清华大学出版社，2022.6
（医院人力资源管理书系）
ISBN 978-7-302-61183-7

Ⅰ.①医…　Ⅱ.①张…　Ⅲ.①医院 – 人力资源管理　Ⅳ.① R197.322

中国版本图书馆 CIP 数据核字（2022）第 110660 号

责任编辑：肖　军
封面设计：吴　晋
责任校对：李建庄
责任印制：朱雨萌

出版发行：清华大学出版社
　　　　　网　　址：http://www.tup.com.cn, http://www.wqbook.com
　　　　　地　　址：北京清华大学学研大厦 A 座　　　邮　　编：100084
　　　　　社 总 机：010-83470000　　　　　　　　邮　　购：010-62786544
　　　　　投稿与读者服务：010-62776969, c-service@tup.tsinghua.edu.cn
　　　　　质量反馈：010-62772015, zhiliang@tup.tsinghua.edu.cn
印 装 者：北京嘉实印刷有限公司
经　　销：全国新华书店
开　　本：185mm×260mm　　　　　印　　张：22　　　　字　　数：374 千字
版　　次：2022 年 8 月第 1 版　　　　　　　　　　印　　次：2022 年 8 月第 1 次印刷
定　　价：158.00 元

产品编号：098345-01

编委名单

主　编　张　英　郑伯禄　朱　胤　林建文

副主编　谭荣健　孔　佳　皮　玲　李美坤

　　　　　季　敏　罗丽芬　高赐凤　胡献之

编　委（按姓氏笔画排名）

孔　佳　河北省武安市第一人民医院

皮　玲　南方医科大学中西医结合医院

朱　胤　中山大学孙逸仙纪念医院

刘　倩　中国航天科工集团七三一医院

李美坤　广州中医药大学第一附属医院

杨晓灵　广东省江门市中心医院

张　英　广州市景惠管理研究院

张远锋　广州中医药大学第一附属医院

陈洁明　中山大学孙逸仙纪念医院

林建文　福建省福州儿童医院

罗丽芬　南方医科大学中西医结合医院

季　敏　中国航天科工集团七三一医院

郑伯禄　福建省福州儿童医院

胡献之　中山大学附属肿瘤医院

徐　凯　河北省武安市第一人民医院

高赐凤　广州市花都区妇幼保健院

黄秀惠　广东省江门市妇幼保健院

雷　涵　广州中医药大学第一附属医院

訾文蕾　河北省武安市第一人民医院

谭荣健　广东省江门市妇幼保健院

序

广东省卫生经济学会人力资源分会经过一年多的筹划、编撰、统稿、审定等工作，《医院人力资源管理书系》在清华大学出版社的支持下，陆续出版了，这是人力资源分会成立两年来一份非常"厚重"的答卷，是为同道们奉献的一份"知识盛宴"，可喜可贺！

《医院人力资源管理书系》由广东省卫生经济学会人力资源分会会长、广州市景惠管理研究院张英院长和广东省卫生经济学会人力资源分会常务副会长、中山大学孙逸仙纪念医院朱胤总会计师担任总主编。各册主编、副主编以及编委有的来自国家卫生健康委员会（简称卫健委）委属委管医院、医科大学附属医院和省属大型医院，有的来自地市级三甲医院和县级二甲医院。为了考虑编者的广泛性和代表性，有的编者还来自北京、福建、山东、陕西、重庆、四川等地的不同医院。这些编者中有的是国家级的卫生经济管理、卫生人力资源管理领域的领军人才和学科带头人，多数是具有 30 多年实践经验的一线管理者，有的是有丰富经验的研究与教学人员。不同地域、不同规模、不同类型医院，以及研究型、教学型、咨询型、实践型专家的搭配，保证了本书系的写作能够不拘一格，既注重书系的经验性、总结性，又兼顾到了理论性和前瞻性；既考虑了书系的实用性、可操作性，同时也体现了书系的系统性、学术性。让我们看到整个书系不单单是一部工具书、参考书，而是可以成为一套专门用于医院管理培训的教材，成为医院人力资源管理者全面提升业务素质与能力的必备用书。整个书系共动员了近百人参与编撰，其组织、沟通、协作都非常耗时费力，在两位总主编、各位主编、副主编和编委们的努力下，大家齐心协力完成了编撰任务并按期出版，这种团结协作、精益求精的敬业精神值得点赞，令人敬佩。可以说是以实际行动践行了为民服务孺子牛、创新发展拓荒牛、艰苦奋斗老黄牛的精神。

《医院人力资源管理书系》各部著作涵盖了医院人力资源管理的人力资源战略性管理、组织结构、岗位分析、定岗定编、胜任力、领导力、人员选拔与招聘、培训教育、绩效管理、薪酬管理、职业发展管理、员工关系管理，以及文化建设等各个模块，并对医院近年来的人力资源管理政策与制度进行了梳理，对人力资源数据的综合应用给出了方法，提供了涵盖多个模块的人力资源管理案例与具体实施方案。书系的各部著作高屋建瓴、层次清晰、结构严谨，相互之间遥相呼应，全面展现了医院人力资源管理的知识体系和技能方法，作为国内第一套医院人力资源管理书系，体现出了它应有的出版价值。

卫生经济研究是以我国医药卫生体制改革为基础，紧紧围绕人力资源、物资资源、财经资源、技术资源和信息资源等各种卫生资源的开发筹措、计划配置、使用管理、调节评价全过程的研究，重点探索卫生供给与需求的矛盾规律，分析卫生资源的投向和投量、投入与产出、效率和效益。谈到资源，人是第一个最为活跃的资源，是生产力三要素之首。毛泽东主席在《唯心历史观的破产》一文中指出："世间一切事物中，人是第一个可宝贵的。在共产党领导下，只要有了人，什么人间奇迹也可以造出来。"所以，医院人力资源管理是医院管理的重中之重。抓好了医院的人力资源管理，就抓住了医院管理的牛鼻子。"医院人力资源管理书系"虽然着眼点是在人力资源，但如果把各部著作串起来看，实际上把医院人力资源如何与财、物、技术、信息等核心资源科学配置、精细管理和有效使用进行了精辟的分析，并提供了成熟的理论和可借鉴的经验。

广东省卫生经济学会人力资源分会以专业化的视野和严谨的学术精神，搭建卫生人力资源的研究高地和卫生人力资源管理者的职业发展平台；开展专题的人力资源学术研究，创建和汇聚国家级、省级科研成果，为政府和各级医疗卫生机构提供决策支持，以专业制胜的优势，打造成我省乃至全国卫生领域具有一定学术地位和声誉，开展专业化研究的一流学术团体组织。我希望人力资源分会能够以《医院人力资源管理书系》的出版为契机，团结更多的卫生人力资源管理研究专家和一线的实际工作者，出版更多更好的人力资源管理著作，发表更多更好的人力资源管理论文，开展更多更好的人力资源管理课题研究，让人力资源管理的学术成果更加丰硕，为健康中国、幸福中国作出应有贡献。

广东省卫生经济学会会长　陈星伟

2021 年 12 月于广州

前　言

　　人力资源是医院的第一资源。人力资源管理是医院管理的核心和关键。这基本上是没有争议的共识。但如何通过对人力资源进行有效的管理，做到既能放大医务人员个体的价值，又能保证医院组织目标的实现，从而构建和谐美好的人力资源管理生态，却没有一个统一的答案，也没有放之四海而皆准的办法，这正是医院人力资源管理的挑战所在，魅力所在。我们动议编著"医院人力资源管理书系"就是既总结过去医院在人力资源管理方面所取得的经验，更着眼于未来医院人力资源管理的发展趋势，系统总结、梳理、规范医院人力资源管理的学科体系，为广大医院人力资源管理工作者和相关人员提供一套既有理论体系，又有实操方法，同时还有借鉴案例的工作用书，让医院人力资源职业化管理进程走得更快更稳。

　　医院人力资源管理深受社会发展背景和企业人力资源管理理论及经验的影响。1949 年中华人民共和国成立至 1978 年，中国实行的是计划经济。在那个时代，用人单位和员工之间的关系完全是隶属与被隶属，服从与被服从的关系。用人统一调配，薪酬以固定工资为主，激励以政治为先导，医院仿佛就是政府部门的附属机构，一切以执行指令为要务。1978 年至 1992 年，中国的经济体制改革从农村家庭联产承包责任制开始，企业逐步开始扩大用人自主权，探索经济激励，落实奖金分配等，但这一阶段的改革仍然是在计划经济框架内的相对比较温和的变革。1979 年 4 月，国家卫生部、财政部、国家劳动总局发布了关于加强医院经济管理试点工作的相关意见，对医院提出了"定任务、定床位、定编制、定业务技术指标、定经费补助"的"五定"，并对经济核算和奖金分配提出了具体的办法，可以说是影响医院人事与分配制度改革的一项重要政策。1989 年 11 月，国家卫生部正式颁布实行医院分级管理的办法，首开医院评价评审先河。1993 年至 2000 年，从社会主义市场经济体制在中国正式确立，到建立现代企业制度，到 1995 年中国首部《劳动法》正式实施，到养老、医疗、工伤、失业以及生育、住房等各项社会保障制度的建立，这些都为劳动力市场的运行及其作用的发挥创造了条件。这一时期的 1994 年国务院发布了《医疗机构管理条例》，1997 年中共中央发布了《中共中央国务院关于卫生改革与发展的决定》等重要文件，将医疗机构的执业管理纳入了法制化轨道，对卫生改革的重大问题进行了厘清和界定。2000 年至 2020 年，互联网的兴起，人们择业观念的改变，各项改革的持续深化，给我们的生活带来了翻天覆地的变化。2009 年 4 月中共中央出台了《中共中央国务院关于深化医药卫生体制改革的意见》，后续又相继出台了有关公立医院改革、卫生事业单位岗位设置、人事与分配制度改革、薪酬制度改革、医共体建设、互联网医院建设、药品器械招标采购、医疗保险支付制度改革等一系列改革政策与方案，为医院的改革与发展提供了充分的政策保障和制度支持。可以说，这 20 年来的医疗卫生改革，打出了总结经验、科学论证、试点探索、全面推进等"组合拳"，描摹出了医疗卫生改革的"全景图"。经过改革开放 40 年来医疗服务体系建设、20 年来医院能力建设、10 年来深化医药卫生体制改革的实践探索，公立医院已经到了从"量的积累"转向"质的提升"的关键期，今后必须把发展的着力点放到提升质量和效率上。可以说，医院的改革方向、目的、路径已经非常明确，关键是如何实施落地。自 2021 年始，中国的医疗卫生改革将全面进入落地、执行、精细化与全面提升阶段。社会的发展和医疗卫生整体的改革进程，必然伴随医院人力资源管理理念和思想的变迁，医院的人力资源管理也必须顺应上述的各种变化而进行全面规范和升华。

人力资源管理专业在高校的设置最早是于 1993 年在中国人民大学设置。人力资源管理硕士专业最早是于 2000 年设置。到目前为止，我国开办人力资源管理本科专业的高校已经接近 500 所，开设人力资源管理硕士点和博士点的高校也有数十所。在大学的管理学院、工商学院、公共管理学院等学院里人力资源管理也成为一门非常重要的必修课。2000 年国家人事部首次设置经济师：通过人力资源管理专业技术职称考试获得。从以上发展演变可知，人力资源管理从萌芽到发展也就是 20 多年的事。根据目前查阅到的，已经出版的医院人力资源管理相关著作、发表的学术论文、课题成果以及医院的管理实践等可以判定，医院人力资源管理的萌芽和兴起基本上是始于 2001 年，从 20 年的发展情况来看，医院人力资源管理仍然处于逐步探索、不断实践的过程，许多新的理论、工具和方法还未能在医院广泛应用，有些医院人力资源管理者甚至对一些理念和方法还感到很陌生，因此，我们把 2001 年至 2020 年的这 20 年，誉为是医院人力资源管理的萌芽期，从 2021 年开始，期望在同行们的努力下能够进入普及与规范期，再经过一二十年的发展，能够进入全面提升期，这样大概需要半个世纪的时间，医院人力资源管理的学科体系就会比较健全、完善、成熟，而这些，都需要医院人力资源管理同行们的不懈努力，需要相关研究者的深入研究与推广。

这 20 年来，医院人力资源管理在思维模式和管理方法上发生了一些转变，比如，由单纯接收政府人事部门分配人员转变到了主动招聘人才；医院管理干部由行政任命转变到竞聘上岗，并实行任期目标考核；绩效考核由单纯德能勤绩廉的"画叉打钩"，转变到综合评估医疗服务的数量、质量、技术难度、风险责任、成本控制、群众满意度以及社会影响力等；薪酬分配由单纯的"岗位薪级工资＋奖金"转变到了系统设计基本工资和绩效工资体系，并逐步探索形成了年薪制、协议工资制、兼职工资制等一些成熟的模式；在员工发展方面，由过去的要求员工高度服从转变到了协助员工进行职业生涯规划，逐步树立了医院与员工"合作共享"的新时代人力资源管理理念，有的医院还建立了更有活力的合作机制、平台机制；医院由关注员工的使用与贡献转变到了结合医院发展战略和岗位需要进行以培训与能力提升为核心的赋能管理等。总之，20 年的变迁，医院人力资源管理无论是理论体系的构建，还是实践案例的积累，都取得了令医疗行业和人力资源管理界瞩目的成绩。医院人力资源管理的理论体系虽然在不断完善，实践案例也越来越丰富，从业者的职业化管理水平也在持续提高，可医院人力资源管理所面临的问题却越来越多，解决难度也越来越大，这与整个社会的经济结构转型、社会组织模式转换、个体意识觉醒等诸多因素相关。医院人力资源管理思维的转变和管理体系的构建也不再是"孤岛"事件，今天的医院人力资源管理已经与社会环境、宏观政策、人们的价值取向、生活方式密切相关，这就要求医院人力资源管理的模式和技术必须能够将变化视为常态，通过继续赋予人力资源管理新的职能来适应各种变化，进而提升整个人力资源管理系统的有效性。正是基于医改政策不断发展变化，人力资源管理面临诸多挑战，人力资源管理工作者业务素质与能力亟待提高等诸多因素，我们组织编写了《医院人力资源管理书系》，目的是系统、全面地介绍医院人力资源管理的新理论、新方法、新经验，旨在通过这套书能够帮助医院人力资源管理者更新管理理念，掌握管理技能，提升人力资源管理的实战能力，更好地承担起推动医院发展的使命与责任。

《医院人力资源管理书系》参与编著人员近百名，组织和沟通工作量非常大，但大家对待此项工作充满了激情，在一年多的时间里大家齐心协力，密切协作，圆满完成了写作任务，对于大家的辛勤付出我们深表敬意！在书系的策划、编写和出版过程中，广东省卫生经济学会、清华大学出版社，编著者所在单位的领导、同仁们都给予了非常大的鼓励与支持，在此，我们深表谢意！

　　我们力图通过一套书来全方位地展现整个医院人力资源管理的理论体系、管理理念和核心工具与方法，并能够让此套书系成为医院人力资源管理者的培训教材和工作必备的参考用书。但由于能力和水平所限，书中难免有所纰漏，欢迎阅读者批评指正。让我们一起为中国医院人力资源管理体系的完善与发展作出贡献。

　　张　英（广东省卫生经济学会人力资源分会会长/广州市景惠管理研究院院长）
　　朱　胤（广东省卫生经济学会人力资源分会常务副会长/中山大学孙逸仙纪念医院总会计师）

2021 年 7 月于广州

目 录

上篇　医院人力资源管理制度流程与应用表格

下篇　人力资源管理政策

上 篇

医院人力资源管理
制度流程与应用表格

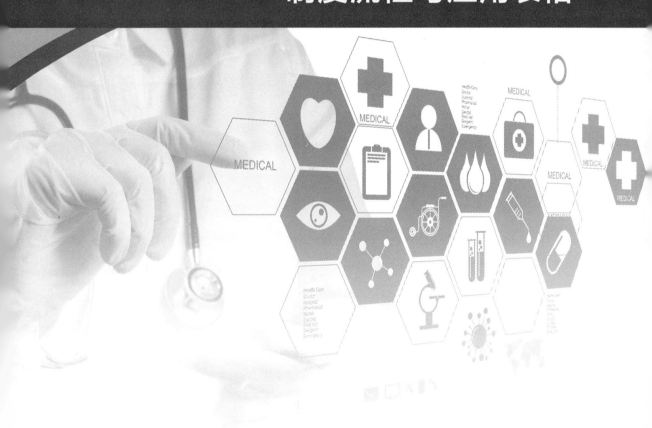

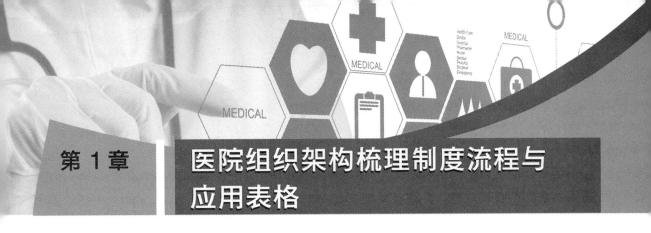

第 1 章　医院组织架构梳理制度流程与应用表格

1.1　组织架构梳理制度

1.1.1　医院组织架构梳理的目的是实现医院范围内人员的合理分工，并且协调他们的活动，使他们直接服务于医院的目标和任务。通过组织架构，实现领导、计划、组织、指导、协调和控制医院的运营管理。另外，医院组织架构定义了医院的任务和职责，工作角色和关系以及医院与外界的沟通渠道。

1.1.2　医院组织架构的梳理基础必须依赖于医院的功能定位，医院的功能定位基于但不局限于以下法律法规、规章以及制度等。

（1）《中华人民共和国基本医疗卫生与健康促进法》：医院主要提供疾病诊治，特别是急危重症和疑难病症的诊疗，突发事件医疗处置和救援以及健康教育等医疗卫生服务，并开展医学教育、医疗卫生人员培训、医学科学研究和对基层医疗卫生机构的业务指导等工作。

（2）国家卫健委《三级医院医疗服务能力标准（综合医院）》：三级综合医院是跨县（区）、市、省提供医疗卫生服务，具有全面医疗、教学、科研、公共卫生服务等功能的医疗机构。应具有与其相适应的基本设置，包括床位规模、诊疗科目、医疗设备以及结构合理的卫生技术人员，以满足三级医院服务功能、技术水平及管理要求。

（3）其他如有关医疗机构诊疗科目名录、相关的科室建设与管理指南、医院运营管理、内部审计、内部控制、应急管理、质量管理、后勤保障管理，以及等级医院评审文件中涉及医院组织架构设计的文件均为遵从之列。

（4）医院所在地党委、政府以及相关部门的规定均影响医院组织架构的设计，其规定也在遵从之列。

1.1.3　进行医院组织架构梳理时要充分考虑医院的规模、专业设置、发展战略方向、人员专业技术能力、患者来源情况、社会公益性工作等因素，确保医院各项职能的全面履行。

1.1.4   医院职能科室的设置主要依据但不局限于以下规定。

（1）《医疗质量管理办法》：医疗机构应当成立医疗质量管理专门部门，负责本机构的医疗质量管理工作。医疗机构有下列情形之一的，由县级以上卫生计生行政部门责令限期改正；逾期不改的，给予警告，并处三万元以下罚款；对公立医疗机构负有责任的主管人员和其他直接责任人员，依法给予处分。

1）未建立医疗质量管理部门或者未指定专（兼）职人员负责医疗质量管理工作的；

2）未建立医疗质量管理相关规章制度的；

3）医疗质量管理制度不落实或者落实不到位，导致医疗质量管理混乱的；

4）发生重大医疗质量安全事件隐匿不报的；

5）未按照规定报送医疗质量安全相关信息的；

6）其他违反本办法规定的行为。

（2）《关于印发医疗机构内部价格行为管理规定的通知》相关内容。

1）医疗机构应当建立由医疗机构分管领导、医务管理部门、价格管理部门、临床科室和医药物资采供等部门组成的医疗机构价格管理体系，科学管理、合理监控医疗服务成本，提升价格管理质量。

2）医疗机构应当设立价格管理委员会，委员会成员应当由医疗机构分管领导、价格管理部门及财务、医务、护理、医保、信息、药事、物资管理、医技、质控、设备、纪检监察等职能科室负责人组成，负责全院价格管理工作的领导、组织和决策。

3）医疗机构要加强内部价格管理部门建设。三级医疗机构应当明确负责内部价格管理工作的部门，并由院领导主管；二级及以下医疗机构应当在相关职能部门中明确价格管理职责。

（3）《医疗机构投诉管理办法》中规定"二级以上医疗机构应当设置医患关系办公室或者指定部门（以下统称投诉管理部门）统一承担投诉管理工作。其他医疗机构应当配备专（兼）职人员，有条件的也可以设置投诉管理部门"。

（4）《医院财务制度》中规定：医院应设立专门的财务机构，按国家有关规定配备专职人员，会计人员须持证上岗。医院财务管理的主要任务是：科学合理编制预算，真实反映财务状况；依法组织收入，努力节约支出；健全财务管理制度，完善内部控制机制；加强经济管理，实行成本核算，强化成本控制，实施绩效考评，提高资金使用效益；加强国有资产管理，合理配置和有效利用国有资产，维护国有资产权益；加强经济活动的财务控制和监督，防范财务风险。

（5）《卫生系统内部审计工作规定》中规定：各单位符合下列条件之一的，应当根据国家编制管理相关规定，设置独立的内部审计机构，专职审计人员不少于 2 人：二级以上医院；年收入及资产总额均达到 3000 万元以上；所属及分支机构较多；经济活动复杂；管理工作需要的。

（6）《全国医疗机构卫生应急工作规范（试行）》规定：医疗机构和院前急救机构应设置应急办，或指派本单位院办、医务处（科）等职能部门承担本机构卫生应急领导小组办公室的职责，并负责本机构日常卫生应急工作。

1）在本单位卫生应急领导小组的领导下，负责日常卫生应急工作，贯彻落实卫生应急领导小组的各项决策和指令。

2）负责编制及修订本单位各类突发事件卫生应急预案，制定卫生应急工作制度。

3）制定本单位紧急医学救援队伍的队员选拔标准，组织开展队员选拔工作，并定期更新队员信息，组织队员定期轮换。

4）协调本单位后勤保障部门落实卫生应急所需药品、耗材、器械、设备等物资的储备及管理工作。

5）定期组织本单位相关部门和紧急医学救援队伍开展卫生应急培训和演练，并对培训和演练效果进行考核评估。

6）接到上级指令后，按照本单位卫生应急工作预案和制度的相关要求，组织开展应急处置工作，制定具体工作方案，密切与相关部门的协调联络，收集汇总卫生应急相关信息并及时上报，处置结束后完成总结报告。

7）承担本单位卫生应急领导小组交办的其他工作。

（7）《卫生系统内部审计操作指南》中对采购组织设置也提出了相关的要求：为规避采购业务中的风险，对其实施有效的控制，首先要求各单位应建立健全采购业务组织架构，同时还要设置与之相匹配的授权审批程序，授权的业务对象与金额要与其自身的权限和职责保持一致。采购与付款业务全过程不得由同一部门或个人办理，应当将采购付款过程中的申请、批准、执行、审核、记录等不相容职务相分离，明确相关部门和岗位的职责权限。须相互分离的职务主要包括：采购预算的编制与审批；采购预算的审批与执行；请购与审批；询价与确定供应商；付款审批、付款执行与会计记录。

（8）国家卫健委《公立医院内部控制管理办法》中规定。

第十条　医院应当明确本单位内部控制建设职能部门或确定牵头部门，组织落实本单位内部控制建设工作，包括研究建立内部控制制度体系，编订内部控制手册；组织编制年度内部控制工作计划并实施；推动内部控制信息化建设；组织编写内部控制报告等。

第十一条 医院由内部审计部门或确定其他部门牵头负责本单位风险评估和内部控制评价工作，制定相关制度；组织开展风险评估；制定内部控制评价方案并实施，编写评价报告等。

第十二条 医院内部纪检监察部门负责本单位廉政风险防控工作，建立廉政风险防控机制，开展内部权力运行监控；建立重点人员、重要岗位和关键环节廉政风险信息收集和评估等制度。

第十三条 医院医务管理部门负责本单位医疗业务相关的内部控制工作，加强临床科室在药品、医用耗材、医疗设备的引进和使用过程中的管理，规范医疗服务行为，防范相关内涵经济活动的医疗业务（即实施该医疗业务可以获取收入或消耗人财物等资源）风险，及时纠正存在的问题等。

第十四条 医院内部各部门（含科室）是本部门内部控制建设和实施的责任主体，部门负责人对本部门的内部控制建设和实施的有效性负责，应对相关业务和事项进行梳理，确定主要风险、关键环节和关键控制点，制定相应的控制措施，持续改进内部控制缺陷。

1.1.5 医院业务科室设置的主要依据但不局限于以下规定。

医院业务科室主要是指临床科室、医技科室以及其他辅助科室，由于医院是一种比较传统且稳定的组织机构，因此，在业务科室的设置上只要是同等级规模的医院，差异都不会很大。在具体设置时一般参照卫健主管部门的相关规定。具体的规定如下。

（1）原卫生部《〈医疗机构诊疗科目名录〉的通知》（卫医发〔1994〕27号）对医院的学科设置作出了规定：本《名录》依据临床一、二级学科及专业名称编制，是卫生行政部门核定医疗机构诊疗科目，填写《医疗机构执业许可证》和《医疗机构申请执业登记注册书》相应栏目的标准；医疗机构实际设置的临床专业科室名称不受本《名录》限制，可使用习惯名称和跨学科科室名称，如"围产医学科""五官科"等；诊疗科目分为"一级科目"和"二级科目"、一级科目一般相当临床一级学科，如"内科""外科"等，二级科目一般相当临床二级学科，如"呼吸内科""消化内科"等；为便于专科医疗机构使用，部分临床二级学科列入一级科目；科目代码由"××·××"构成,其中小数点前两位为一级科目识别码,小数点后两位为二级科目识别码。

《医疗机构诊疗科目名录》中关于"一级科目"和"二级科目"的设定。

医疗机构诊疗科目名录

代码　诊疗科目

01. 预防保健科

02. 全科医疗科

03. 内科

03.01 呼吸内科专业

03.02 消化内科专业

03.03 神经内科专业

03.04 心血管内科专业

……

04. 外科

04.01 普通外科专业

04.02 神经外科专业

04.03 骨科专业

……

其他的一级科目有妇产科、妇女保健科、儿科、小儿外科、儿童保健科、眼科、耳鼻咽喉科、口腔科、皮肤科、医疗美容科、精神科、传染科、结核病科、地方病科、肿瘤科、急诊医学科、康复医学科、运动医学科、职业病科、临终关怀科、麻醉科、医学检验科、病理科、医学影像科、中医科、民族医学科、中西医结合科等。

(2)《关于印发急诊科建设与管理指南(试行)的通知》中规定:急诊科是医院急症诊疗的首诊场所,也是社会医疗服务体系的重要组成部分。急诊科实行 24 小时开放,承担来院急诊患者的紧急诊疗服务,为患者及时获得后续的专科诊疗服务提供支持和保障。急诊科应当设医疗区和支持区。医疗区包括分诊处、就诊室、治疗室、处置室、抢救室和观察室,三级综合医院和有条件的二级综合医院应当设急诊手术室和急诊重症监护室;支持区包括挂号、各类辅助检查部门、药房、收费等部门。

(3)《关于印发二、三级综合医院药学部门基本标准(试行)的通知》中规定:医院药学部门是医院专业技术科室,负责有关的药事管理和药学专业服务工作,并承担监督与推进相关药事法规落实的职责。药事管理和药学专业服务工作主要包括本医院药品保障供应与管理；处方适宜性审核、药品调配以及安全用药指导；实施临床药师制，直接参与临床药物治疗；药学教育、与医院药学相关的药学研究等。医院药学部门的设置：二级综合医院设置药剂科，三级综合医院设置药学部。

（4）关于印发《综合医院康复医学科基本标准（试行）的通知》中规定：独立设置门诊和病区。至少设置具备临床康复评定功能的物理治疗室、作业治疗室、言语治疗室、传统康复治疗室、康复工程室等；康复医学科门诊和治疗室总使用面积不少于1000平方米；根据需求和当地康复医疗服务网络设定床位，应为医院总床位数的2%~5%，每床使用面积不少于6平方米，床间距不少于1.2米；以收治神经科、骨科疾病患者为主或向康复医院转型的三级综合医院，其康复医学科床位数不受上述规定限制。

（5）《血液透析室建设与管理指南》中规定：设置肾病内科的二级以上医院可以设置血液透析室。血液透析室是利用血液透析的方式，对因相关疾病导致慢性肾功能衰竭或急性肾功能衰竭的患者进行肾脏替代治疗的场所。通过血液透析治疗达到清除体内代谢废物，排出体内多余的水分，纠正电解质和酸碱失衡，部分或完全恢复肾功能。血液透析室应当包括透析治疗区、水处理区、治疗区、候诊区、接诊区、库房和患者更衣室等基本功能区域。各功能区域应当合理布局，区分清洁区与污染区，清洁区包括透析治疗区、治疗区、水处理区和库房等。

（6）《病理科建设与管理指南（试行）》中规定：医疗机构病理科是疾病诊断的重要科室，负责对取自人体的各种器官、组织、细胞、体液及分泌物等标本，通过大体和显微镜观察，运用免疫组织化学、分子生物学、特殊染色以及电子显微镜等技术进行分析，结合患者的临床资料，做出疾病的病理诊断。具备条件的病理科还应开展尸体病理检查。二级综合医院病理科至少应当设置标本检查室、常规技术室、病理诊断室、细胞学制片室和病理档案室；三级综合医院病理科还应当设置接诊工作室、标本存放室、快速冰冻切片病理检查与诊断室、免疫组织化学室和分子病理检测室等。其他医疗机构病理科应当具有与其病理诊断项目相适应的场所、设施等条件。

（7）《国家卫生计生委办公厅关于印发县医院医疗服务能力基本标准和推荐标准的通知》：按照医院的业务和管理职能，设置行政部门、临床科室、医技科室三大类部门，其中行政部门根据医院具体情况和管理需要设置。临床科室和医技科室建设与管理符合《医疗机构诊疗科目名录》（卫医发〔1994〕第27号）、《急诊科建设与管理指南（试行）》（卫医政发〔2009〕50 号）、《新生儿病室建设与管理指南（试行）》（卫医政发〔2009〕123 号）、《重症医学科建设与管理指南（试行）》（卫办医政发〔2009〕23 号）、《病理科建设与管理指南（试行）》（卫办医政发〔2009〕31 号）、《二级综合医院药剂科基本标准》（卫医政发〔2010〕99 号）、《综合医院康复医学科建设与管理指南》（卫医政发〔2011〕31 号）《综合医院中医临床科室基本标准》（国中医药发〔2009〕6 号）、《医院中药房基本标准》（国中医药发〔2009〕4 号）等文件要求……

（8）《国家卫生计生委办公厅关于印发县医院医疗服务能力基本标准和推荐标准的通知》中规定。

A　临床科室

1）内科：科室内设置呼吸内科、消化内科、神经内科、心血管内科、肾病学、内分泌等专业组，也可根据需求开设相应科室。

2）外科：科室内设置普通外科、神经外科、骨科、泌尿外科、胸外科等专业组，也可根据需求开设相应科室。

3）妇产科：科室内设置妇科、产科、计划生育科等专业组，也可根据需求开设相应科室。

4）儿科：科室内设置新生儿专业组，也可根据需求开设相应科室。

5）眼科。

6）耳鼻咽喉科。

7）口腔科。

8）皮肤科：科室内设置皮肤病和性传播疾病专业组。

9）精神科：开设精神卫生或临床心理门诊，根据需求确定是否设置住院床位。

10）感染性疾病科。

11）急诊医学科。

12）麻醉科。

13）重症医学科。

14）康复医学科。

15）中医科。

16）眼科、耳鼻咽喉科、口腔科可使用跨学科科室名称，如"眼耳鼻喉科、五官科"。

B   医技科室

1）医学检验科：科室内设置临床体液、血液，临床微生物学，临床化学检验，临床免疫、血清学等专业组。

2）医学影像科：科室内设置 X 线诊断、CT 诊断、核磁共振成像诊断、超声诊断、心电诊断、脑电及脑血流图诊断等专业组。其中超声诊断专业、心电诊断专业可根据需求单独设置超声影像科、心电图室。

3）病理科。

4）药剂科（或药学部）。

5）输血科。

（9）《国家卫健委进一步改善医疗服务行动计划（2018-2020 年）》规定。

在地级市和县的区域内，符合条件的医疗机构建立胸痛中心、卒中中心、创伤中心、危重孕产妇救治中心、危重儿童和新生儿救治中心。医疗机构内部实现各中心相关专业统筹协调，为患者提供医疗救治绿色通道和一体化综合救治服务，提升重大急性病医疗救治质量和效率。院前医疗急救机构与各中心形成网络，实现患者信息院前院内共享，构建快速、高效、全覆盖的急危重症医疗救治体系。有条件的地方可以探索建立陆地、空中立体救援模式。

（10）《关于坚持以人民健康为中心推动医疗服务高质量发展的意见》规定。

推广多学科联合诊疗、胸痛中心、卒中中心、创伤中心等医疗服务新模式，持续提高医疗服务质量。推进日间手术和日间医疗服务，不断提升医疗资源利用效率。大力推进"互联网＋医疗健康"，创新运用信息网络技术开展预约诊疗、缴费等，运用互联网、人工智能、可穿戴设备等新技术，建设智慧医院。

以上为医院设置业务科室依据示例，其他科室也均有相关规定，在具体设置时需要查阅相关规定与要求，做到能够按照相应的建设规范与指南合理地设置各个业务科室，同时也要结合人员专业能力、服务质量、业务运营等具体情况设置符合本医院发展的业务科室体系。

1.1.6   医院组织架构设计或梳理完成后，如需要上报卫健委、编办，则按相关要求上报。

1.1.7   医院组织架构按相关程序确认后，按照相关分工与协调原则，编制科室职责说明书。科室职责说明书是科室履行职责以及绩效考核的重要依据。

1.1.8   医院组织架构的调整与梳理原则上三至五年进行一次。

1.2　组织架构梳理流程

1.2.1　医院组织架构梳理流程（图 1-1）

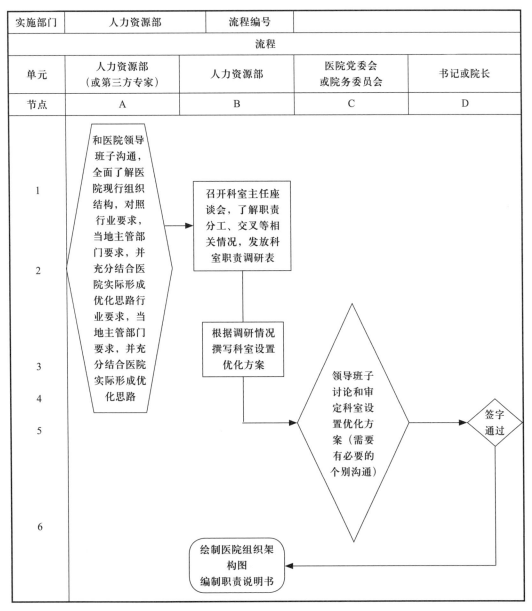

实施部门	人力资源部		流程编号	
流程				
单元	人力资源部 （或第三方专家）	人力资源部	医院党委会 或院务委员会	书记或院长
节点	A	B	C	D

图 1-1　医院组织架构梳理流程图

1.2.2 科室申请组织架构梳理流程（图 1-2）

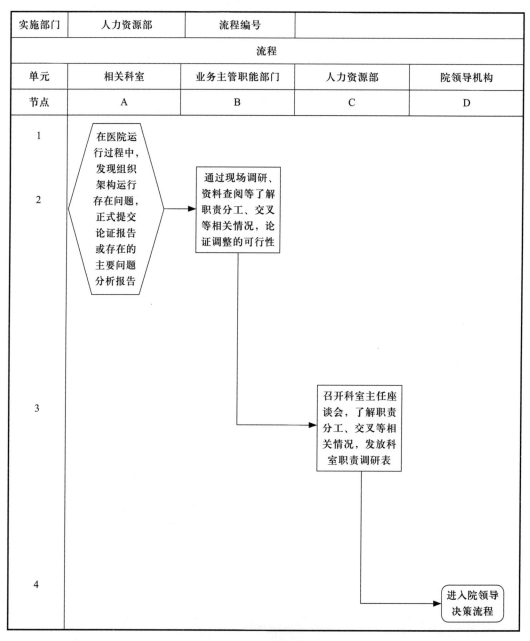

图 1-2 科室申请组织架构梳理流程

1.3　组织架构梳理应用表格

1.3.1　医院职能科室职责调研表（表 1-1）

表 1-1　医院职能科室职责调研表

基本情况				
科室名称		负责人		
内设班组		科室人数		
职责概述				
关键职责	任务描述			工作标准
岗位与人员配置				
二级班组	岗位	人数	主要职责	

应该增加的职责与依据或理由：

应该分离的职责与依据或理由：

对医院职能科室设置的其他相关建议：

填表人签名：　　　　　　审核人签名：

1.3.2　医院业务科室职责调研表（表1-2）

表 1-2　医院业务科室职责调研表

基本情况					
科室名称		科主任		护士长	
专业分组					
医师人数及职称					
护士人数及职务					
技师人数及职称					
其他人数及职称					

职责概述

关键职责	任务描述	工作标准

应该增加的职责与依据或理由：

应该分离的职责与依据或理由：

对目前职责履行情况的相关建议：

填表人签名：　　　　　审核人签名：

1.3.3　医院职能科室职责说明书示例（表 1-3，表 1-4）

表 1-3　医院人力资源部职责说明书

职责概述		
负责医院人力资源规划、员工招聘、员工培训、专业技术人员岗位聘任、绩效管理、薪酬福利管理、员工职业发展指导、劳动关系管理以及日常事务性工作等，充分发挥选人、用人、育人、留人的职能		
关键职责	任务描述	工作标准
人力资源规划	1. 拟订医院人力资源工作规划和计划，提交医院人力资源管理委员会讨论确认后并报院务会批准后执行	每三年制订一次人力资源规划，每年制订年度工作计划
	2. 修订、完善和更新医院人力资源管理制度与流程，并通过医院内网发布	3 月 1 日前完成完整性　规范性
	3. 编制定岗定编方案并负责落实	每两年做一次定岗定编，每年做一次微调
	4. 编制医院人工成本预算	12 月 30 日前完成
	5. 制订医院人才梯队建设计划，确保符合医院持续发展的需要	12 月 30 日前完成实际达标情况
	6. 制订院科两级人员紧急替代程序与替代方案，并负责组织落实	方案的可行性紧急替代的落实情况
员工招聘	7. 组织内部招聘，通过内部人员的合理调配增补岗位空缺	招聘完成率招聘过程的公正性
	8. 参加高等医学院校招聘会，根据需求选拔优秀应届毕业生	按时参加招聘会招聘完成率
	9. 引进学科带头人和业务技术骨干，按程序办理录用和调入手续	引进完成率上岗后考核情况
	10. 考核新进人员，按试用期考核结果确定是否转正	考核过程的规范性、公正性新员工考核合格率
员工培训	11. 组织新员工岗前培训，协调相关职能科室准备培训讲义，实施培训并进行培训效果考核与评估	参加率 100%考核合格率 95% 以上
	12. 规划各级各类人员的培训教育，对培训费用进行详细的预算，经医院人力资源管理委员会审查并报院务会批准后组织实施	培训任务完成情况费用使用的合规性
	13. 督导检查专业技术人员继续医学教育情况	学分达标率达到 100%
	14. 组织全院中层管理干部培训，做好师资选聘及培训的实施工作	培训计划落实率 100%

续表

关键职责	任务描述	工作标准
专业技术人员岗位聘任	15. 拟订全院专业技术人员岗位聘任实施方案，经医院人力资源管理委员会审查并报院务会批准后组织实施	方案的先进性 适用性 落实完成情况
	16. 办理初、中级专业技术职务资格考试、执业医师资格考试的报名和资格条件的审核工作	审核的及时性、公正性 差错发生情况
	17. 办理高级专业技术职务资格晋升的报名、资格条件审核、相关考试的组织和材料送审工作	审核的及时性 资料的完整性
绩效管理	18. 调整医院绩效管理实施方案，不断完善考核指标体系与考核流程	每年12月调整一次 先进性 适用性
	19. 起草《医院科室主任目标管理责任书》，组织各科室主任与院长签订目标管理责任书	1月签订目标责任书 每季检查落实情况
	20. 汇总全院季度考核结果，分析全院各科室绩效情况	汇总结果需要在全体中层干部上进行反馈
	21. 组织全院员工的年度考核工作，按规定填写年度考核表，评定等级，在规定时间内将年度考核表归档	每年12月完成 年度考核率100%
	22. 辅导各科室绩效管理，每季至少组织职能科室召开一次绩效管理协调会	有会议纪要 对问题有整改措施
	23. 指导各科室二级分配与绩效考核	每个科室每年两次
薪酬福利管理	24. 调整各类人员基本工资，按规定做好报批和兑现工作	准确率100%
	25. 调整和完善医院绩效工资分配方案	每年12月调整一次
	26. 调整和完善福利方案	按政策和要求落实
	27. 编制各种福利发放表格并按时下发	及时性 准确性
	28. 申报员工的社会保险基数，缴纳各项社会保险费用	及时性 准确性
员工职业发展指导	29. 协助员工制订个人职业生涯发展规划，给予必要的条件支持，为员工个人职业发展提供制度空间和平台	对关键岗位和重点人才有职业发展辅导
	30. 开展安全与健康教育，引导员工做好疾病预防	相关讲座每年至少举办两次，安全与健康教育年度覆盖率达到95%以上
	31. 检查职业防护制度落实情况，并监督保障措施到位	每半年检查一次
	32. 管理员工的个人健康档案	每年整理分析一次
劳动关系管理	33. 签署员工劳动合同，编制员工的劳动合同汇总表	劳动合同签订率100%
	34. 办理员工内部调配手续	规范性
	35. 办理员工外部调入与调出手续	规范性
事务工作	36. 审核全院各科室上报的考勤表，严格劳动纪律管理	公正性 纠错情况
	37. 审批各种假期（权限范围内），及时纠正科室出现的不合规定的准假	公正性 纠错情况

关键职责	任务描述	工作标准
事务工作	38. 管理全院人事档案，收集归档资料并分类归档，按规定执行查阅、转递手续	符合档案管理的规范化要求
	39. 更新人事信息，及时变更员工花名册，保证员工个人信息的真实、准确	每季度更新一次
	40. 报送相关的人力资源报表	按规定上报
	41. 办理和仲裁劳动争议	根据需要办理
	42. 完成领导交办的临时性人力资源管理工作	及时性　完成率

表1-4　医院医学装备部职责说明书

职责概述
负责医院医学装备配置的论证、购置、验收、报废、保养、维修、使用监管、应用分析评价等全过程管理。确保医学装备的使用符合国家法律、法规及卫生行政部门规章、管理办法、标准的要求，保障各项医疗业务的开展

关键职责	任务描述	工作标准
医学装备规划	1. 拟订全院医学装备规划和计划，提交医院医学装备委员会讨论确认后并报院务会批准后执行	每三年制定一次全院医学装备规划，每年制订年度工作计划
	2. 修订、完善和更新涉及医院领导、医学装备管理部门和使用部门三级管理的各项管理制度，并通过医院内网发布	每年12月30日前修订完善一次 完整性　规范性
	3. 制定常规与大型医学装备配置方案	优先配置功能适用、技术适宜、节能环保的装备。注重资源共享，杜绝盲目配置
	4. 论证医学装备配置的可行性，对可承担的工作量、成本消耗、人员配置、功能开发、社会效益、成本效益等进行分析评价	单价在10万元及以上的医学装备必须有可行性论证
	5. 配合审计部门对实施医学装备购置过程的全程监管和审计以及提供完整的相关资料	按监管和审计部门要求执行
	6. 培训使用大型医用设备的相关医师、操作人员、工程技术人员，业务能力考评合格方可上岗操作	按卫生行政主管部门具体要求执行。需要上级部门或外部机构培训的，负责联系协调培训
	7. 审核医院拟报废设备，按规定制度与流程处置报废设备	需要技术鉴定的要提出技术鉴定意见或组织专家鉴定
医学装备购置	8. 参与医疗设备购置招标谈判，组织准备招标材料，按要求提供相关参数	按要求履行招标过程中的职责
	9. 审查各科室提出的设备、器械申购计划、组织汇编全院医学装备购置计划和清单	对科室的申购计划要进行合理性、可行性的审核。每季度制订（调整）一次全院医学装备购置计划与清单
	10. 组织有关人员完成对购入的医学装备进行安装、验收、向科室移交使用等工作	严格执行安装、验收的有关制度与流程

关键职责	任务描述	工作标准
医学装备保养维修	11. 保养维修全院病床以及轮椅、治疗车、担架车等机械类设备	每个科室每两周至少巡查1次，发现问题及时维修
	12. 保养维修全院电子、大型设备及急救设备等	50万元以上设备每周至少巡查1次，其他设备每两周至少巡查1次，发现问题及时维修
	13. 保养维修手术室、静脉用药调配中心、供应室的空气净化设备	每两周对5个机房的9个总进风口网清洗1次；每月对室外两台空调机组散热片清洗1次；每天两次对5个机房30台机组运行情况进行巡视检查并对存在的问题进行处理
	14. 保养维护全院电梯，出现故障或困人等按医院制度与流程及时处理	全院电梯每天巡检1次；每台电梯每月保养维护2次
	15. 维修科室出现故障的医疗设备	接到科室维修信息后一般在30分钟内到达现场察看
	16. 开展医疗器械临床使用安全控制与风险管理工作	有医学装备质量保障，医学装备预计（剂）量准确、安全防护、性能指标合格方可使用
医学装备使用监管	17. 建立生命支持类、急救类、植入类、辐射类、灭菌类和大型医用设备等医学装备临床使用安全监测与报告制度	有安全监测和安全事件报告分析、评估、反馈机制，根据风险程度，发布风险预警，暂停或终止高风险器械的使用
	18. 考核和评估医疗器械使用安全情况	有对科室医疗器械临床使用安全管理的考核机制。有医疗器械临床使用安全事件监测与报告的追踪分析资料
	19. 监测放射与放疗机房环境，改进机房安全的措施并得到落实	每季至少监测1次，有完整的自查资料
医学装备应用评价	20. 分析评价大型医用设备的使用情况	评价内容包括设备使用、功能开发、社会效益、成本效益等分析评价
	21. 指导科室按照大型设备使用评价报告提高设备使用效率	每半年至少对科室的大型设备使用进行1次评价与指导
医学装备档案管理	22. 管理各类医学装备的筹购档案资料	档案内容包括：申请报告（表）、论证表、订货卡片、合同、验收记录等
	23. 管理各类仪器设备资料	档案内容包括：产品样本、使用和维修手册、线路图及其他有关资料等
	24. 管理各类医学装备的使用过程中形成的档案资料	档案内容包括：操作规程、维护保养制度、应用质量检测、计量、使用维修记录及调剂、报废情况记载等
计量设备监测管理	25. 检测各种计量设备，有检测记录和维修记录等相关资料	为临床提供准确的计量设备，无因"计量错误"的原因所致的医疗安全事件。医院使用的计量器具100%有计量检测合格标志，100%在有效期内
	26. 制作计量器具台账，按期更新台账内容	每年6月和12月进行更新

1.3.4 医院业务科室职责说明书示例（表 1-5）

表 1-5 医院心血管内科职责说明书

职责概述		
按心血管内科诊疗范围开展诊疗工作；按大学和医院教学科研要求开展教研工作；组织学术交流；做好医疗安全工作，持续改进医疗质量；做好医院感染管理；抓好医院运营管理工作；优化服务流程，提升医疗服务质量；注重科室文化建设；做好科室形象建设与品牌宣传以及完成政府指令性任务等其他工作，创新性解决患者的疑难急危重病症，为患者提供安全、高效、优质的医疗服务		
关键职责	任务描述	工作标准
诊疗范围	1. 常规开展的诊疗项目主要包括高血压、冠心病、心律失常、心力衰竭、心肌病、心脏瓣膜病、心包疾病、先天性心脏病等心血管疾病及各种心血管危重症的诊治	按国家专业的疾病诊疗规范
	2. 重点开展冠心病介入，房颤和室速心律失常射频消融，复合型先心病介入封堵、CRT、CRTD 和 ICD 等起搏器植入术治疗	按国家专业的疾病诊疗规范
	3. 重点开展肥厚型梗阻性心肌病射频消融 / 酒精消融术、心律失常的冷冻射频消融术、肾交感神经节射频消融术、三维引导下的无射线起搏器置入术、TAVI 等	按国家专业的疾病诊疗规范
	4. 以高血压病临床防治、心脏介入诊治（冠心病、心律失常、先心病介入诊治）、冠心病临床防治和心力衰竭、"双心"治疗为专科发展方向	按国家专业的疾病诊疗规范
门诊诊疗	5. 开设专病门诊	每天固定开放 6 个诊室
	6. 开设专家门诊	每天固定开放 2 个诊室
	7. 开设特需门诊	保证平均每天 1 位专家
住院诊疗	8. 开设四个病区	病床使用率≤100%
	9. 加快患者周转，提升运行效率	平均住院日≤6 天
	10. 提高手术效率	术前平均住院日≤2 天
教学工作	11. 承担本科生、硕士研究生、博士研究生教学工作	按教学的规范要求
	12. 承担住院医师规范化培训工作	按培训的规范要求
	13. 承担见习医学生的教学工作	按见习的规范要求
	14. 承担进修生工作	按进修的规范要求
科研工作	15. 承担国家自然科学基金课题	按规范申报、研究、结题等
	16. 承担国家级、省部级相关课题	按规范申报、研究、结题等
	17. 承担大学及其他机构委托开展的课题	按规范申报、研究、结题等
	18. 组织学术论文的撰写与发表	按规范要求
	19. 组织本专业教材及相关著作的编著	按规范要求
	20. 设计、研究、申报专利	按规范要求

续表

关键职责	任务描述	工作标准
组织学术交流	21. 承担国家级和省级继续医学教育项目	按规范要求
	22. 承办本专业国际性会议	按国际会议承办制度与流程
	23. 承办本专业全国性会议	按全国性会议承办制度与流程
	24. 承办本专业全省性会议	按全省性会议承办制度与流程
医疗质量管理	25. 开展医疗安全与医疗质量制度学习及警示教育	每周 1 次
	26. 组织开展科室医疗质量(含医疗、护理、院感等)例行检查	每月 1 次
	27. 制订预防不良事件的防范措施,不良事件发生后要及时上报	上报率 100%
	28. 完成医院要求的各项专项质量检查与活动	按医院规范要求进行
医院感染管理	29. 完成规定的医院感染管理知识培训	每年不少于 6 小时
	30. 执行抗菌药物分级管理制度,严格掌握抗菌药物预防使用和治疗性使用原则	用药符合率 100%
	31. 执行病原微生物送检与培养制度,配合医院开展多重耐药菌(MDRO)的检测	按规定要求
	32. 执行无菌操作技术、消毒隔离技术和手卫生规范等	按规定要求
科室运营管理	33. 合理组织医疗收入,有效控制成本,科室收支结余控制在合理范围	符合医院科室收支核算的规范
	34. 诊疗行为符合临床路径、医疗保险制度等各种政策要求	符合规范化要求
	35. 实施目标管理,完成科室任务目标和医务人员个人任务目标	达到目标实现率要求
	36. 实施科室层面的综合绩效考核与二级分配	符合医院的规范化要求
	37. 以医院运营管理指标为导向,实施各项科室管理工作	运营管理指标达标率 100%
医疗服务管理	38. 开展健康宣教和健康科普工作	开展率 100%
	39. 实施预约诊疗服务	预约诊疗率≥80%
	40. 接待和处理职责范围内的投诉及医疗纠纷等	按医院规定的制度与流程
	41. 实施在院患者满意度调研	调研率≥85%
	42. 实施出院患者回访与满意度调研	回访与调研率≥70%
	43. 开展优质护理服务	按国家卫健委优质护理服务要求
	44. 采取相关措施开展提升质量与效率的各种规范化、优质化服务	结合科室实际和按医院规范化要求
科室文化建设	45. 开展社会主义核心价值观、医德医风等的教育与培训	每月不少于 1 小时
	46. 组织开展增强团队凝聚力和活跃工作氛围的各种文化活动	结合实际开展
	47. 参加和完成医院规定的各种文化活动	按医院要求

关键职责	任务描述	工作标准
科室品牌宣传	48. 撰写新闻稿件和宣传材料，总结科室先进经验与典型	结合科室实际
	49. 利用自媒体等各种宣传媒介，推广宣传科室形象	结合科室实际
	50. 结合科室专科优势和重点任务，有针对性地开展相关活动进行科室品牌的宣传	结合科室实际
其他工作	51. 完成政府各项指令性任务	
	52. 完成应对突发公共事件的各项任务	
	53. 完成医院安排的各项临时性工作任务	

（郑伯禄　林建文　张　英）

第 2 章 医院定岗定编制度流程与应用表格

2.1 医院定岗定编制度

2.1.1 医院定岗定编是指根据医院功能需要定出每个科室的工作岗位，然后结合岗位类别、工作量、工作效率等因素定出这个岗位的编制，即确定医院各级各类工作人员的数量、层次及其相互间的比例关系。

2.1.2 定岗定编是医院人力资源管理的主要手段之一，也是医院管理的重要组成部分。人员编制管理的根本目的是实现医院的医疗、教学、科研、公共卫生等功能，最大程度地满足服务对象的要求，保证医院在适宜人力成本上的正常持续运行。

2.1.3 医院定岗定编应首先以医院组织架构为依据，即在具体开展定岗定编之前，要从医院层面进行组织结构体系的重新梳理或设计，以确认的组织单元进行，且各级各类岗位的名称是清晰和明确的，即定岗定编要以《医院组织架构图》和《医院岗位一览表》为基础。

2.1.4 医院在首次开展定岗定编时，应由专业的人力资源管理人员或聘请第三方咨询机构实施，按照定岗定编的相关理论、工具与方法组织进行系统的定岗定编，且根据需要提前准备好如部门职责、岗位说明书、工作量、工作效率、排班制度等相关资料与数据，作为定岗定编的重要依据。在正式开展定岗定编前，应形成正式的《医院现有人员现状分析报告》，并经医院领导层面确认以达成共识。

2.1.5 医院在首次开展定岗定编时，应以专业人员访谈科室主任、护士长（必要时可安排业务骨干参加）的方式进行，以咨询式培训的方式进行调研访谈，除完成定岗定编工作任务外，还应对科主任、护士长进行必要的培训，以使其能够全面掌握科室定岗定编的具体方法。医院应将定岗定编技能作为中层管理干部的必备技能。

2.1.6 医院全面开展定岗定编后，如出现机构调整、职责变化、工作负荷或工作方式变化等情形，则应重新进行定岗定编，重新进行定岗定编由科室按照相关要求与办法实施，科室定岗定编方案提交人力资源部后，由人力资源部组织医务部、护理部等相关业务部门进行审定，报分管领导或医院领导班子批准。

2.1.7　临床科室医疗人员的定岗定编主要考虑国家政策、卫健委的定编标准、本院实际门诊量、实际占用总床日数、医师查房数量、手术量及手术效率、教学人员、科研人员、进修下乡、值班要求等因素；临床科室护理人员主要考虑各班次每名护理人员护理患者数量（考虑护理级别）、排班情况、特殊护理操作、值班要求等因素；医技科室主要考虑设备配置、工作数量、工作效率、排班情况、值班要求等因素；职能科室主要考虑功能定位、工作职责、工作量以及特殊要求等因素；后勤人员主要考虑工作量、工作效率、值班要求等因素。

2.1.8　定编需要依据的国家政策、卫健委的定编标准主要包括但不限于以下规定。

（1）《医疗机构管理条例》《医疗机构基本标准》《三级医院评审标准（2020 年版）》以及专科医院、妇幼保健院评审标准等文件规定的科室设置、人员配比是开展定岗定编的重要依据，如在定编过程中难以符合相关要求，要寻找原因，确定相关影响因素。

（2）各专业或学科可依据国家卫健委（原卫生部或卫计委）发布的《卫生部关于实施医院护士岗位管理的指导意见》《关于印发加强和完善麻醉医疗服务意见的通知》《综合医院眼科、耳鼻喉科和皮肤科基本标准》《急诊科建设与管理指南》《综合医院康复医学科建设与管理指南》《病理科建设与管理指南》《血液透析室建设与管理指南》《静脉用药集中调配质量管理规范》《医疗机构药学部门建设与管理指南》《医院手术部（室）管理规范》《新生儿病室建设与管理指南》《重症医学科建设与管理指南》等，近年来，国家卫健委在陆续出台相关建设与管理指南、规范等，均为定岗定编的重要依据。

2.1.9　临床医师诊疗效率标准参考如下标准（表 2-1）。

（1）门诊医师诊疗效率标准（每日工作有效时间按 7 小时计算）。表 2-1 的标准为普通门诊，如为专家门诊则按核定工作量的 70%～80% 计算，特诊门诊按医院规定。影响门诊效率的因素如医院空间布局、信息系统效能、是否配有医师助理较多等，则取本科室门诊量排名前 2 或前 3 名医师门诊量的平均值的 90% 作为本科室门诊诊疗效率的定编标准。如受老年患者、儿童患者、复诊患者因素影响明显者等可进行微调。

表 2-1　门诊医师诊疗效率表

科室名称	每名医师日均门诊量	科室名称	每名医师日均门诊量
呼吸内科	70 人次	消化内科	70 人次
神经内科	60 人次	心血管内科	60 人次
血液内科	65 人次	肾病学科	65 人次
内分泌科	70 人次	风湿免疫内科	60 人次
感染内科	50 人次	老年医学科	50 人次
变态反应科	60 人次	临床营养科	40 人次
康复医学科	40 人次	中医科	45 人次
全科医学科	65 人次	心理医学科	10 人次
肿瘤科	50 人次	皮肤科	80 人次
普通外科	60 人次	肝胆外科	50 人次
胃肠外科	60 人次	甲状腺外科	60 人次
心脏外科	50 人次	泌尿外科	70 人次
小儿外科	60 人次	胸外科	50 人次
神经外科	50 人次	骨科	60 人次
血管外科	60 人次	疼痛科	60 人次
整形美容外科	30 人次	乳腺外科	70 人次
妇科	60 人次	产科	70 人次
口腔科	15 人次	眼科	65 人次
儿科	80 人次	耳鼻喉科	65 人次

（2）病区医师配置标准。病区医师的配置主要考虑查房、值班、总住院医师配置等因素。每日上午 8:00-12:00 为查房、下医嘱时间。具体查房标准一般为：外科系科室每名医师每日上午查房下医嘱效率为 15 张床，内科系科室为 12 张床，儿科为 10 张床，ICU 类为 4 张床。中午（12:00-14:00）值班安排 1 名医师。下午（14:00-18:00）值班医师为 30 床以内配置 1 名，30 床（含 30 床）以上配置 2 名。夜间（18:00- 次日 8:00）值班安排 1 名医师。全科配置总住院医师 1 名。

以上为三级综合性医院示例，结合具体医院可适度调整。具体计算办法以实际占用床日数进行推算。

（3）手术医师配置标准。手术医师的配置主要考虑手术级别、手术时长、上台医师人数等因素配置，具体参考标准如表 2-2。

表 2-2　手术医师配置与工作效率表

手术级别	手术例数	例均时长（小时）	例均上台医师人数	全年总耗时（小时）
一级手术		1	1	
二级手术		1	2	
三级手术		2.5	3	
四级手术		3.5	4	
合计				

（不同科室和专业可根据实际情况在该标准的基础上，进行上下浮动）

（4）其他医师配置标准。不同的临床科室配置有消化内镜、支气管镜等技术操作，需要根据操作耗时、上台人数等配置医师人数。

具体计算办法可参考表 2-3（以消化内镜为示例）。

表 2-3　内镜操作医师配置与工作效率表

项目名称	数量（台次）	耗时（小时／台次）	操作医师人数	总耗时（小时）
胃镜		0.15	1	
肠镜		0.35	1	
超声内镜		0.5	1	
小肠镜		1	1	
胶囊内镜		1	1	
食道静脉套扎术		0.3	1	
胃息肉切除		0.5	1	
肠息肉切除		0.6	1	
黏膜切除		0.5	2	
胰胆管造影		1.5	2	
黏膜剥离		1.5	2	
消化道支架置入		1.5	2	
乳头括约肌切开		2	2	
内镜下胃造瘘		0.5	2	
内镜下精查		0.5	1	
取异物		0.3	2	
放营养管		0.4	2	
内镜下止血		0.5	2	
合计				

2.1.10 护理人员配置参考如下办法。

1. 护理各班次名称和上班时间（表 2-4）

表 2-4　护理班次工作时间表

班次名称	上班时间	备注
A（责任班）	08:00-16:00	
P（晚班）	16:00-00:00	>35 个患者时，设置双班
N（夜班）	00:00-08:00	
医嘱班	08:00-12:00，14:00-18:00	
药疗班	08:00-12:00，14:00-18:00	<35 张固定床位的科室，药疗班与办公班合并
办公班	08:00-12:00，14:00-18:00	
换药班	08:00-12:00，14:00-18:00	限外科设置

2. 责任护士管床数标准

普通病房：每名责任护士负责患者数不超过 10 名，根据病情轻重缓急程度，每名责任护士分管一级护理患者不超过 7 名，二级护理患者不超过 12 名，三级护理患者不超过 16 名。根据护理工作量（基础护理量、危重患者护理量、急诊接诊量）、护理难度（危重患者护理难度、技术操作难度）、职业风险程度（含体力、脑力、工作紧张度、职业对自身身体损害）三个维度。也可将全院普通病室分为 Ⅰ、Ⅱ、Ⅲ 类，其中 Ⅰ 类病房每名责任护士负责患者数不超过 8 名，Ⅱ 类病房每名责任护士负责患者数不超过 12 名，Ⅲ 类病房每名责任护士负责患者数不超过 15 名。分类详见表 2-5。

表 2-5　护理病区管床人数分类表

Ⅰ类病房（示例）	Ⅱ类病房（示例）	Ⅲ类病房（示例）	Ⅰ类病房（示例）	Ⅱ类病房（示例）	Ⅲ类病房（示例）
消化内科	儿科	内分泌科	心脏外科	乳腺外科	
呼吸内科	肾内科	肿瘤内科	胃肠外科	整形美容外科	
心血管内科	血液内科	中医科	肝胆外科	耳鼻咽喉科	
神经内科	感染科	肿瘤放疗科	产科	口腔科	
神经外科	康复医学科	风湿免疫科	妇科	眼科	
胸外科	骨科		泌尿外科	肛肠科	

普通科室监护病房：每名责任护士负责患者数 5~6 名。

儿童 ICU、新生儿 ICU、神经外科监护室：每名责任护士负责患者数 5 名。

中心 ICU、胸外科 ICU、急诊 ICU：每名责任护士负责患者数 3 名。

3. 责任护士管床耗时精算方法

如在定编时拟对管床人数进行精准计算，则可采用各护理项目耗时的方法进行精准测算，具体可参考表 2-6。

表 2-6　护理操作耗时表

操作项目	耗时（min）	操作项目	耗时（min）
铺备用床	6	铺麻醉床	6
卧床患者更换床单	10	扫空床	6
无菌技术操作	7	鼻饲法	10
男性导尿	10	女性导尿	10
灌肠操作	6	口服给药（10 人份 4 种药）	15
皮内注射（备物至完成）	10	皮下注射	5
肌内注射	6	静脉注射	6
股静脉穿刺	3	动脉采血	2
静脉输液	10	静脉留置套管针输液	10
静脉输血	8	氧气吸入	4
中心管道吸氧	4	电动吸痰	5
中心吸痰	5	插管洗胃	9
电动洗胃	8	气管插管	4
心肺复苏	1.5	穿脱隔离衣	6
体温脉搏呼吸血压测量	10	特殊口腔护理	8
描记心电图操作	5	测量中心静脉压	10
气管切开换药	45	心电监护操作	5
P 型容积输液泵操作	15	注射泵操作	10

2.1.11　医技人员配置参考如下办法。

医技科室定编主要采用效率定编法、设备看管法、值守排班法等方法。因医技科室的定编涉及空间布局、设备配置、人员技术水平、出具检查报告时限要求等诸多因素，在具体到一家医院定编时，要综合考虑各种因素，但要以工作量和工作效率为基础依据。

1. 超声科工作效率参考标准（表 2-7）

表 2-7　超声项目检查时间表

项目名称	数量	耗时（小时 / 部位）	总耗时（小时）
心脏彩超		0.2	
腹部彩超		0.1	

续表

项目名称	数量	耗时（小时 / 部位）	总耗时（小时）
浅表彩超		0.1	
血管彩超		0.15	
腔内彩超		0.1	
四维彩超		0.5	
小儿胃肠、肌骨彩超		0.25	
各种引导穿刺操作		0.8	
超声造影		0.7	
盆底彩超		0.8	
合计			

2. 影像科工作效率参考标准（表 2-8）

表 2-8　影像项目检查时间表

项目名称	数量	耗时（小时 / 部位）	总耗时（小时）
操作时间			
MRI		0.15	
CT		0.1	
DR		0.03	
报告撰写 / 审读时间			
MRI 报告撰写		0.1	
MRI 报告审读		0.05	
CT 报告撰写		0.08	
CT 报告审读		0.05	
DR 报告撰写		0.04	
DR 报告审读		0.03	
合计			

2.1.12　职能科室人员配置参考如下办法。

医院职能科室的定编主要受科室设置、工作流程、人员素质与能力等多重因素的影响，定编时主要通过工作耗时分析、比例配置、兄弟医院配置参照、领导人员评估等方法进行，下面为工作耗时和比例定编示例，供参考。

1. 医院人力资源部主任定编（表 2-9）

表 2-9 医院人力资源部主任工作耗时分析表

时间分布	任务描述	周期	耗时（H）
会议时间	参加院长办公会	每周	2
	参加职能科室例会，每两周 1 次（平均每周 1.5 小时）	每周	1.5
	参加医院党委会，每两周 1 次（平均每周 1 小时）	每周	1
	参加医院行政查房，每两周 1 次（平均每周 1.5 小时）	每周	1.5
	本部门例会	每周	1
	科间协调会，平均每月两天	每月	7
	年度性会议，全年按 3 天左右预算	每年	20
	参加上级部门会议、外出学习或出差	每年	40

平均每周用于开会时间为 7 小时（1 天），全年 52 周共 364 小时，加月度、年度会议时间为 508 小时，相当于 72.6 个工作时，约合 3.5 个月的工作日

人力资源规划时间	撰写全院人力资源工作计划、总结，本部门计划、总结以及阶段性工作安排	每年	30
	审核编制全院年度人力资源编制计划	每年	30
	组织修订和完善人力资源相关的制度、规定	每年	60
	修订医院人力资源管理制度与人力资源管理流程	每年	50

用于人力资源规划的总时间为 170 小时，约 1.2 个月的工作日

招聘时间	赴全国各大知名院校参加招聘活动	每年	100
	每月的院内招聘（3 天）	每月	20
考核时间	参加医院职称评价小组会议全年 2 次	每年	6
	每年组织参加年度考核，约 4 天时间	每年	24

用于考核的时间为 30 小时

审核性工作时间	审核性工作（工资福利报表、社会保险的缴纳、劳动合同、职称考试与晋升申报、考勤、人员情况等各类报表、报告和材料）。每月按 2 天计算。	每月	14

用于审核性工作的时间为全年 168 小时，约合 1.2 个月的工作日

用于人员考察与选拔的时间	考察、审核调入、提拔、出国等人员的情况，撰写考察报告。（全年两周）	每年	70
沟通与协调	与院领导沟通有关人力资源事宜（每月 1 天）	每月	7
	与有关部门和科室沟通有关人力资源事宜	每月	7
	与核心员工及有关人员的沟通（每月 2 天）	每月	14

用于沟通与协调有关人力资源工作的时间全年为 336 小时，约合 2.4 个月的工作日

常规事务工作时间	每月需要 7 天左右时间	每月	50

主任工龄 30 年，法定休假时间为 15 天合计 105 小时
全年为满负荷工作，则人力资源部主任定编为 1 人

2. 某医院办公室定岗定编方法示例（表 2-10）

（1）办公室主任定岗定编依据：全年应该出勤 1680 小时，定编 1 人。

表 2-10 医院办公室主任工作耗时分析表

岗位名称	办公室主任	全年工作耗时	1680 小时	定编人数	1 人
年度性工作耗时：	合计 300 小时				

1. 审核医院工作计划（行政与党委）30 小时
2. 审核医院年度总结（行政与党委）30 小时
3. 审核院长工作报告 15 小时
4. 审核党委书记工作报告 15 小时
5. 医学院半年、年度目标考核材料准备 30 小时
6. 市卫生局半年、年度目标考核材料准备 30 小时
7. 参加各种大型检查接待与会议（质量大检查、目标大检查、领导民主测评等）100 小时
8. 重大节日陪同领导慰问 10 小时
9. 接待兄弟单位考察、交流 20 小时
10. 参加全院学术论坛、职代会、大型活动仪式 20 小时

日常工作耗时：日常工作时间为 1680－300＝1380 小时，全年按 50 周计算，每周工作时间为 1380/50＝27.6 小时。每周实际按 28 小时核定工作时间

1. 参加例会 4 小时
2. 院长办公会、院周会每两周 1 次，每周平均 2 小时
3. 专题会议 2 小时
4. 行政查房每月 1 次，周均 1 小时
5. 每周必须召开的科务会 1 小时
6. 审核材料与文件核稿 2 小时
7. 标识应用巡查每两周 1 次，周均 1 小时
8. 撰写会议纪要 2 小时
9. 信息专题工作会议每月 1 次，每周平均 0.5 小时
10. 对外宣传沟通、协调、稿件审核 3 小时
11. 相关文件督办、落实 2.5 小时
12. 大事记录本审核、总值班排班审核 1 小时
13. 重要领导或客人陪同检查 1 小时
14. 文件的拟办 1 小时
15. 与院领导沟通 2 小时
16. 机动 2 小时

（2）行政秘书定岗定编依据：按每周出勤 35 小时核定工作量，定编 1 人（表 2-11）。

表 2-11 医院办公室行政秘书工作耗时分析表

岗位名称	办公室行政秘书	每周工作耗时	35 小时	定编人数	1 人

1. 起草文件按 2008 年度编号为 150 份，周均 3 份，每份耗时 2 小时，合计 6 小时
2. 部门文件通知核稿，每周 3 份，每份 0.3 小时，合计 1 小时

续表

岗位名称	办公室行政秘书	每周工作耗时	35 小时	定编人数	1 人

3. 各类文件核稿 3 小时
4. 做好会议通知、文件发放 1 小时
5. 来文登记、传阅、传递、催办 10 小时
6. 介绍信和用印 1 小时
7. 来访登记、大事记录 0.5 小时
8. 取文送文 3.5 小时
9. 来院指导工作领导或客人接待 2 小时
10. 参加院长办公会、院周会等会议记录，专题会议纪要等 4 小时
11. 领导交办临时事宜 3 小时

3. 比例定编法（非附属医院行政管理科室示例表 2-12）

比例定编法一般用于行政管理岗和工勤岗人员的定编，主要基于管理岗位和工勤岗位与临床医师、护理、医技等岗位不同，工作量和工作效率比较难测定。比如，同样一份文案或者会议纪要，不同的人完成可能耗费的时间有很大差异。管理岗和工勤岗采用比例定编法，同时，需要结合医疗机构内部审计与会计控制等相关要求，做到专业分工，岗位独立设置。职能科室定岗定编示例（以 1000 张病床为例）如表 2-12。

表 2-12　医院职能科室定岗定编示例表

科室名称	定编方法	人数	岗位设置
党委办公室	按每 100 名员工配置 0.3 人，或每 100 名党员配置 1 人编制；但最低配置数原则上不少于 3 人	4 人	主任 1 人、党务 文秘干事 1 人、党建干事 2 人
纪检监察室	按工作性质原则上配置 2 人	2 人	主任 1 人、纪检监察干事 1 人
宣传部	根据职能定位和实际工作量核定，但最低配置数原则上不少于 2 人	3 人	主任 1 人、宣传干事 1 人、院报网站公众号编辑 1 人
办公室	每 100 张床位配置 0.5 人；或每 300 名员工配置 1 名；但最低配置数原则上不少于 3 人。如内设有应急办则另行配置	5 人	主任 1 人、文秘干事 1 人、会务与接待干事 1 人、综合档案管理员 1 人、应急管理干事 1 人
人力资源部	每 100 张病床配置 0.5 人；或每 250~300 名员工配置 1 人编制；但最低配置数原则上不少于 4 人	6 人	主任 1 人、专技人员管理干事 1 人、招聘与培训干事 1 人、薪酬福利干事 1 人、绩效考核干事 1 人、劳动关系管理干事 1 人
医务部	每 150~200 张病床配置 1 人；或有一个一级临床医技科室配置 0.1 人，或每 100 名临床医师和医技人员 0.8 人配置；但最低配置数原则上不少于 4 人	5 人	主任 1 人、副主任 1 人、医务管理干事 2 人、技术管理干事 1 人

科室名称	定编方法	人数	岗位设置
质量管理部	每150~200张病床配置1人；或有一个一级临床医技科室配置0.1人，或每100名临床医师和医技人员0.8人配置；但最低配置数原则上不少于4人	4人	主任1人、副主任1人、质量管理干事2人
医患关系部	每100张病床配置0.3人；但最低配置数原则上不少于2人	3人	主任1人、医患沟通干事2人
科教部	每100张病床0.3人；或每100名进修实习人员1人配置（如为医学院附属医院或教学医院可适当增加）；但最低配置数原则上不少于2人	3人	主任1人、教学干事1人、科研干事1人
护理部	每100张病床配置0.4人；或每200名护士配置1人；但最低配置数原则上不少于4人	4人	主任1人、副主任1人、质控干事1人、教学干事1人
门诊部	每300张病床配置1人；或每1000门诊量配置1人；但最低配置数原则上不少于2人	3人	主任1人、护士长1人、干事1人
公共卫生部	与应对突发事件、辖区工作任务、医院工作量等相关，一般不少于3人	3人	主任1人、传染病与慢病管理干事1人、应急与疾病监测干事1人
财务部	每100张病床配置1人；但最低配置数原则上不少于7人（考虑岗位不相容原则，不含收费人员）	10人	主任1人、稽核会计1人、凭证会计1人、支出会计1人、工资福利会计1人、药品会计1人、物流会计1人、核算会计1人、物价1人、出纳1人
审计部	每300张病床配置1人；但最低配置数原则上不少于2人	3	主任1人、内审员2人
医院感染管理部	每100张病床配置0.5人；但最低配置数原则上不少于4人	5人	主任1人、医院感染综合管理干事1人、医院感染管理医师1人、医院感染管理护士2人（检验人员由检验科技师兼任）
病案科	每出院6000人配置1人编制	7人	主任1人、病案管理员5人、复印员1人
医保物价管理部	不含窗口结算员（需要根据工作量计算）一般配置5人	5人	主任1人、医保监督与考核干事2人、物价管理干事2人
信息管理部	根据数百家医院调研，考虑软件系统数量和科室设置等因素，一般配置8人	8人	主任1人、数据整合工程师1人、软件开发及数据库管理工程师2人、硬件工程师2人、软件工程师2人
医学装备部	每100张病床配置1人；但最低配置数原则上不少于6人	7人	主任1人、设备计量、档案与信息资料管理员1人、气动传输维修管理工程师1人、洁净空气净化设备管理工程师1人、机械类设备管理维修工程师1人、电子设备工程师1人、电梯管理维修工程师1人

续表

科室名称	定编方法	人数	岗位设置
招标采供部	根据采购量确定为主，调研数百家医院数据一般配置8人	8人	主任1人、招标干事1人、药品采购干事1人、耗材采购干事1人、医学装备采购干事1人、库房管理员（不含药库管理员）3人
安全保卫部	原则上不少于2人，监控室、执勤保安社会化管理	2人	主任1人、干事1人
其他科室	其他职能科室如后勤保障等部门需要按照工作负荷和实际工作时间测算配置。后勤保障部门的物业与维修等人员配置可参照物业公司的配置办法。如医院已经将此部分工作社会化，则不必再进行定编		

此比例定编结合工作分析法总结得出，按1000张床位定编示例，在保安、保洁、职工餐厅等工作人员社会化的基础上，1000张床位按床人比1:1.5配置，需要配置1500人，职能科室（行政后勤）人员占职工总人数的14%左右，即职能科室人员总体配置210人左右为宜

根据专业医院管理咨询机构景惠集团的平均数据，1000张病床的综合性医院行政后勤人员（不含社会化人员）控制在200人以内为最佳，即行政后勤人员的床人比为1:0.2

总观全院人员配置情况：以1000床为例，各类人员的床人比可参照：

床医比（床位数与临床科室医师的人数比例）：1:0.4

床护比（床位数与全院护理人员的人数比例）：1:0.6

床技比（床位数与医技科室医师技师、药剂师的人数比例）：1:0.2

床行后比（床位数与全院行政后勤的人数比例）：1:0.2

床位与其他人员比（床位数与其他人员如门诊导诊人员、医技科室分诊打印报告、120接线员司机等人数比例）1:0.1

2.1.13 业务科室人员职称结构比例设置参考如下办法（以某医院为示例）。

1. 医疗各层级专业技术职务比例设置原则

医疗专业技术人员岗位设置为主任医师、副主任医师、主治医师和住院医师。各科室按照定编人数配置的比例为：主任医师10%、副主任医师20%、主治医师40%、住院医师30%。特殊情况下的配置增减办法为：

（1）全年实际占用床位数在45张（含45张）以上的科室，副高级和中级职称人员可各增加1名，25张以下的科室，副高级和中级职称人员各减少1名。

（2）全年人均手术量排名前两名的科室，副高级和中级职称人员可各增加1名。

（3）急诊科、儿科、ICU正副高级和中级职称人员可各增加1名。

（4）根据全省医保平台提供的DRG_s统计情况，入组数、CMI值、总权重数排名明显高于其他同级医院或在本院内明显领先者，副高级和中级职称人员可各增加1名。

2. 医技各层级专业技术职务比例设置原则

（1）医技专业技术人员岗位设置为主任医师、副主任医师、主治医师和医师；主

任技师、副主任技师、主管医师和技师；主任药师、副主任药师、主管药师和药师。

（2）各科室按照定编人数配置的比例为：主任医师10%、副主任医师20%、主治医师30%、医师40%。

（3）主任技师10%、副主任技师10%、主管技师40%、技师40%（药学人员参照执行）。

（4）其中，特殊情况下的配置增减办法为：年业务规模比上一年增长30%以上的科室，副高级和中级职称人员可各增加1名，年业务规模比上一年增长未超过10%的科室，副高级和中级职称人员各减少1名。

3. 护理各层级专业技术职务比例设置原则

护理专业技术人员岗位设置为副主任护师以上、主管护师、护师和护士。各科室按照定编人数配置的比例为：副主任护师以上10%、主管护师30%、护师40%、护士20%。特殊情况下的配置增减办法为：

（1）全年实际占用床位数在45张（含45张）以上的科室，高级和中级职称人员可各增加1名，25张以下的科室，高级和中级职称人员各减少1名。

（2）急诊科、儿科、ICU高级和中级职称人员可各增加1名。

（3）以整理护理文书资料或一般服务性岗位为主，无临床护理操作的岗位，不设高中级护理专业技术岗位。

（4）执行临床护理操作但不值夜班的护理岗位，不设高级护理专业技术岗位。

（5）所在科室有安排夜班工作，但本人不值夜班，不得聘任为高级护理专业技术岗位。

4. 管理各层级专业技术职务比例设置原则

（1）副高以上职称只在职能部门正副主任岗位设置。

（2）聘任中级专业技术职务实际工作年限需要在10年以上。

2.1.14   医院一般应在每年的12月底前形成下一年度的定岗定编方案，作为人员招聘、人才引进、人员经费预算、人员薪酬水平规划、人员负荷与工作效率评估等的重要依据，为合理配置和调度人力资源提供重要依据。

2.1.15   医院在定岗定编时可根据实际情况制定相应的政策，以保证定岗定编的动态性。如距离退休还有一年的人员可不占编制，某些熟练工种的岗位在入职半年内一人可折合为0.5人计算，在读博士研究生硕士研究生或有执业资格的进修人员都可以折合为一定基数的在岗人数。某些岗位可采用劳务派遣的形式，某些岗位可采用加班的形式控制人员但必须配置到定编人数的 80% 等。

2.1.16　医院人力资源部及相关业务部门应定期对各岗位人员的履职及工作负荷情况进行评估，为提高工作效率、改进工程流程、合理配置各级各类人员等提供重要决策依据。

2.2　医院定岗定编流程

2.2.1　人力资源需求预测工作流程（图 2-1）

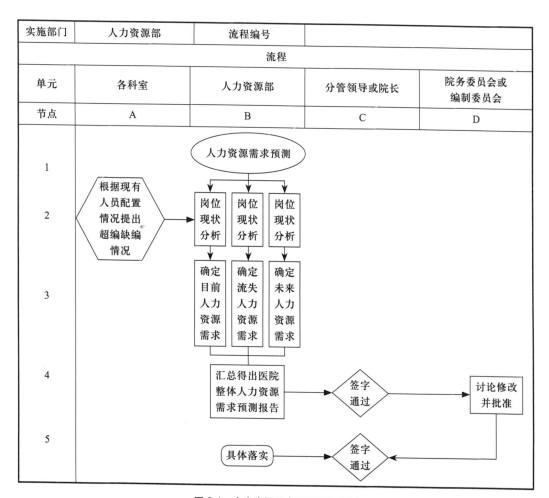

图 2-1　人力资源需求预测工作流程

2.2.2 医院人力资源供给预测工作流程（图2-2）

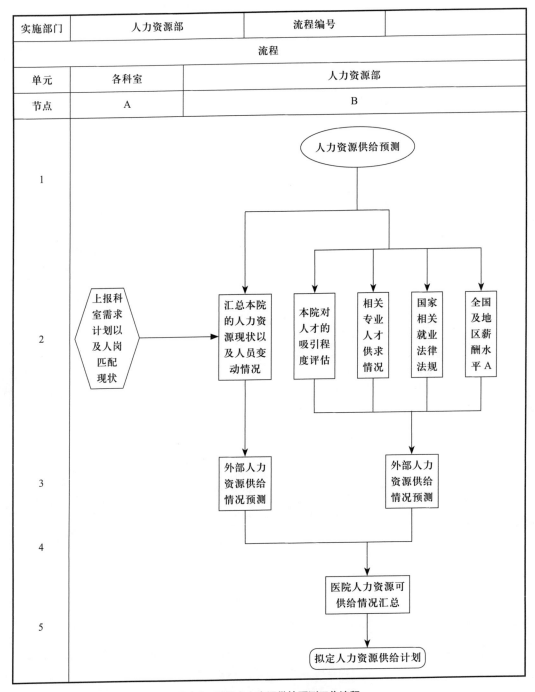

实施部门	人力资源部		流程编号	
流程				
单元	各科室	人力资源部		
节点	A	B		

图2-2 医院人力资源供给预测工作流程

2.2.3　医院定岗定编（从上到下）实施工作流程

实施部门	人力资源部		流程编号	
流程				
单元	人力资源部	各科室	医院编制委员会	院务委员会或院长
节点	A	B	C	D

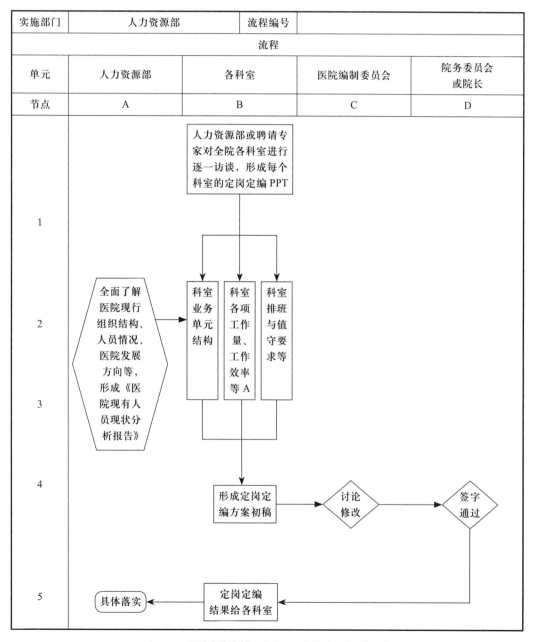

图 2-3　医院定岗定编（从上到下）实施工作流程图

2.2.4　科室定岗定编（从下到上）实施工作流程（图2-4）

实施部门	人力资源部		流程编号		
流程					
单元	各科室	人力资源部	医院领导班子或相应机构		院长
节点	A	B	C		D

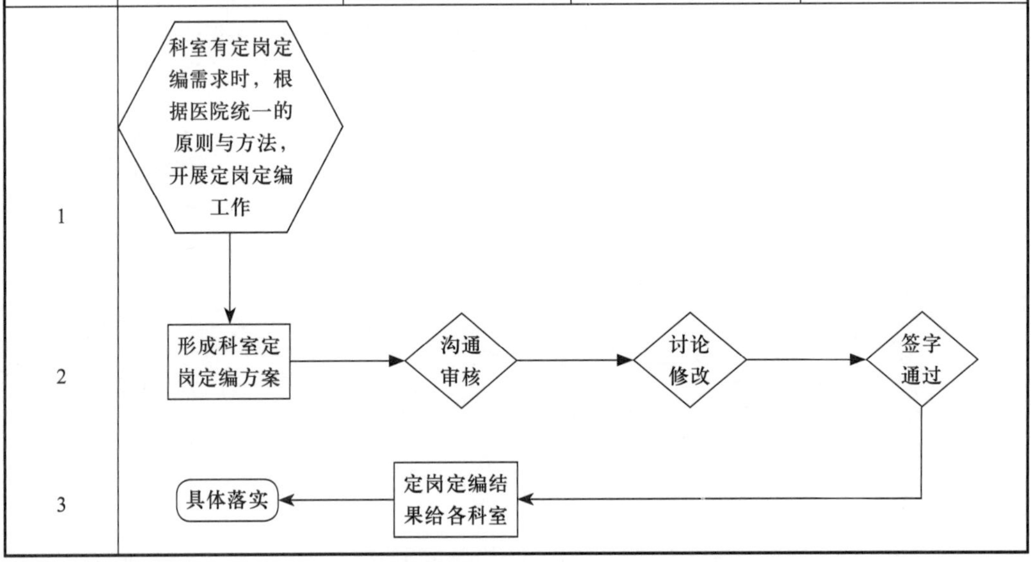

图2-4　科室定岗定编（从下到上）实施工作流程

2.3　医院定岗定编应用表格

2.3.1　医院人员基本情况调研表（表2-13）

表2-13　医院人员基本情况调研表（20XX年度）

		职称结构						小计
		正高人数	副高人数	中级人数	师级人数	士级人数	其他人数	
一、卫生专业技术人员总数								
临床科室	执业医师人数							
	执业护士人数							

续表

			职称结构						小计
			正高人数	副高人数	中级人数	师级人数	士级人数	其他人数	
一、卫生专业技术人员总数									
临床科室									
	中医类别等可另列								
	备注	在具体应用时可再细化到各个科室，下同							
医技人员	病理	病理执业医师							
		病理技师							
	影像	影像执业医师							
		影像技师							
		超声放射可另列							
	检验	检验技师							
药学人数									
科研（含实验室）									
其他（请自行填写）									
二、非卫生技术人员数									
财务／经济／工程等可另列									
三、行政管理人数									
四、工勤技能人数									
五、其他（含普通工人）									
六、社会化服务人数									
备注		如财务经济等统计口径纳入了行政管理人员，则可在行政管理人员中注明有多少人为有专业技术职称人员							
合计									

2.3.2　教学情况调研表（表 2-14）

表 2-14　教学情况调研表（20XX 年度）

教学工作		各类别人员承担数量								小计
		临床医疗	护理	医技	药学	科研	管理	其他		
进修	总人数									
	教学总时数									
博士研究生	总人数									
	教学总时数									
硕士研究生	总人数									
	教学总时数									
实习生	总人数									
	教学总时数									
见习生	总人数									
	教学总时数									
住院医师规培	总人数									
	教学总时数									
其他										

2.3.3　科研情况调研表（表 2-15）

表 2-15　科研情况调研表（20XX 年度）

科研工作	各类别人员承担数量								小计
	临床医疗	护理	医技	药学	科研	管理	其他		
国家级科研项目（项）									
省部级科研项目（项）									

续表

科研工作	各类别人员承担数量							小计
	临床医疗	护理	医技	药学	科研	管理	其他	
获得国家级科研成果（项）								
获得省部级科研成果（项）								
获得专利数（项）								
发表 SCI 论文篇数								
出版著作数								
其他								

2.3.4　大型设备人员配备情况调研表（表 2-16）

表 2-16　大型设备人员配备情况调研表（20XX 年度）

设备名称	总台数	医师/台	护士/台	技师/台	总人数/台	年诊疗人次数/台
MRI						
CT						
单光子发射断层扫描仪						
大型 X 光机（≥500mA）						
彩色多普勒超声诊断仪						
高压氧舱						
数字减影血管造影机						
数字胃肠机						
医用电子直线加速器						
准分子激光治疗仪						
其他（请自行填写）						

2.3.5　承担政府指令性任务情况调研表（表 2-17）

表 2-17　承担政府指令性任务情况调研表（20XX 年度）

承担政府指令性任务	派出总人数	人均派出天数	派出总人天数	折合全职人员数
援外医疗				
对口支援				
下乡援助				
突发公共卫生事件				
自然灾害救治				
干部保健				
新冠肺炎疫情防疫				
其他（请自行填写）				

2.3.6　医院科室定岗定编调研表（表 2-18）

表 2-18　医院科室定岗定编调研表（20XX 年度）

科室名称：

现有人员情况						
医师人数		护士人数		技师人员		其他人员	
医院开放床位和配置万元以上主要设备情况						
门诊量		日均门诊量		出院患者数		平均住院日	
实际占用床位数		其他工作量		其他工作量		其他工作量	
手术数量						
手术级别	数量	单台手术耗时	上台人数	手术级别	数量	单台手术耗时
一级手术				二级手术		

续表

三级手术			四级手术		
手术总数		手术总耗时			

特殊检查项目与数量（如内镜操作）					
项目名称	数量	单项操作耗时	参与人数（医师）	参与人数（护士）	备注

科室目前的排班情况

说明班次设置，各班次时间安排以及其他相关排班规则。提供连续三个月的排班表

对科室目前工作负荷和人员能力的基本评价

对定岗定编工作的相关意见与建议

科室主任签名： 护士长签名：

2.3.7 医院护理人员定岗定编调研表（表 2-19）

表 2-19 医院护理人员定岗定编调研表（20XX 年度）

（由护理部负责完成填写）

一、全院护理人员基本情况

1. 全院具有护士资格人员（ ）人；属于护理专业岗位（ ）人；非护理专业岗位（ ）人。全院实际占用床日与护理专业岗位护士人数比（ ）。

2. 护理管理人员情况：

护理部主任（ ）人；护理部副主任（ ）人；护理部干事（ ）人；大科护士长（ ）人；护士长（ ）人。

3. 护理人员身份情况

正式编制护士（ ）人；人事代理护士（ ）人；合同护士（ ）人；其他身份护士（ ）人。

4. 护理人员学历职称情况：

中专		大专		本科		硕士		博士		博士后	
人数	比例	人数	比例	人数	比例	人数	比例	人数	比例	人数	比例

助理（无证）护士		护士		护师		主管护师		副主任护师		主任护师	
人数	比例	人数	比例	人数	比例	人数	比例	人数	比例	人数	比例

二、普通病房工作量及护理人员情况

1. 实际占用床日为：本护理单元全院出院患者数 × 平均住院日 ÷365；

2. "Barthel 指数为≤45 分的患者数"一栏填写一周内平均每日 ADL 评分≤45 分的患者数，ADL 评分详见本小节附表；

3. 平均每日输液量=（全年输液总人次 + 全年输液总组数）÷365；"平均每日危重患者数"为全年内平均每天报病重和病危的人数（如患者数量基本恒定，也可选一月或一周时段取数）

系列	护理单元名称	实际占用床位数	平均每日Barthel指数≤45分患者数	平均每日输液量	平均每日危重患者数	现配人数		患护比例	班次护士人数				贵院认为需要配备护士	
						护士	助理护士		A班护士人数	P班护士人数	N班护士人数	其他班护士人数	护士人数	患护比例
内科														
外科														
妇产科														
儿科														
ICU系列														

续表

系列	护理单元名称	实际占用床位数	平均每日Barthel指数≤45分患者数	平均每日输液量	平均每日危重患者数	现配人数		患护比例	班次护士人数				贵院认为需要配备护士	
						护士	助理护士		A班护士人数	P班护士人数	N班护士人数	其他班护士人数	护士人数	患护比例
其他														

三、特殊科室工作量及护理人员情况

1. 门诊部：门诊护士（　　　）人，门诊护士主要岗位及人数：

2. 急诊科：护士（　　　）人，平均急诊人数／日（　　　），平均危重患者抢救人数／日（　　　），平均留观人数／日（　　　），平均急诊科手术量／日（　　　）。

3. 日间手术室：护士（　　　）人，平均手术台／日（　　　）台次。

4. 手术室：护士（　　　）人，实际使用手术间（　　　）间，日均手术（　　　）台次，护士／手术间比（　　　）。

5. 麻醉科：护士（　　　）人，麻醉复苏床（　　　）张，日均复苏（　　　）人次。

6. 产房：护士（　　　）人，平均每日分娩量（　　　）人，产床（　　　）张，护士／产床比（　　　）。

7. 血液透析中心：护士（　　　）人，血透机（　　　）台，CRRT机（　　　）台，平均每日透析（　　　）人次，护士／机器比（　　　）。

8. 供应室：护士（　　　）人，主要设备：　　　主要工作量：

9. 体检中心：护士（　　　）人，日均体检人数（　　　）。

10. 综合ICU：护士（　　　）人，实际日均占用床位数：（　　　），床／护比（　　　）。

11. 医技科室护士：（　　　）人，主要设备及相应工作量（如内镜台数、MRI、CT台数及工作量）。

四、对护理人员定编的相关建议

1. 您认为目前全院护理人员在定岗定编方面存在的主要问题是什么？

2. 您对本次的定岗定编工作有何建议？

3. 您希望本次定岗定编工作取得何种效果？

附表：ADL 量表（Barthel 指数）

序号	项目	独立	部分独立或需部分帮助	需极大帮助	完全依赖
1	进餐	10	5	0	
2	洗澡	5	0		
3	修饰（洗脸、刷牙、刮脸、梳头）	5	0		
4	穿衣（系鞋带、纽扣）	10	5	0	
5	大便	10	5（每周<1次失控）	0（失控）	
6	小便	10	5（每24小时<1次失控）	0（失控）	
7	用厕（擦净、整理衣裤、冲水）	10	5	0	
8	床椅转移	15	10	5	0

续表

序号	项目	独立	部分独立或需部分帮助	需极大帮助	完全依赖
9	平地走 45 米	15	10	5	0
10	上下楼梯	10	5	0	
	总分				

评分说明：

序号 1：10 分指能吃任何正常饮食（不仅是软饭），食物可由其他人做或端来。5 分指别人夹好菜后患者自己吃；

序号 2：5 分=必须能不看着进出浴室，自己擦洗；淋浴不须帮助或监督，独立完成；

序号 3：指 24～48 小时情况，由看护者提供工具，也给 5 分：如挤好牙膏，准备好水等；

序号 4：应能穿任何衣服，5 分=需别人帮助系扣、拉链等，但患者能独立披上外套；

序号 5：指 1 周内情况；

序号 6：指 24～48 小时情况，插尿管的患者能独立完全也给 10 分；

序号 7：患者能自己到厕所及离开，5 分指能做某些事；

序号 8：0 分=坐不稳，须两个人搀扶；5 分=1 个强壮的人 / 熟练的人 /2 个人帮助，能站立；

序号 9：指在屋内活动，可以借助辅助工具。如用轮椅，必须能拐弯或自行出门而不须帮助，10 分=1 个未经训练的人帮助，包括监督或看护；

序号 10：10 分=可独立借助辅助工具上楼。

评定标准：完全依赖 0～20 分；重度依赖 25～45 分；中度依赖 50～70 分；轻度依赖 75～95 分；独立 100 分。

2.3.8　医院职能科室人员胜任力情况自我评估表（表 2-20）

表 2-20　医院职能科室人员胜任力情况自我评估表

科室名称		岗位名称		本人姓名	
岗位专业要求		本人专业		自评是否符合	
工作经验要求		本人工作经验		自评是否符合	
关键技能要求		本人核心技能		自评是否符合	
绩效标准要求		本人实际绩效		自评是否符合	
对工作负荷评估	超负荷（　　）；适宜（　　）；不饱和（　　）；非常不饱和（　　）				
对于胜任本岗位总体评价	优秀（　　）；合格（　　）；基本合格（　　）；不合格（　　）				

本人签名：

2.3.9　医院定岗定编人员计划需求表（表2-21）

表 2-21　医院定岗定编人员计划需求表 -（科室名称）

原岗位名称	修正岗位名称	现有人数	定编人数	现有人数小计	定编人数小计	增减人数

2.3.10　医院职能科室定岗定编调研测评表（评价委员会专用，表2-22）

表 2-22　医院职能科室定岗定编调研测评表（评价委员会专用）

科室名称	您认为按该科室提出的人员需求数量，其真实的工作负荷程度为				科室需求人数	合理定编人数
	A：70% 以下	B：70%～79%	C：80%～89%	D：90% 以上		

2.3.11　医院定岗定编汇总表（表2-23）

表 2-23　医院定岗定编汇总表

实际占用床位	床人比	行政	工勤	卫技	卫生技术人员比例					
					医师	护理	药剂	检验	放射	其他
现有人数										
现有人数比例										
编制人数										

续表

实际占用床位	床人比	行政	工勤	卫技	卫生技术人员比例					
					医师	护理	药剂	检验	放射	其他
编制人数比例										
编制与现有人数对比										

以上应用表格均为示例，不同规模与等级的综合性医院、中医医院、中西医结合医院、民族医医院、各类型专科医院、妇幼保健院等均可根据实际进行灵活设计所需要的调研表格。

（张　英　郑伯禄　林建文）

第 3 章　医院人力资源规划制度流程与应用表格

3.1　医院人力资源规划制度

3.1.1　总则

为加强医院人力资源队伍建设，科学合理预测人力资源需求与供给，规范医院人力资源规划管理，实现医院可持续发展，结合医院实际，制定本制度。

3.1.2　医院人力资源规划的目的

1. 合理规划医院人力资源配置

保障医院人才数量适应医疗卫生需求和教学工作需要，卫生技术人员高、中、初级梯队结构合理，卫生技术人员的学历、职称、结构得到改善。

2. 促使医院人力资源的合理运用

人力资源规划可改善人力资源分配不均的状况，充分发挥人力的知识、能力和技术，为员工提供公平竞争的机会，客观的评价员工业绩，提高员工的劳动积极性，从而促进医院的发展。

3. 降低医院人力成本

国家相关政策、医院业务量、机器设备、规章制度、员工工作能力都影响医院编制人数。通过人力资源规划，可以分析现有人力资源结构，找出影响人力资源有效运用的瓶颈，纠正人员供需不平衡状态，减少人力资源浪费或弥补人力资源的不足，使人力资源效能得到充分发挥。

3.1.3　医院人力资源规划制定原则

1. 充分考虑医院内部、外部环境变化

医院人力资源规划要充分考虑医院内部和外部环境的变化，从而实现医院的发展战略和目标。内部环境主要包括医院发展战略、规模、医院文化、技术和设备条件；外部环境主要包括医院所在地区人口规模和年龄结构、国家政策、人才市场变化等。为了更好地适应内外部变化，人力资源规划时要充分预测分析和调整，从而实现医院的发展战略目标。

2. 统筹规划，突出重点，加强高层次人才队伍建设

对人力资源进行需求和供给预测分析，确保医院人力资源保障和供给。实行高层次人才倾斜政策，创造良好的工作、学习和生活条件，稳定高层次人才队伍建设。

3. 立足长远，创新机制，营造有利于人才发展的良好环境

医院的发展和员工的发展是相辅相成、互相促进的关系。医院应重点培养员工的学习能力和实践能力，建立多面培养体系，加强中青年骨干培养，扩大高层次人才对外合作交流，拓宽学术交流渠道。大力加强管理干部队伍建设，实行岗位培训，不断提高管理人员思想政治素质，增强科学决策和组织协调能力。

3.1.4　人力资源规划的程序

1. 收集信息资料，进行医院内外部环境分析

医院人力资源部负责人力资源规划总体编制和管理，收集确认相关信息数据，包含医院的经营目标、组织架构、岗位说明书、现有人力资源数量、质量、结构和分布状况等。

2. 人力资源需求预测

用人部门根据医院战略目标及科室目标确定用人需求，提交至人力资源部，人力资源部汇总各用人部门用人需求并展开调研，形成人力资源需求方案，报院领导审批。

3. 人力资源供给预测

4. 确定人力资源净需求

5. 编制人力资源规划

制定人力资源规划目标与规划方案，明确人力资源配备、晋升、补充、使用调整、职业发展、员工关系培训开发、绩效薪酬福利、劳动安全等事项。

6. 实施人力资源规划

人力资源规划方案提交院领导审批后执行。

3.1.5　人力资源规划的运用

1. 员工招聘规划

建立公开、平等、竞争、择优的选人用人机制，为医院选拔与所需岗位相匹配的优秀人才。根据人员性质的不同，选择合适的招聘方式和渠道，做好医疗、医技和护理、机关职能科室岗位补充工作。同时适当引进高层次、高学历卫生技术人员，为未来人员调整做好储备工作，年龄、学历、资格比例适当，有效地实现人力资源在数量上和质量上的供需平衡。

2. 员工培训规划

（1）重视人力资源开发。树立以"人"为核心的管理理念，注重人与事的相互适应和契合，员工个人职业生涯发展规划和自我价值的实现，促使员工和医院实现双向互动和促进的关系，增强医院发展的动力和后劲，从而实现医院的目标。

（2）加强人才梯队建设。围绕医院的长远发展，制订关键岗位继任者和青年后备人才培养计划，合理挖掘后备人才，培养专业理论扎实、综合素质高、医德医风好、发展潜力大的青年后备人才，在临床和科研等方面重点进行培养，确保各专科建立起科学、合理、适宜的人才梯队，为专科发展注入新的活力。

3. 人力资源薪酬福利规划

建立公正、公平、合理的薪酬制度，完善人才激励保障机制，实行同工同酬管理。绩效管理及分配制度改革是医院人力资源改革的核心，涉及医院方方面面的利益调整，关系医院的稳定和发展。医院要设置科学的绩效分配体系，使奖励与绩效相统一，短期收益、中期收益和长期收益有效结合，员工能够享受到医院发展所带来的收益。

3.1.6　附则

（1）本制度解释权及修订权归医院人力资源部，根据医院实际情况，人力资源部将定期对本制度进行修订。

（2）本制度自颁布之日起实施。

3.2　背景考察管理制度

3.2.1　总则

1. 目的

为提高本医院招聘效率，优化人力资源配置，降低因人才招聘带来的风险，并为员工聘用提供客观、真实的参考依据，特制定本制度。

2. 法律依据

（1）《中华人民共和国劳动法》第八条：用人单位招用劳动者时，应当如实告知劳动者工作内容、工作条件、工作地点、职业危害、安全生产状况、劳动报酬，以及劳动者要求了解的其他情况；用人单位有权了解劳动者与劳动合同直接相关的基本情况，劳动者应如实说明。

（2）《就业服务与就业管理规定》第十三条：用人单位应当对劳动者的个人资料予以保密。公开劳动者的个人资料信息和使用劳动者的技术、智力成果，须经劳动者本人书面同意。因此，对应聘者的调查具有限制性，必须是与劳动合同直接相关的内容；对调查过程中获取的劳动者个人资料具有保密义务。

3.2.2　背景考察时间

背景考察时间安排在面试结束后员工入职前，根据各应聘者具体情况安排。

3.2.3　考察对象和内容

本制度适用于医院对拟聘用个人信息及简历内容的考察审核（着重于中层及以上人员、财务工作人员），背景考察着重以下内容。

（1）学历学位、职位级别、职位证书。

（2）原单位工作时间。

（3）原单位任职是否属实。

（4）道德品质。

（5）同事之间关系。

（6）工作业绩。

（7）辞职原因及时间（已离职员工）。

（8）劳动关系是否已解除（已离职员工）。

3.2.4　操作程序

（1）员工复试后，由人力资源部提报《员工背景考察审批表》，经人力资源部负责人、分管院领导、院领导批准后，人力资源部依法实施背景考察工作。

（2）背景考察应事先告知拟录用人员并获得允许和理解，未征得拟录用人员的同意，不应对其进行背景考察。

（3）由人力资源部工作人员考察并填写《员工背景考察报告》，经人力资源部负责人确认后报分管院领导、院领导，作为录用参考资料，并存入员工历史资料。

（4）背景考察报告涉及员工的隐私信息，人力资源部须强化保密工作、保密意识和保密责任，当别单位向我单位调查已离职或在职员工情况时，应让对方提供已离职或在职员工的授权证明，否则，应拒绝提供任何信息资料。

3.2.5　调查形式

（1）将应聘者填写的《入职申请表》与其投递或提供的个人简历进行对比，并核实应聘者在学历、工作经历、担任职务方面是否存在虚假信息，对有出入内容进行更详实的提问。

（2）通过应聘者提供的历任单位电话（通过拨打114或单位网站查询电话的真实性）对应聘者经历进行核实。

（3）根据应聘者提供的各类证明材料及原件进行核实。

3.2.6　其他

（1）本制度由人力资源部负责解释。

（2）本制度经审批下发之日起执行。

3.3   人力资源规划流程（图 3-1）

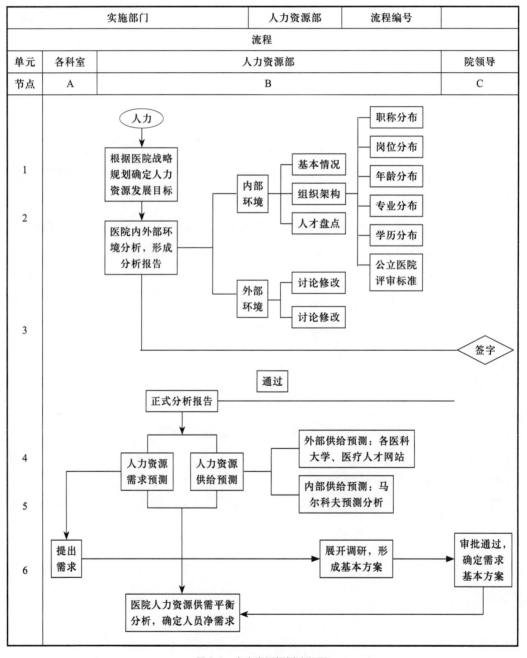

图 3-1　人力资源规划流程图

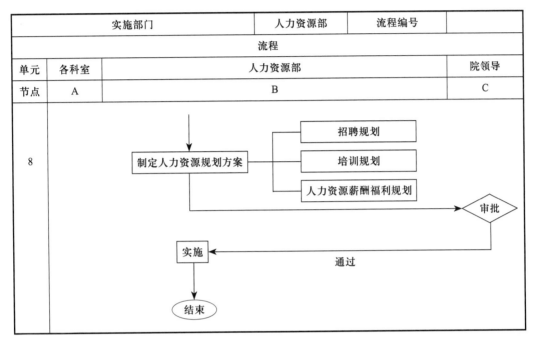

图 3-1 （续）

3.4 人力资源规划应用表格

3.4.1 医院人才盘点统计表（表 3-1～表 3-6）

表 3-1 职称和学历统计表

			正高级	副高级	中级	初级师	初级士	其他		合计
卫生技术人员	医疗	博士								
		硕士								
		本科								
		大专								
		中专及以下								
		备注	在具体应用时可再细化到各个科室，下同							
	护理	博士								
		硕士								
		本科								
		大专								
		中专及以下								

续表

			正高级	副高级	中级	初级师	初级士	其他		合计
卫生技术人员	技术	博士								
		硕士								
		本科								
		大专								
		中专及以下								
	药学	博士								
		硕士								
		本科								
		大专								
		中专及以下								
	科研（含实验室）	博士								
		硕士								
		本科								
		大专								
		中专及以下								
	其他（请自行填写）									
非卫生技术人员	财务/经济/工程可另列	博士								
		硕士								
		本科								
		大专								
		中专及以下								
行政管理人员		博士								
		硕士								
		本科								
		大专								
		中专及以下								
工勤技能人员		博士								
		硕士								
		本科								
		大专								
		中专及以下								

续表

		正高级	副高级	中级	初级师	初级士	其他		合计
社会化服务	博士								
	硕士								
	本科								
	大专								
	中专及以下								
其他（含普通工人）									
备注		如财务经济等统计口径纳入了行政管理人员，则可在行政管理人员中注明有多少人为有专业技术职称人员							
合计									

表 3-2　岗位统计表（统计近 10 年数据作为参考）

年份	床位数	员工总数	卫生技术人员						非卫生技术人员	行政管理人员	工勤技能人员	其他（含普通工人）	社会化服务人数
			医疗	护理	技术	药学	科研（含实验室）	其他（请自行填写）	财务／经济／工程等可另列				
2013													
2014													
2015													
2016													
2017													
2018													
2019													
2020													
2021													
2022													

表 3-3　年龄统计表

		20～29 岁	30～39 岁	40～49 岁	50 岁及以上	合计
卫生技术人员	医疗					
	护理					
	技术					
	药学					
	科研（含实验室）					
	其他（请自行填写）					

续表

		20～29 岁	30～39 岁	40～49 岁	50 岁及以上	合计
非卫生技术人员	财务／经济／工程可另列					
行政管理人员						
工勤技能人员						
社会化服务						
其他（含普通工人）						
备注						
合计						

表 3-4 对照三级（综合医院）评审标准人力资源盘点表

序号	评审标准		实际情况
1	医院的功能、任务和定位明确，保持适度规模，符合卫生行政部门规定三级医院设置标准	卫计人员与开放床位之比不低于 1.15∶1	
2		病房护士与开放床位之比不低于 0.4∶1	
3		在岗护士占卫生技术人员总数≥50%	
4		临床科室主任具有正高职称≥90%	
5		护士中具有大专及以上学历者≥50%	
6	医技科室服务能满足临床科室需要，项目设置、人员梯队与技术能力符合省级卫生行政部门规定的标准	医技科室主任具有正高职称＞70%	
7	专业技术人员具备相应岗位的任职资格	主要临床、医技科室均配有高级卫生技术人员，配备主任医师或正高职称的科室≥70%	
8		临床一线护理人员占护理人员总数≥95%	
9	护理人力资源管理	ICU 护士与实际床位之比不低于 2.5～3∶1	
10		手术室护士与手术间之比不低于 3∶1	
11	麻醉管理与持续改进	麻醉科主任具有副高级及以上专业技术职务任职资格	
12		麻醉医师人数与手术台比例不低于 2∶1	
13		手术室护理人员人数与手术比例不低于 2.5∶1	
14	急诊管理与持续改进	急诊科固定的急诊医师不少于在岗医师的 75%，医师梯队结构合理	
15		急诊科主任由具备副主任医师及以上专业技术职务任职资格的医师担任	
16		急诊科固定的急诊护理人员不少于在岗护理人员的 75%，护理人员梯队结构合理	

序号		评审标准	实际情况
17	急诊管理与持续改进	急诊科护士长由具备主管护师及以上任职资格和 5 年以上急诊临床护理工作经验的护理人员担任	
18		急诊医师以主治以上职称为主体（在岗≥70%）	
19		急诊护理人员以护师以上职称为主体（在岗≥70%）	
20	重症医学管理与持续改进	医师人数与床位数之比不低于 0.8∶1，护士人数与床位数之比不低于 2.5～3∶1	
21		科主任具有副高级及以上专业技术职务任职资格	
22		护士长具有中级及以上专业技术职务任职资格	
23	感染性疾病管理与持续改进	科主任具备副主任医师级及以上任职资格，护士长具备主管护师及以上任职资格	
24	中医管理与持续改进	科主任具有中医类别副主任医师及以上任职资格，从事中医临床专业≥10 年	
25		护士长具有主管护师及以上任职资格，从事中医临床护理 5 年以上，能够指导护理人员开展辨证施护和运用中医护师技术	
26	药事和药物使用管理与持续改进	人才梯队合理，具有高等医药院校临床药学专业或者药学专业全日制本科毕业及以上学历的，应当不低于药学专业技术人员的 30%	
27		临床药师具有高等学校临床药学专业或药学专业本科及以上学历，经过规范化培训，不少于 5 名	
28		药学专业技术人员参加毕业后规范化培训和继续医学教育，符合相关规定，作为考核、晋升、聘任的条件之一	
29		药学部门负责人应是学科带头人，具有高等学校药学专业或者临床药学专业本科以上学历，以及本专业高级技术职务任职资格	
30	病理管理与持续改进	出具病理诊断报告的医师具有临床执业医师资格并具备初级及以上病理学专业技术职称任职资格，经过病理诊断专业知识培训或专科进修学习 1～3 年。	
31		快速病理诊断医师应具有中级及以上病理学专业技术职称任职资格，并有 5 年以上病理阅片诊断经历	
32		科主任具有副高级及以上病理学专业技术职称任职资格	
33		有正高级病理学专业技术职称任职资格的病理医师，病理诊断经验丰富（10 年以上），在学术界有一定影响及担任省级以上病理学团体常委以上职务	
34	医学影像管理与持续改进	科主任为主任医师，具有较强的学术影响力	
35		具有 3 个以上的中青年学术带头人，具备副高级及以上专业技术职称	
36	血液净化管理与持续改进	至少有 2 名执业医师，其中有 1 名具有肾脏病学中级及以上专业技术职称任职资格。20 台血液透析机以上，每增加 10 台血液透析机至少增加 1 名执业医师；血液透析室负责人应当由具备肾脏病学副高级及以上专业技术职称任职资格的执业医师担任	
37		每台血液透析机至少配备 0.4 名护士；血液透析室护士长或护理组长应由具备一定透析护理工作经验的中级及以上专业技术职称任职资格的注册护士担任	

序号	评审标准		实际情况
38	血液净化管理与持续改进	至少有 1 名技师，该技师应当具备机械和电子学知识以及一定的医疗知识，熟悉血液透析机和水处理设备的性能结构、工作原理和维修技术	
39		医师、护士和技师应具有 3 个月及以上三级医院血液透析工作经历或培训经历	
40		……	

表 3-5　对照公立医院三甲（中西医结合医院）评审标准人力资源盘点表

序号	评审标准	医院实际情况
1	中医类别执业医师（含执业助理医师）和经过 2 年以上中医药知识和技能系统培训的临床类别医师占执业医师总数的比例≥60%，其中中医类别执业医师≥30%	
2	中医类别执业医师（含执业助理医师）占执业医师总数的比例＜30%，临床科室（口腔科、麻醉科除外）不得招聘非中医类别执业医师	
3	中药专业技术人员占药学专业技术人员总数的比例≥50%	
4	护理人员系统接受中医药、中西医结合知识和技能岗位培训（培训时间≥100 学时）的比例≥70%	
5	每个临床科室中（口腔科、麻醉科除外），学科带头人应为中医类别执业医师或经过 2 年以上中医药知识和技能系统培训的临床类别医师	
6	院级领导中中医药、中西医结合专业技术人员的比例≥60%。其中，分管临床的院领导为中医类别执业医师或经过 2 年以上中医药知识和技能系统培训的临床类别医师	
7	医院院领导和医务、护理、药剂、教学、科研部门的主要负责人经过省级及以上中医药政策、中医药和中西医结合知识和管理知识的系统培训。院长应经过国家中医药管理局中医政策和管理知识的系统培训。科主任经过中医政策和管理知识的系统培训	
8	医院医务、护理、科研、教育等主要职能部门负责人（包括正、副职负责人）中，中医药、中西医结合专业技术人员的比例≥60%	
9	临床科室负责人具有中医类别执业医师资格或经过 2 年及以上系统中医药知识技能培训的临床类别医师的比例≥60%	
10	临床科室负责人（口腔科、麻醉科除外）中应具备高级专业技术职称任职资格、从事相关专业工作 10 年及以上的中医类别执业医师或经过 2 年及以上中医药知识和技能系统培训的临床类别医师	
	……	

表 3-6　对照公立医院三甲（中医医院）评审标准人力资源盘点表

序号	评审标准		医院实际情况
1	严格执行国家中医药管理局关于中医医院人员配备的相关要求	中医类别执业医师（含执业助理医师）占执业医师比例≥60%	
2		中医类别执业医师（含执业助理医师）占执业医师比例＜60%，临床科室（口腔科、麻醉科除外）不得聘请非中医类别执业医师	
3		中药专业技术人员占药学专业技术人员的比例≥60%	

续表

序号		评审标准	医院实际情况
4	严格执行国家中医药管理局关于中医医院人员配备的相关要求	每个临床科室中（口腔科、麻醉科除外），中医类别执业医师占执业医师总人数比例≥60%，同时应符合科室建设与治理指南的相关要求	
5		院级领导中中医药专业技术人员的比例≥60%	
6		医院医务、护理、科研、教育等职能部门负责人（包括正、副职负责人）中，中医药专业技术人员的比例≥60%	
7		临床科室负责人具有中医类别执业医师资格或系统中医药专业培训两年以上的比例≥60%	
8		临床科室负责人（口腔科、麻醉科除外）中应有具备高级中医专业技术职称任职资格、从事相关专业工作10年以上的中医类别执业医师或通过西学中培训的临床类别执业医师。临床科室科主任应符合科室建设与治理指南的相关要求	
9	中医护理	病房护理人员总数与病区实际开放床位数的比例达到 0.4∶1	
10	"治未病"服务	人员配备满足"治未病"服务功能的需要，专职医护人员不少于6人，中医类别人员≥70%，其中应当有一名具备副主任医师及以上专业技术职称任职资格的中医类别执业医师	
11	重症医学科管理	医师人数与床位数之比不低于 0.8∶1，护理人员人数与床位数之比不低于 2.5～3∶1，科主任具有副高级及以上专业技术职称任职资格；护士长具有中级及以上专业技术职称任职资格	
12		…………	

3.4.2　人力资源需求预测表（表 3-7）

表 3-7　年度学科人才队伍建设规划

科室负责人：　　　　　　　　　　　　　　　　　填报日期：　　　年　　月　　日

科室现有人员情况

学历构成表

专业	大专	本科	硕研	博研	合计
人数					
百分比					

续表

执业医师证书类别				
类别	西医	中医	中西医	合计
人数				
百分比				

职称聘任等级构成表						
职称	无	初级士	初级师	中级	高级	合计
					副高级 / 正高级	
人数						
百分比						

人力资源需求预测表							
职称		无	初级士	初级师	中级	高级	合计
						副高级 / 正高级	
岗位数	现有						
	计划						
	差额						

说明:

1. 请负责人结合本科室学科建设规划,拟定 2022 年度科室专业技术岗位设置计划,以便更好地实施人才招聘工作,合理补充和配置人才,优化人才结构,促进学科人才队伍建设。

2. 请根据现有人员情况合理配置岗位,对人才结构、人才梯队、人才素质、人才培育、人才互补等方面提建设性意见。

3.4.3　人力资源供给预测表（表3-8）

表3-8　人力资源供给预测表

			期初人员数量	预计人力状况	净变化	调动	晋升	辞职	退休	解雇	其他	总供给
卫生技术人员	医疗	正高级										
		副高级										
		中级										
		初级										
		……										
		备注	在具体应用时可再细化到各个科室,下同									
	护理	正高级										
		副高级										

续表

			期初人员数量	预计人力状况	净变化	调动	晋升	辞职	退休	解雇	其他	总供给
卫生技术人员	护理	中级										
		初级										
		…										
	技术	正高级										
		副高级										
		中级										
		初级										
		…										
	药学	正高级										
		副高级										
		中级										
		初级										
		…										
	科研（含实验室）	正高级										
		副高级										
		中级										
		初级										
		…										
	其他（请自行填写）											
非卫生技术人员	财务/经济/工程可另列	正高级										
		副高级										
		中级										
		初级										
		…										
行政管理人员		正高级										
		副高级										
		中级										
		初级										
		…										
工勤技能人员		正高级										
		副高级										
		中级										
		初级										
		…										

续表

		期初人员数量	预计人力状况	净变化	调动	晋升	辞职	退休	解雇	其他	总供给
社会化服务	正高级										
	副高级										
	中级										
	初级										
	…										
其他（含普通工人）											
备注		如财务经济等统计口径纳入了行政管理人员，则可在行政管理人员中注明有多少人为有专业技术职称人员									
合计											

3.4.4　年度需求和招聘计划报批表（表3-9）

表3-9　年度需求和招聘计划报批表

科室	岗位设置情况		现有人数						拟补充人数				
	岗位	定岗定编数		初级	中级	副高级	正高级	小计1	初级	中级	副高级	正高级	小计2
合计													

招聘安排计划	时间		招聘方式		费用预算（元）
			校园招聘		
			网上招聘		
			员工引荐		
	总费用预算（元）				

续表

科室	岗位设置情况		现有人数					拟补充人数				
	岗位	定岗定编数	初级	中级	副高级	正高级	小计 1	初级	中级	副高级	正高级	小计 2
	人力资源部意见： 签名： 日期：											
	分管院领导意见： 签名： 日期：											
	院长意见： 签名： 日期：											

（皮　玲　罗丽芬）

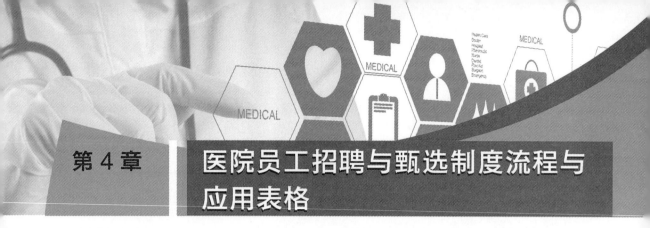

第 4 章　医院员工招聘与甄选制度流程与应用表格

4.1　医院员工招聘与甄选制度

4.1.1　员工招聘管理制度

1. 本制度实施的宗旨和目的

（1）优化医院的人力资源配置，建立和完善员工招聘甄选体系。

（2）通过各种渠道吸引高素质人才，确保医院人力资源数量、质量、规模、结构符合实际需要。

2. 招聘与甄选原则

（1）公平招聘、择优录用。

（2）积极引进关键人才、重点充实骨干人才、适当储备专业化、年轻化的优秀人才。

3. 招聘与甄选渠道

（1）校园招聘：通过各类高校进行人力咨询和储备。

（2）网络招聘：通过医院官网、微信公众号、各类医疗网站进行分类收集储备。

（3）内部推荐：内部员工推荐或其他人员引荐。

4. 人员招聘与甄选管理

（1）应聘人员应具备的基本要求。

1）品德端正，忠诚于医院。

2）具有一定的工作能力及专业技术知识。

3）有敬业精神，工作认真投入，主动负责，并能在自己的工作岗位上提出对医院有建设性的意见。

4）富有团队合作精神。

5）服从上级领导的工作安排。

（2）招聘与甄选约束条件。

凡有下列情况者，不得选用：

1）剥夺政治权利、受到刑事处罚尚未撤销。

2）有吸食毒品或其他严重不良嗜好。

3）品行不端，不良信用记录尚未解除。

4）贪污、拖欠公款，有记录在案。

5）专业技术人员无相关执业证、资格证。

6）患有精神病、法定传染病或其他严重疾病。

7）体检检查不合格。

8）年龄未满 18 周岁。

9）其他经医院认定不适合的情形。

（3）招聘与甄选基本程序。

1）发布招聘简章：人力资源部收集各科室的《人员招聘申请表》，结合医院招聘预算，选择适当的招聘渠道，通过网络、现场招聘会、猎头公司等途径，发布招聘信息。

2）收集应聘简历：人力资源部收集应聘简历，对应聘人员进行初步审查和筛选。

3）笔试：人力资源部从试题库中抽取，根据人员类别的不同分别进行不同内容的笔试。

4）笔试通过人员面试。

5）背景考察：人力资源部对面试通过人员作背景考察和证件查验，若应聘者采用虚假证件，则概不录用。

6）入职体检。

7）正式录用与入职。

5．附则

（1）本制度解释权及修订权归医院人力资源部，根据医院实际情况，人力资源部将定期对本制度进行修订。

（2）本制度自颁布之日起实施。

4.1.2　医院员工入职管理制度

1．总则

（1）为适应医院建设发展的需要，进一步加强医院新进人员的教育和管理，提高医院新进人员的整体素质，推动医院医疗、教学、科研等各项工作的开展，根据有关文件精神，结合我院实际，特制定本制度。

（2）本制度中所指的新进人员指严格按照医院招聘程序择优录用的所有新进人员。

2. 入职前工作

人力资源部工作人员向录用人员发放录取通知书，所有招聘录用的新进人员必须在规定的时间内按照录取通知书要求，持相关证件到医院人力资源部报到。如因故不能及时报到，应与人力资源部工作人员联系，另行确定报到时间。逾时未报到和沟通者，一律视为自动放弃。

3. 入职

（1）新员工入职提交资料（人力资源部）

1）身份证原件及复印件2份，复印件要求有正反面（并签上姓名）。

2）户口本首页及本人户口页复印件1份。

3）未婚者提供未婚证明原件（流动人口婚育证明）。

4）已婚者提供结婚证复印件1份。

5）已育者提供结婚证复印件1份。

6）大专起毕业证书、学位证、学历证书认证（学信网官网）、学位证书认证（学位网官网）复印件各1份。

7）专业技术资格证书（资格证、执业证、职称证等）各证书复印件1份。

8）个人近期1寸免冠证件照2张。

9）体检报告1份（医院入职体检/三甲医院，体检项目参照公务员项目）。

10）原单位离职证明1份。

11）原单位职称聘任证书或文件1份（中级及以上职称的专业技术人员）。

（2）入职手续审核确认（人力资源部）

1）建立员工档案：经审核，确认提交的入职资料无虚假信息（如提供虚假信息，将取消录用资格），人力资源部组织新进员工填写入职登记表，建立档案。

2）签订劳动合同：与新员工签署《劳动合同》，双方必须全面履行合同和协议规定的义务和责任，任何一方未能履行合同和协议规定的义务和责任的，按照合同和协议中的规定承担相应的责任。

3）其他手续办理：提供《新员工入职流程指引表》，指引新入职员工办理饭卡、胸卡、工资卡、医师职业注册、护士职业注册、工会会员等。

4）带领至用人部门。

（3）用人部门工作

1）介绍部门情况。

2）岗位职责培训。

3）学习规章制度。

4. 培训

（1）岗前培训：所有新进员工必须参加医院统一组织的岗前培训，岗前培训的主要内容含：医院组织架构；医德医风教育；医院各项规章制度；医院医疗安全、质量管理、医疗事故处理条例、医保政策规定及医院其他相关规章制度等。

（2）科室及业务培训：新进员工分配至相应科室后，按照《住院医师规范化培训管理办法》《住院医师规范化培训实施细则》《护士管理办法》等文件要求，在医务、科教、护理等有关部门的安排下和上级带教老师的指导下进行培训，完成培训目标，并进行阶段考核与年度考核。

5. 转正评估

新员工试用期满后，由人力资源部安排进行转正评估。员工对自己在试用期内的工作进行自评，由部门负责人和业务主管部门负责人进行评估。评估结果将对员工的转正起到决定性作用。

6. 附则

本制度由人力资源部负责解释。

本制度经审批下发之日起执行。

4.2　员工招聘流程

4.2.1　校园招聘流程（图 4-1）

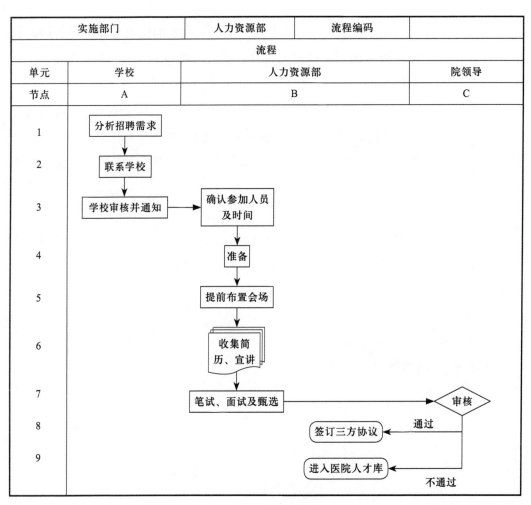

实施部门		人力资源部	流程编码	
流程				
单元	学校	人力资源部		院领导
节点	A	B		C

图 4-1　校园招聘流程图

4.2.2　网上招聘流程（图 4-2）

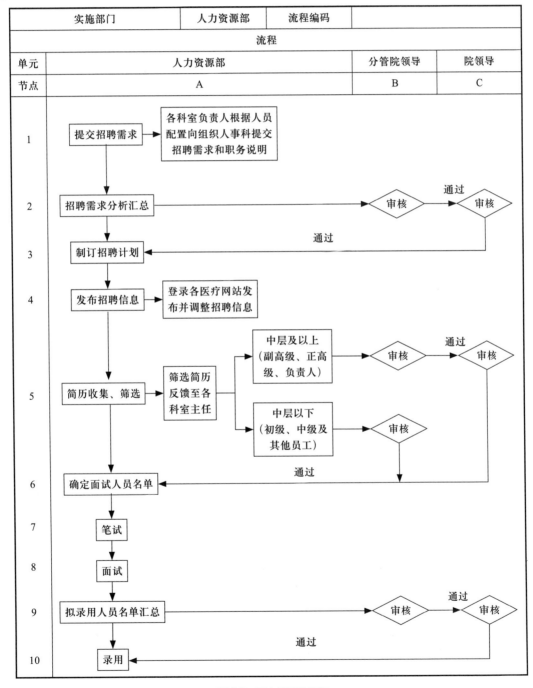

图 4-2　网上招聘流程图

4.2.3 员工引荐（推荐、自荐）流程（图4-3）

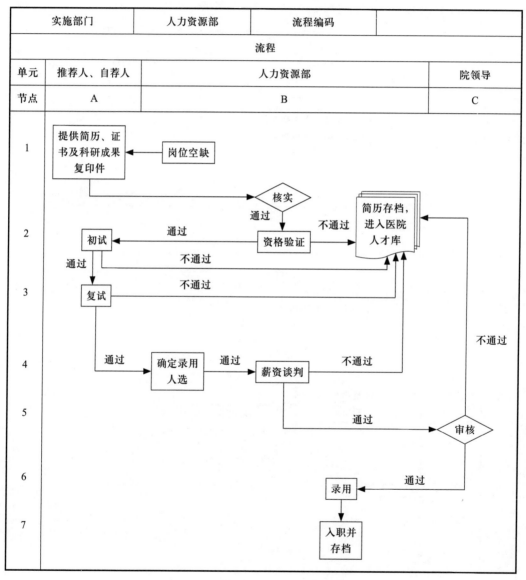

实施部门	人力资源部		流程编码	
流程				
单元	推荐人、自荐人	人力资源部		院领导
节点	A	B		C

图4-3 员工引荐（推荐、自荐）流程图

4.2.4　背景考察流程（图 4-4）

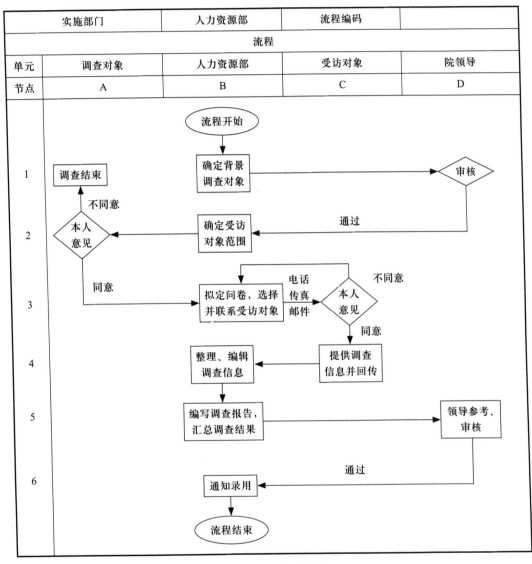

图 4-4　背景考察流程图

4.2.5　新入职员工入职指引流程（图 4-5）

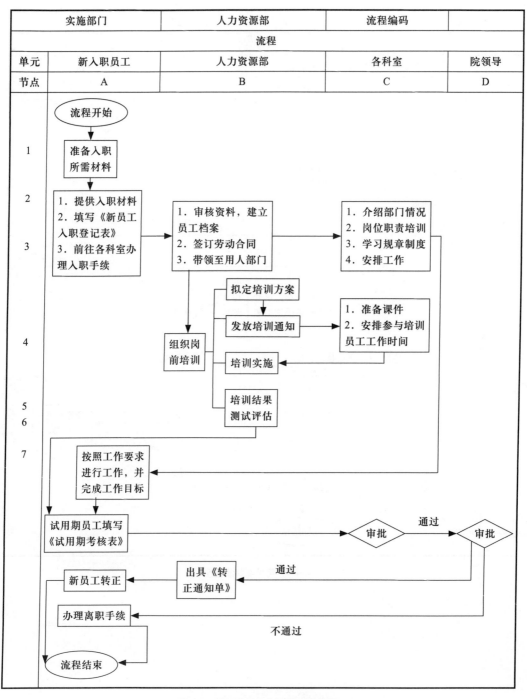

图 4-5　新入职员工入职指引流程图

4.3　员工面试应用表格

4.3.1　面试前应用表格

1. 面试人员面试通知单（表 4-1）

表 4-1　面试通知单

先生 / 女士：

　　您好！首先感谢您对我院的大力支持。您应聘我单位一职已通过筛选，因此特别通知您于以下时间、地点到我单位参加面试。具体要求如下。

面试时间	年　月　日（星期　）午　时　分		
面试地点		面试时限	小时　分钟
行车路线			
面试内容说明	1. 面试者自我介绍。 2. 评委提问。 3. 评委评分		
个人准备	1. 携带个人身份证及复印件、学历证书及复印件、获奖证书及复印件。 2. 资格证书及复印件、职称证书及复印件。 3. 个人一寸免冠彩色照片 2 张		
其他	1. 如您时间上不方便，请事先电话与老师联系，电话：＿＿＿＿＿＿，单位地址：		

单位名称：（盖章）

年　月　日

2. 应聘人员面试登记表（表 4-2）

表 4-2　应聘人员面试登记表

应聘科室及岗位：

本人基本情况	姓名		性别		民族		贴相片
	出生年月		身高		政治面貌		
	现户籍地	省　市（县）			婚姻状况		
	身份证号码				联系电话		
	通讯地址				邮政编码		

本人基本情况	毕业院校		学习时间		年　月至　年　月		
	所学专业		学历		学位		
	外语水平		计算机水平				
	现工作单位		单位性质				
	是否事业编制		人事档案所在单位全称				
	专业技术资格		职业资格		执业资格		
	年度考核情况						

教育情况（从高中开始，按时间先后顺序填写）

起止日期	学校	专业	学历	学制

工作经历情况

起止日期	工作单位	职务	证明人

学术任职情况

起止日期	内容	任职情况

出国情况

起止日期	国别	工作（学习）单位	出国类型

续表

家庭成员及主要社会关系			
姓名	与本人关系	工作单位及职务	户籍地所在地

有何特长及突出业绩	
奖惩情况	
审核意见	审核人：　　　　　　　　　　审核日期：　　年　月　日
其他	原工作单位背景考察联系人（人力资源部）：　　　　　联系电话： 注：本人承诺：以上所填内容全部属实，单位可对其中除家庭背景外的个人信息进行调查，如有不实或虚构，愿接受取消申请资格或聘用后除名的处分。 　　　　　　　　　　　　　　　　　　签字确认：
备注	

说明：此表须如实填写，经审核发现与事实不符的，责任自负；没有的项目请填写"无"。

3. 应聘人员面试汇总登记表（表 4-3）

表 4-3　应聘人员面试汇总登记表

序号	应聘科室	岗位	姓名	性别	出生年月	籍贯	现最高级专业技术资格及取得时间	各阶段学习经历（学历、入学时间、毕业时间、毕业院校、所学专业）	最高学位	工作经历（进入时间、离开时间、单位名称、从事工作）	婚姻状况	论文情况（发表时间、题目、刊物或出版社）	业绩：参与课题（开始时间、结束时间、题目）、学术任职、教学工作、获奖情况	执证情况	联系电话	邮箱
1																
2																
3																
4																
5																
6																
7																
8																

4.3.2　面试实施表格

1. 面试测评表

（1）初级职称、中级职称测评表（表 4-4）。

表 4-4　面试人员评价表（初、中级职称）

评价对象（姓名）：　　　　　　　　　　　　　应聘科室：

一级指标	二级指标	评分
基本情况 （20）	1. 学科骨干年龄在 40 岁及以下，住院医师 35 岁及以下，身心健康（5）	
	2. 具有较好的医德素养、良好服务意识，较强的责任感，爱岗敬业，较强业务能力、组织协调能力和团结精神（有三甲医院工作经验者优先）（10）	
	3. 第 1 学历：具有本科及以上学历（5）	
专业条件 （45）	1. 能独立承担专科查房工作，有一定的临床实践经验，主持或参与过疑难危重患者的会诊和抢救工作（适用科室骨干，住院医师酌情给分）（10）	
	2. 掌握本专业（科室）的全面业务技术工作，能够开展本专业（科室）必须具备的各种诊疗技术项目（适用科室骨干，住院医师酌情给分）（10）	
	3. 根据专业发展需要，进行本专业科研项目的研究，有一定的科研能力（10）	
	4. 熟练正确地指导下一级卫生技术人员、进修生或学生开展工作，遵守医师的各项规章制度和医疗操作规程（适用科室骨干，住院医师酌情给分）（5）	
	5. 有一定的授课能力，能承担本科生、研究生的实习见习带教工作（适用科室骨干，住院医师酌情给分）（10）	
答辩情况 （35）	1. 举止端庄、语言规范、语速适中、吐字清晰、语调生动、声音洪亮、富有激情（10）	
	2. 专业提问中回答内容熟练、准确，思路清晰，逻辑性强（25）	
请专家给出评价，打"√"		
综合评价	（专家给出优秀、合格、基本胜任、不合格评价）另注说明：	○优秀（90～100 分）	总分 （百分制）
		○合格（76～89 分）	
		○基本胜任（60～75 分）	
		○不合格（60 分以下）	

专家签名：
年　月　日

（2）高级职称测评表（表 4-5）。

表 4-5　面试人员评价表（高级职称）

评价对象（姓名）：　　　　　　　　应聘科室：

一级指标	二级指标	评分
基本情况 （15）	1. 年龄在 50 岁及以下，身心健康（5）	
	2. 具有较好的医德素养、良好服务意识，爱岗敬业，较强业务能力、组织协调能力和团结精神（10）（有三甲医院工作经验，担任科室领导者加 3 分）	
学历职称 （10）	1. 具有硕士研究生及以上学历（5）	
	2. 具有高级职称（5）	
专业条件 （45）	1. 能独立承担专科查房工作，有丰富的临床实践经验，能独立解决本专业复杂疑难的重大技术问题，主持完成疑难危重患者的会诊和抢救工作（10）	
	2. 组织、指导本专业（科室）的全面业务技术工作，开展本专业（科室）必须具备的各种诊疗技术项目（10）	
	3. 根据专业发展需要，进行本专业重要科研项目的研究，任职期间至少主持了省部级（或以上）课题或者国家重大项目子课题 1 项（10）	
	4. 熟练正确地指导下一级卫生技术人员开展工作，遵守医院的各项规章制度和医疗操作规程（5）	
	5. 有一定的授课能力，能承担本科生、研究生的实习见习带教工作（10）	
答辩情况 （30）	1. 举止端庄、语言规范、语速适中、吐字清晰、语调生动、声音洪亮、富有激情（10）	
	2. 专业提问中回答内容熟练、准确，思路清晰，逻辑性强（20）	
	请专家给出评价，打"√"	
综合评价	（专家给出优秀、合格、基本胜任、不合格评价）另注说明：	○优秀（90～100 分）	总分 （百分制）
		○合格（76～89 分）	
		○基本胜任（60～75 分）	
		○不合格（60 分以下）	

专家签名：
年　月　日

（3）职能科室人员测评表（表 4-6）。

表 4-6　面试人员评价表（职能科室）

评价对象（姓名）：　　　　　　　　应聘科室：

一级指标	二级指标	评分
基本情况 （60）	1. 年龄在 35 岁及以下，身心健康（5）	
	2. 具有较好的职业素养、良好服务意识，较强的责任感，爱岗敬业，较强业务能力、组织协调能力和团结精神（有三甲医院工作经验者优先）（10）	

续表

一级指标	二级指标	评分
基本情况 （60）	3. 第 1 学历：具有本科及以上学历（5）	
	4. 思路清晰，逻辑性强，自我介绍清楚（10）	
	5. 观点正确，重点突出，条理清楚，措辞得当，说服有力（10）	
	6. 发言准确，吐字清楚，语言适当，流畅无明显错误、无结巴现象，专业术语应用正确（10）	
	7. 仪表端庄，穿着打扮自然庄重，无明显缺陷，符合职业要求（10）	
专业条件 （40）	1. 掌握本专业（科室）的全面业务技术工作，能够独立开展本专业（科室）的业务（30）	
	2. 专业提问中回答内容熟练、准确（10）	
请专家给出评价，打"√"		
综合评价	（专家给出优秀、合格、基本胜任、不合格评价）另注说明：	○优秀（90～100分）	总分 （百分制）
		○合格（76～89分）	
		○基本胜任（60～75分）	
		○不合格（60分以下）	

专家签名：
年　月　日

（4）医技科室人员测评表（表 4-7）。

表 4-7　面试人员评价表（医技科室）

评价对象（姓名）：　　　　　　　　　　　　　　　　　　应聘科室：

一级指标	二级指标	评分
基本情况 （20）	1. 年龄在 35 岁及以下，身心健康（5）	
	2. 具有较好的医德素养、良好服务意识，较强的责任感，爱岗敬业，较强业务能力、组织协调能力和团结精神（10）	
	3. 第 1 学历：具有本科及以上学历（5）	
专业条件 （45）	1. 对本专业理论知识的掌握透彻（5）	
	2. 有一定的实践经验（10）	
	3. 掌握本专业（科室）的全面业务技术工作，能够开展本专业（科室）必须具备的各种诊疗技术项目（适用科室住院医师酌情给分）（10）	
	4. 具备本专业（科室）岗位需要的资格证书（10）	
	5. 根据专业发展需要，进行本专业科研项目的研究，有一定的科研能力（10）	
答辩情况 （35）	1. 举止端庄、语言规范、语速适中、吐字清晰、语调生动、声音洪亮、富有激情（10）	
	2. 专业提问中回答内容熟练、准确，思路清晰，逻辑性强（25）	

续表

一级指标	二级指标		评分
	请专家给出评价，打"√"		
综合评价	（专家给出优秀、合格、基本胜任、不合格评价） 另注说明：	○优秀（90～100分）	总分 （百分制）
		○合格（76～89分）	
		○基本胜任（60～75分）	
		○不合格（60分以下）	

专家签名：
年 月 日

2. 面试成绩评定汇总表（表 4-8）

表 4-8　面试成绩评定汇总表

应聘科室	序号	考生姓名	面试得分							扣除最高分	扣除最低分	最终面试成绩
			1号评委	2号评委	3号评委	4号评委	5号评委	6号评委	7号评委			
	1											
	2											
	3											
	4											
	5											
	6											
	7											
	8											
	9											
	10											

4.3.3　背景考察应用表格（表 4-9）

表 4-9　应聘人员背景考察表

被咨询人情况	所在单位				
	姓名		所在部门	担任职务	
	联系电话		与被查人关系	上下级	同级
一、以下为该员工相关信息					

姓名			性别			学历		薪资	
职务					任职日期	年　　月至	年　　月		
工作职责	1.								
	2.								
	3.								

<table>
<tr><td colspan="10" align="center">二、综合评定要素</td></tr>
</table>

工作态度	1. 责任心	A 强	B 较强	C 一般	D 差	E 很差
	2. 上下级关系	A 很好	B 较好	C 一般	D 差	E 很差
	3. 职业道德	A 很好	B 较好	C 一般	D 差	E 很差
	4. 其他：					
工作能力	1. 专业技能	A 强	B 较强	C 一般	D 差	E 很差
	2. 沟通协调	A 强	B 较强	C 一般	D 差	E 很差
	3. 执行力	A 强	B 较强	C 一般	D 差	E 很差
突出成果	1. 重大工作成果 1				担任角色	
	2. 重大工作成果 2				担任角色	
其他	被调查者是否与贵单位有劳动争议	A 是		B 否	说明：	
	被调查者是否有违纪违规行为	A 是		B 否	说明：	

离职原因：A. 解除劳动合同；B. 主动辞职；C. 单位开除；D. 合同期满；E. 其他：

离职手续情况	1. 工作交接　　A 完成　　B 未完成
	2. 财务审计　　A 完成　　B 未完成
	3. 其他：

<table>
<tr><td colspan="2" align="center">三、背景考察评价</td></tr>
</table>

调查意见	1.
	2.
	3.
调查人签字	
用人部门签字	

4.3.4　新员工入职应用表格

1. 新员工入职手续办理表（表 4-10）

表 4-10　新员工入职手续办理表

员工姓名：　　　　　　　　所属科室：　　　　　　　　岗位：

序号	科室	办理事项	地址	联系人	联系电话	经办人签字（日期）
1	人力资源部	领取入职相关表格，将所有入职资料准备好一并交到人力资源部				
2	所属科室	科室报到				
3	财务科	1. 提交银行卡、身份证复印件； 2. 通过手机应用市场下载个人所得税APP，填写个人所得税专项附加扣除				
4	宣传科	办理胸卡				
5	医务科	办理医师执业注册				
6	医保办	医保医师申请				
7	医疗质量管理科	办理医师书写病历培训等相关事务				
8	护理部	办理护士执业注册				
9	工会	办理工会会员证				
10	团委	办理团组织关系，团员报到				
11	科教科	办理学分卡及教学、科研相关事务				
12	信息科	办理 OA 账号				
13	总务科	办理核实政策性住房情况手续				
14	职工饭堂	办理饭卡				

说明：请以上科室及时为入职员工办理相关入职手续，办理完成后表格提交人力资源部。

2. 新员工录用报到通知书（表 4-11）

表 4-11　新员工录用报到通知书

先生 / 女士：

　　您好！很高兴通知您，您应聘本单位一职，经过考核审查，本单位决定正式录用您为我院员工，请于下面要求的时间、地点到本单位人力资源部报到，具体要求如下：

报到时间	年　月　日（星期　）午　时　分
报到地点	

续表

行车路线	
个人携带资料	报到时，请携带下列资料： 1. 身份证原件及复印件 2 份，复印件要求有正反面（并签上姓名）； 2. 户口本首页及本人户口页复印件 1 份； 3. 未婚者提供未婚证明原件（流动人口婚育证明）； 4. 已婚者提供结婚证复印件 1 份； 5. 已育者提供结婚证复印件 1 份； 6. 大专起历年毕业证书、学位证、学历证书认证（学信网官网）、学位证书认证（学位网官网）复印件各 1 份； 7. 专业技术资格证书（资格证、执业证、职称证等）各证书复印件 1 份； 8. 个人近期 1 寸免冠彩色证件照 2 张； 9. 体检报告 1 份（医院入职体检/三甲医院，体检项目参照公务员项目）； 10. 原单位离职证明 1 份； 11. 原单位职称聘任证书或文件 1 份（中级以上职称的专业技术人员）
备注	

注：接通知后如有疑虑或困难，请直接与人力资源部联系。

联系人：　　　　　　　　联系电话：

单位名称：（盖章）

年　　月　　日

3. 体检通知单（表 4-12）

表 4-12　体检通知单

×××：	
根据医院相关规定，拟录用您到我院工作，请在 　年　　月　　日持本人身份证、一寸免冠照片 1 张到我院健康管理科进行体检	
体检要求	体检项目按照 XX 等规定执行。体检费用按我院收费标准执行，参考价格为女士　元/人、男士　元/人，由参加体检人员自行交付（可现金或刷卡）
体检须知	1. 检前饮食　保持日常生活规律，检前三天勿食过于油腻、高蛋白食物，勿饮酒；检前一天晚餐后应禁食，晨起禁水，保持空腹 8～14 小时。 2. 检查着装　体检当日请穿休闲服，勿穿连衣裙、连袜裤；穿方便鞋袜；勿化妆及佩戴首饰等。 3. 女士请注意　（1）未婚者通常不安排妇科检查；要求检查者，请预先告知妇检医师；（2）妇

体检须知	科检查要求检前排空小便；妇科 B 超检查则要求膀胱充盈；（3）月经期间请勿留取尿液检查或行妇科检查；（4）怀孕或者不能排除受孕者，避免做放射检查
	医院：（盖章） 年　月　日

体检通知单（存根）

　×××：

根据医院相关规定，拟录用您到我院工作，请在　　　年　　　月　　　日持本人身份证、一寸免冠照片 1 张到我院健康管理科进行体检。

体检要求	体检项目按照 XX 等规定执行。体检费用按我院收费标准执行，参考价格为女士　元 / 人、男士　元 / 人，由参加体检人员自行交付（可现金或刷卡）。
体检须知	（1）检前饮食：保持日常生活规律，检前三天勿食过于油腻、高蛋白食物，勿饮酒；检前一天晚餐后应禁食。晨起禁水，保持空腹 8～14 小时。 （2）检查着装：体检当日请穿休闲服，勿穿连衣裙、连袜裤；穿方便鞋袜；勿化妆及佩戴首饰等。 （3）女士请注意：①未婚者通常不安排妇科检查；要求检查者，请预先告知妇检医师；②妇科检查要求检前排空小便，妇科 B 超检查则要求膀胱充盈；③月经期间请勿留取尿液检查或行妇科检查；④怀孕或者不能排除受孕者，避免做放射检查。

员工确认：　　　　　　　　　　　　　　　　　　医院：（盖章）年　　月　　　日

4. 新员工入职登记表（表 4-13）

表 4-13　新员工入职登记表

基本信息						
人员类别	①在编人员　②聘用制人员		人员性质	①管理人员　②专业技术人员　③工勤人员		
姓名		出生年月		性别	民族	
籍贯		户口 所在地		户籍类型		贴一寸 相片处
身份证号				政治面貌	入党（团） 时间	
初次参加 工作时间		来院时间		现职务	任职时间	
工作岗位		岗位类别		婚姻状况	生育状况	
最高学历		最高学位		医保属地	联系电话	
职称①		职称②		职业资格	导师资格	
家庭详细 住址						

续表

学习情况	起始年月	毕业年月	毕业院校	所学专业	学历 发证日期	学位 发证日期	是否全日制
高中 （中专）							
大专							
本科							
硕研							
博研							
博士后							
专业技术 资格	职业资格 等级	专业技术资格 （职业资格）名称	通过日期			发证日期	
初级 （士、师）							
中级							
副高级							
正高级							
教研类专业技术资格		专业技术资格名称	通过日期			发证日期	
助教							
讲师							
副教授							
教授／研究员							

履历情况					
起始年月	截止年月	工作单位	任职级 日期	所任职级	证明人

出国情况				
起始年月	截止年月	国别	工作（学习）单位	出国类型

续表

专业学术任职情况		
日期	内容	任职情况

发表论文情况（详细内容可另附页）			
日期	期刊	内容	备注

家庭情况					
姓名	关系	性别	户籍地	政治面貌	工作（学习）单位及任职情况

受奖惩情况

紧急联系人					
姓名		关系		联系电话	

本人承诺以上所填报信息和提供的个人材料属实，如因信息不实所造成的一切后果自负。

签名：   日期：   年   月   日

5. 新员工试用期考核表（表 4-14～表 4-16）

表 4-14　新员工试用期考核表

姓名		性别			所在部门		拟聘岗位	
出生年月		毕业院校			学历学位		现专业技术资格	
专业		入职时间			试用期满时间			

个人工作总结	工作量分阶段情况	第一阶段（第一周）（　年　月　日至　年　月　日）工作业绩： 考核人签名：　　年　月　日
		第二阶段（第二周）（　年　月　日至　年　月　日）工作业绩： 考核人签名：　　年　月　日
		第三阶段（第三周）（　年　月　日至　年　月　日）工作业绩： 考核人签名：　　年　月　日
		第四阶段（第四周）（　年　月　日至　年　月　日）工作业绩： 考核人签名：　　年　月　日
		第五阶段（第五周）（　年　月　日至　年　月　日）工作业绩： 考核人签名：　　年　月　日

续表

个人工作总结	工作量分阶段情况	第六阶段（第六周）（ 年 月 日至 年 月 日）工作业绩： 考核人签名： 年 月 日
		第七阶段（第七周）（ 年 月 日至 年 月 日）工作业绩： 考核人签名： 年 月 日
		第八阶段（第八周）（ 年 月 日至 年 月 日）工作业绩： 考核人签名： 年 月 日
本人总结	请详细填写试用、考察期间的德、能、勤、绩、廉等方面情况，主要为岗位胜任力、工作业绩方面。	
本人自评	总分为：10 分	个人打分： 分 本人签名： 年 月 日

说明：分阶段的工作量：按照试用（考察）期时间长短可均分为周、月、季等不同的阶段进行统计，主要体现试用（考察）期间的具体工作量，主要写明所参与或独立完成的业务工作量（例如参与或独立完成的医疗病例数、手术台数等）。

表 4-15　员工考核表①（考核人用表）

评价要素		表现	评价要素		表现
思想品德	5	有良好的职业道德、作风端正、廉洁	组织纪律	5	遵章守法，办事灵活且不失原则
	4	能认真履行工作职责，品行良好		4	能遵守规章，并依单位制度开展工作
	3	洁身自爱，能履行工作职责		3	基本能循制度办事，偶有松懈
	1	言行随便、偶有违章、违纪现象		1	遵守制度自觉性弱，有待加强教育
思想品德	0	以自我为中心，有违章、违纪现象，且影响较差	组织纪律	0	自身法纪观念差，且易影响周围同事
责任意识	10	有自觉的、较强的承担责任的态度，可放心交付工作	学习能力	5	能自觉接受新事物，自我发展欲望强
	8	有承担责任的意识，并能承担一定责任		4	有学习精神，进步较一般人快
	6	有一定责任感，尚能交付工作		3	有学习兴趣，能注重自我提高
	1	责任意识不足		1	说有学习愿望，做无学习行为，提高较慢
	0	缺乏责任感，工作推诿卸责		0	自认能够应付，得过且过，无进取心
业务能力	15	有足够业务能力，能从容运用本岗位技能解决工作难题	专业知识	15	工作经验丰富，专业知识深厚
	12	有一定业务能力，可以独立解决一般性工作困难		12	能满足岗位知识需要
	9	稍加指导，能完成稍微困难工作		9	有一定实践经验，专业知识有待提高
	3	业务能力弱，加以辅导可以完成一般性工作		3	专业知识不足，工作较被动
	0	独立完成工作有困难		0	缺乏基本专业知识，无法开展工作
工作态度	10	工作勤奋，任劳任怨	执行力度	5	执行能力强
	8	能够努力工作		4	力度尚可，执行效果较好
	6	能做本职工作		3	力度不够，偶尔需要督促
	2	工作懒惰，满足应付		1	力度较差，需要依靠上级的帮助和督促
	0	无所事事，敷衍塞责		0	动作缓慢，效果差。
服从领导	5	听从上级的安排，向上级提出合理要求	团结协作	5	善于交往，与人合作融洽
	4	尊重上级，服从领导		4	能够与他人合作、共享
	3	一般能服从领导的安排		3	能自己协调与他人工作关系
	1	偶尔挑剔领导，但经教育后可以改正		1	缺乏合作精神，不善于协调工作关系
	0	公开顶撞；阳奉阴违		0	与人共事较多摩擦
服务意识	15	服务意识强，能把满足服务对象需要充分贯彻在工作当中	创新能力	5	积极改进，成果优异
	12	具服务意识，能在具体工作中服务好服务对象		4	积极思考，提出合理化建议
	9	服务意识一般，能为服务对象服务		3	能对自身工作提出改进
	3	服务意识稍差，为服务对象服务时偶有偏差		1	能在他人的帮助下改进工作
	0	缺乏服务意识，服务态度差		0	不主动改进，也不接受他人的合理建议

续表

评价要素	表现	评价要素	表现
考核分数	根据考核表的评分，整体考核成绩为（满分为100分）：　　分。 □优（100～91分）□良（90～75分）□中（74～60分）□差（60分以下）		

考评结果

考核人意见	请在此栏详细填写对被考核人的最终评语，可从德、能、勤、绩、廉等方面情况填写最终评语。 考核人签名：　　　年　月　日

表 4-16　员工考核表②（科室负责人用表）

评价要素		表现	评价要素		表现
思想品德	5	有良好的职业道德、作风端正、廉洁	组织纪律	5	遵章守法，办事灵活且不失原则
	4	能认真履行工作职责，品行良好		4	能遵守规章，并依单位制度开展工作
	3	洁身自爱，能履行工作职责		3	基本能循制度办事，偶有松懈
	1	言行随便，偶有违章、违纪现象		1	遵守制度自觉性弱，有待加强教育
	0	以自我为中心，有违章、违纪现象，且影响较差		0	自身法纪观念差，且易影响周围同事
责任意识	10	有自觉的、较强的承担责任的态度，可放心交付工作	学习能力	5	能自觉接受新事物，自我发展欲望强
	8	有承担责任的意识，并能承担一定责任		4	有学习精神，进步较一般人快
	6	有一定责任感，尚能交付工作		3	有学习兴趣，能注重自我提高
	1	责任意识不足		1	说有学习愿望，做无学习行为，提高较慢
	0	缺乏责任感，工作推诿卸责		0	自认能够应付，得过且过，无进取心
业务能力	15	有足够业务能力，能从容运用本岗位技能解决工作难题	专业知识	15	工作经验丰富，专业知识深厚
	12	有一定业务能力，可以独立解决一般性工作困难		12	能满足岗位知识需要
	9	稍加指导，能完成稍微困难工作		9	有一定实践经验，专业知识有待提高
	3	业务能力弱，加以辅导可以完成一般性工作		3	专业知识不足，工作较被动
	0	独立完成工作有困难		0	缺乏基本专业知识，无法开展工作

续表

评价要素		表现	评价要素		表现
工作态度	10	工作勤奋，任劳任怨	执行力度	5	执行能力强
	8	能够努力工作		4	力度尚可，执行效果较好
	6	能做本职工作		3	力度不够，偶尔需要督促
	2	工作懒惰，满足应付		1	力度较差，需要依靠上级的帮助和督促
	0	无所事事，敷衍塞责		0	动作缓慢，效果差。
服从领导	5	听从上级的安排，向上级提出合理要求	团结协作	5	善于交往，与人合作融洽
	4	尊重上级，服从领导		4	能够与他人合作、共享
	3	一般能服从领导的安排		3	能自己协调与他人工作关系
	1	偶尔挑剔领导，但经教育后可以改正		1	缺乏合作精神，不善于协调工作关系
	0	公开顶撞；阳奉阴违		0	与人共事较多摩擦
服务意识	15	服务意识强，能把满足服务对象需要充分贯彻在工作当中	创新能力	5	积极改进，成果优异
	12	具服务意识，能在具体工作中服务好服务对象		4	积极思考，提出合理化建议
	9	服务意识一般，能为服务对象服务		3	能对自身工作提出改进
	3	服务意识稍差，为服务对象服务时偶有偏差		1	能在他人的帮助下改进工作
	0	缺乏服务意识，服务态度差		0	不主动改进，也不接受他人的合理建议
考核分数	根据考核表的评分，整体考核成绩为（满分为 100 分）：　　　分。 □优（100～91 分）□良（90～75 分）□中（74～60 分）□差（60 分以下）				

考评结果

所在科室意见	（请在此栏详细填写对被考核人的综合考核意见，可从德、能、勤、绩、廉等方面情况填写最终评语，并明确标明是否同意转正） 评语结论： 科室负责人签名：　　　　年　　月　　日

续表

业务主管 部门意见	（请填写综合考核意见并明确写明是否同意转正） 评议结论： 负责人：　　　年　　月　　日
人力资源 部意见	 负责人：　　　年　　月　　日
医院意见	（盖章） 日期：　　　年　　月　　日
备注	1. 该表作为考察员工试用期岗位符合度的依据； 2. 若试用期考核合格后，需将员工试用期考核表交×××科室； 3. 若试用期考核不合格，所在科室需在 2 个月内将相关不合格证明材料交×××科室。

6. 试用期转正通知（表 4-17）

表 4-17　转正通知单

姓名		入职日期		部门		
年龄		转正日期		变动后部门		
根据试用期考核结果，单位决定为您转正，转正后您的工作及待遇安排如下：						
岗位	变动前	级别	变动前	工资 （标准）	变动前	
	变动后		变动后		变动后	

科室（签字）：

日期：

	业务主管部门（签字）： 日期：
人力资源部（签字）	日期：

（皮 玲 罗丽芬）

第 5 章

医院解除／终止劳动合同制度流程与应用表格

5.1 医院解除／终止劳动合同制度

5.1.1 总则

根据《劳动法》等法律法规，为规范员工离职管理，确保各项工作连续性与稳定性，维护医院和离职员工的合法权益，结合医院实际，特制定本管理制度。

5.1.2 适用范围

本制度适用于除兼职、临时聘用员工外，与医院建立劳动关系的所有聘用制员工。

5.1.3 劳动合同的解除

劳动合同的解除，可分为协商解除、法定解除和约定解除三种情况。

1. 协商解除

指单位与劳动者在完全自愿的情况下，互相协商，在彼此达成一致意见的基础上提前终止劳动合同的效力。

（1）员工提出解除劳动合同（主动离职）。

1）员工因故辞职应填写《员工辞职申请表》，并报相关领导审批。审批权限如下：

A. 机关管理、职能、临床、医技科室中层管理人员辞职，业务主管部门负责人签署意见，再由分管院领导、医院院长审批，人力资源部备案。

B. 护理单元护士长辞职，业务主管部门负责人签署意见，分管院领导审批，人力资源部备案。

C. 中层以下员工辞职，科室负责人签署意见，再由业务主管部门审批，人力资源部备案。

2）员工离职应于一个月前提出书面申请。如未提前通知并给医院带来经济损失，应依据有关法律、规章的规定和劳动合同的约定承担赔偿责任。

3）试用期员工离职申请应于 3 日前提出。

（2）单位提出解除劳动合同。双方在自愿、平等协商的基础上达成一致意见。

2. 法定解除

（1）单位解除：根据《劳动合同法》的相关规定，过失性辞退的法定情况有：

1）在试用期间被证明不符合录用条件。

2）严重违反用人单位的规章制度。

3）严重失职，营私舞弊，给用人单位的利益造成重大损失。

4）劳动者同时与其他用人单位建立劳动关系，对完成本单位的工作任务造成严重影响，或者经用人单位提出，拒不改正。

5）因《劳动合同法》第二十六条第一项规定的情形致使劳动合同无效。

6）被依法追究刑事责任。

（2）无过失性辞退：用人单位提前三十日以书面形式通知劳动者本人或者额外支付劳动者一个月工资后，可以解除劳动合同。根据《劳动合同法》的相关规定，过失性辞退的法定情形有：

1）劳动者患病或者非因工负伤，在规定的医疗期满后不能从事原工作，也不能从事由用人单位另行安排的工作的。

2）劳动者不能胜任工作，经培训或者调整工作岗位，仍不能胜任工作的。

3）劳动者合同订立时所依据的客观情况发生重大变化，致使劳动合同无法履行，经用人单位与劳动者协商，未能就变更劳动合同内容达成协议的。

3. 约定解除

双方在劳动合同中约定解除的条件，当条件符合时，合同解除。

5.1.4 离职面谈

员工主动离职时，科室领导应与离职员工积极沟通，了解员工辞职的真正原因。努力挽留绩效良好的员工，探讨改善其工作环境、条件和待遇的可能性；如果有必要，可以请人力资源部工作人员协助，谈话完成下列内容：

（1）员工离职的主要原因：①工资福利；②工作性质；③工作环境；④工作时间；⑤工作量及加班；⑥健康因素；⑦晋升机会；⑧与单位关系或人际关系；⑨其他。

（2）单位需要改善的方面：①单位制度及工作程序；②部门之间沟通；③领导管理能力；④工作环境及设施；⑤员工发展机会；⑥工资和福利；⑦教育培训与发展机会；⑧团队合作精神；⑨其他。

（3）是什么促使当初选择加入本单位。

（4）在做出离职决定时，你发现单位在哪些方面与你的想象和期望差距太大。

（5）你最喜欢本单位的哪些方面。

（6）你最不喜欢单位的哪些方面。

（7）在你所在的工作岗位上，你面临的最大的困难和挑战是什么。

（8）你对医院招聘该岗位的任职者的建议。

（9）你认为医院应该采取哪些措施来更有效地吸引和留住人才。

5.1.5　离职手续办理

1. 工作移交

离职员工应将目前操作完毕的工作、目前正在操作的工作、下一步计划操作的工作并明确各项工作内容、工作进度、工作计划移交给上级领导指定的员工，并要求接管人在《工作交接单》上签字确认。

2. 事物移交

（1）移交就职期间所有领用的物品、工作服、工作牌。

（2）移交办公室、办公桌、更衣柜钥匙。

（3）移交各类工具、器械、经保管的固定资产。

3. 款项移交

（1）将经手的各类项目、业务、个人借款等款项事宜移交医院财务科。

（2）将经手办理的业务合同（协议）移交至相关科室。

（3）以上各项交接须填写《离职交接表》，均应由交接人、接管人签字确认，并经人力资源部审核、备案后方可视为交接完成。

4. 离职员工结算款项

（1）结算工资。

（2）应付未付的奖金。

（3）解除或终止劳动合同时的经济补偿金，按家相关规定执行。

（4）医院拖欠员工的其他款项。

5. 关系转移

（1）人力资源部负责办理档案关系转移。

（2）人力资源部负责封存解除／终止劳动合同人员社保公积金关系。

（3）人力资源部工作人员开具《离职证明》《解除／终止劳动合同通知书》《解除／终止劳动合同协议书》等。

5.1.6　附则

1. 本制度未尽事宜按国家相关规定执行。

2. 本制度自发布之日起执行。

5.2　劳动合同解除／终止流程

5.2.1　劳动合同解除流程

1. 员工提出劳动合同解除流程（图 5-1）

实施部门	人力资源部	流程编码		
流程				
单元	拟离职人员	各科室	人力资源部	院领导
节点	A	B	C	D
1	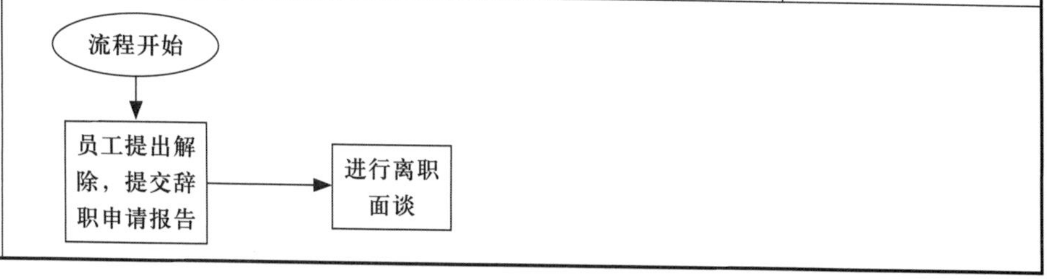 流程开始 → 员工提出解除，提交辞职申请报告 → 进行离职面谈			

图 5-1　员工提出劳动合同解除流程图

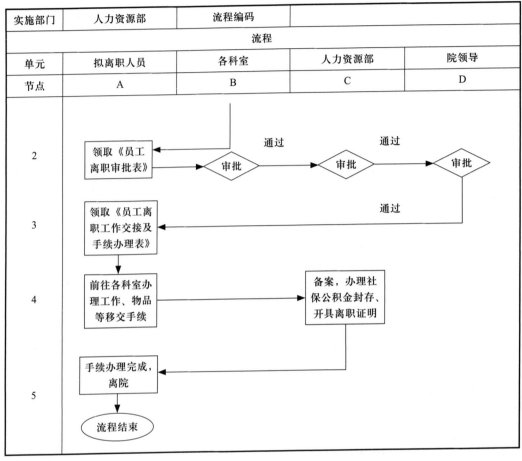

图 5-1 （续）

2. 医院提出劳动合同解除流程（图 5-2）

实施部门	人力资源部	流程编码	
流程			
单元	员工	各科室	人力资源部	院领导
节点	A	B	C	D
1		流程开始 / 依法提出解除	审批	审批

图 5-2 医院提出劳动合同解除流程图

实施部门	人力资源部	流程编码		
流程				
单元	员工	各科室	人力资源部	院领导
节点	A	B	C	D

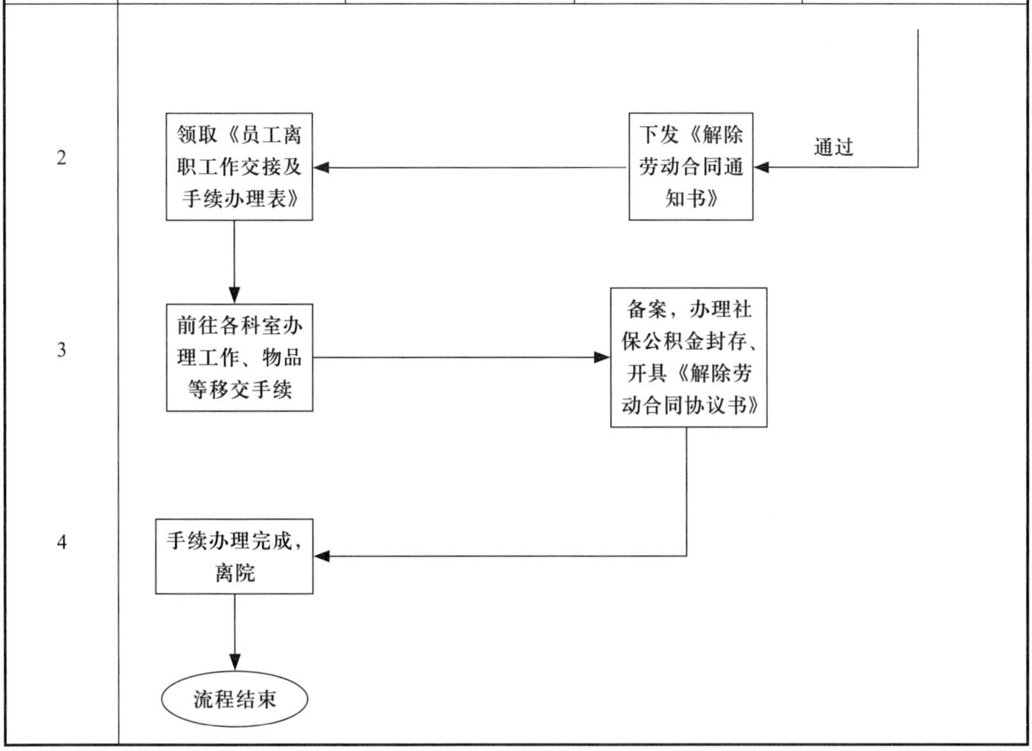

2	领取《员工离职工作交接及手续办理表》 ← 下发《解除劳动合同通知书》 ← 通过	
3	前往各科室办理工作、物品等移交手续 → 备案，办理社保公积金封存、开具《解除劳动合同协议书》	
4	手续办理完成，离院 ←	
	流程结束	

图 5-2　（续）

5.2.2 终止劳动合同流程（图 5-3）

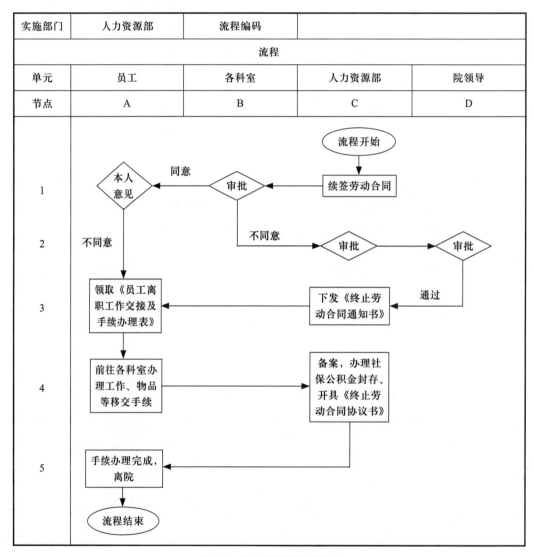

实施部门	人力资源部		流程编码		
流程					
单元	员工	各科室	人力资源部	院领导	
节点	A	B	C	D	

图 5-3 终止劳动合同流程图

5.3　员工离职应用表格

5.3.1　员工离职面谈记录表（表 5-1）

表 5-1　员工离职面谈记录表

填表日期：　　　年　　月　　日

离职人员姓名		所在部门	
担任职位		员工工号	
入职日期		离职日期	
面谈者		职位	
1. 请指出你离职最主要的原因（请在恰当处加√号），并加以说明	□工资福利　　□工作性质　　□工作环境　　□工作时间　　□健康因素 □晋升机会　　□工作量　　□加班　　□与单位关系或人际关系 其他：		
2. 你认为单位在以下哪些方面需要加以改善（可选择多项）	□单位制度及工作程序　　□部门之间沟通　　□领导管理能力 □工作环境及设施　　□员工发展机会　　□工资与福利 □教育培训与发展机会　　□团队合作精神 其他：		
3. 是什么促使你当初选择加入本单位			
4. 在你做出离职决定时，你发现单位在哪些方面与你的想象和期望差距较大			
5. 你最喜欢本单位哪些方面			
6. 你最不喜欢单位的哪些方面			
7. 在你所在的工作岗位上，你面临的最大的困难和挑战是什么			
8. 你对单位招聘该岗位的任职者有什么建议			
9. 你认为单位应该采取哪些措施来更有效地吸引和留住人才			

5.3.2 员工辞职申请表（表 5-2）

表 5-2 员工辞职申请表

姓名：	科室：
身份证号码：	
入职日期：	
请叙述辞职的理由： 员工签字： 日期：	
科室意见：	
业务主管部门意见：	
分管院领导意见：	
主管院领导意见：	
人力资源部备案（经办人）：	
最后工作日： 签字：	
此日期应遵照单位的规定或双方的协议，正式员工需提前一个月以此表形式书面通知单位其辞职决定	

1. 此表完成后，请交人力资源部。
2. 科室主任、副主任、负责人辞职申请需主管院领导审批；护理单元护士长、副护士长辞职申请需分管院领导审批；中层以下人员辞职申请需业务主管部门审批。

5.3.3　员工离职证明（表5-3）

表 5-3　员工离职证明表

离职证明（存根）
姓名　　　，性别　　，身份证号码：　　　　，该同志于　年　月　日至　年　月　日期间在我院从事主治医师工作，聘任为　岗位。因其个人原因，提出辞职，我院已于　年　月　日与其解除劳动合同。 　　特此证明   　　　　　　　　　　　　离职员工（签名）： 　　　　　　　　　　　　日期：　年　月　日
离职证明
姓名　　　，性别　　，身份证号码：　　　　，该同志于　年　月　日至　年　月　日期间在我院从事主治医师工作，聘任为　岗位。因其个人原因，提出辞职，我院已于年月日与其解除劳动合同。 　　特此证明   　　　　　　　　　　　　单位：（盖章） 　　　　　　　　　　　　日期：　年　月　日

5.3.4　解除／终止劳动合同通知书（表5-4）

表 5-4　解除／终止劳动合同通知书

解除／终止劳动合同通知书（存根）
： 　　我们双方于　年　月　日签订《劳动合同》，期限自　年　月　日至　年　月　日，现我单位决定终止／解除与你签订的劳动合同，自　年　月　日终止双方的劳动关系。 　　请您接到此通知后于　年　月　日前到人力资源部办理有关终止劳动合同的手续。   　　　　　　　　　　　　被通知方（签名）： 　　　　　　　　　　　　　　　年　　月　　日

续表

解除 / 终止劳动合同通知书

  :

  我们双方于 年 月 日签订《劳动合同》，期限自 年 月 日至 年 月 日，现我单位决定终止 / 解除与你签订的劳动合同，自 年 月 日终止双方的劳动关系。

  请您接到此通知后于 年 月 日前到人力资源部办理有关终止劳动合同的手续。

单位：（盖章）

年 月 日

5.3.5 解除 / 终止劳动合同协议书（表5-5）

表 5-5 解除 / 终止劳动合同协议书

解除 / 终止劳动合同协议书

甲方：单位名称

乙方： 身份证号码：

  甲乙双方于 年 月 日签订《劳动合同》，期限自 年 月 日至 年 月 日，经甲乙双方协商一致，于 年 月 日解除 / 终止劳动合同，终止双方的劳动关系。

  根据《劳动合同法》的有关规定，甲方给予乙方一次性经济赔偿金为乙方本人一个月工资（按工作一年补偿一个月、工作不足半年的补偿半个月工资，工资是按乙方劳动合同终止前十二个月的平均工资￥），即： 元整，随乙方 年 月份工资一并计发。

  甲乙双方在签署本协议并乙方收到以上款项后，双方因劳动关系产生的债权债务等法律关系全部两清，各方均不得追究对方因订立、履行、解除劳动合同而产生的其他法律责任。

  本协议书一式二份，甲乙双方各执一份。

甲方（盖章）： 乙方：（签名）

年 月 日 年 月 日

5.3.6　经济补偿金结算单（表5-6）

表5-6　经济补偿金结算单

姓名		科室		身份证号码	
入职日期		离职日期		岗位	
在医院工作年限（年）				经济补偿金核算年限（年）	
结算前12个月的月平均工资（元）				经济补偿金（元）	
工资结算当月应发工资（税前）（元）					
工资结算当月应（代）扣款项	五险一金代扣款（元）			合计扣款金额（元）	
	个人所得税（元）				
	其他扣款				
工资结算当月实发工资（元）					
以上金额合计实发（元）					
经济补偿金计算依据	按员工在单位工作年限，每满1年支付1个月工资的标准向劳动者支付经济补偿金。6个月以上不满1年的，按1年计算；不满6个月的，向员工支付半个月的工资。员工月工资高于当地上年度月平均工资3倍的，支付经济补偿的标准按员工月平均工资3倍数额支付，最高不超过12年				

本人已清楚此次金额核算方式且无异议。

本人签字：
签字日期：

5.3.7　离职工作交接及手续办理表（表5-7）

表5-7　离职工作交接及手续办理表

编号：　　　　办理日期：　　年　　月　　日

姓名：		性别：		工号：		入职时间：　　年　　月　　日			
						离职时间：　　年　　月　　日			
部门：		职务（岗位）：				离职后联系电话：			
离职原因	□个人原因　　□合同到期　　□试用不合格　　□其他：								

本部门	1. 业务工作的有关文件、资料等；□移交完毕 □缺项，扣款____元 2. 借用软、硬件、器械、工具等；□移交完毕 □缺项，扣款____元 3. 相关证件、工衣、办公用品、图书资料；□移交完毕 □缺项，扣款____元 4. 经（保）管固定资产检查、回收；□移交完毕 □缺项，扣款____元 5. 办公室、宿舍等桌台柜所有的钥匙；□移交完毕 □缺项，扣款____元 6. 其他交接事项（可另用纸）_____ 负责人： 交接经办人： 年 月 日			
护理部	移交情况： 负责人：年 月 日	医务科	移交情况： 负责人：年 月 日医保专员：	移交情况： 年 月 日
宣传科	1. 岗位胸卡回收；□移交完毕 □缺项，扣款 元 2. 宣传材料等回收。□移交完毕 □缺项，扣款 元 负责人： 经办人： 年 月 日		医疗 质量 管理科	移交情况： 负责人：年 月 日
信息科	1. 中国联通集群网手机预付款：□已交齐 □未交 2. 医院信息系统账户注销：□已处理 □未处理 负责人： 经办人： 年 月 日			
工会	1. 中华全国总工会会员证：□移交完毕 □缺项 2. 团组织关系：□移交完毕 □缺项 负责人： 经办人： 年 月 日		设 备 科	移交情况： 负责人：年 月 日
保卫科	门禁回收：□移交完毕 □缺项 负责人： 经办人： 年 月 日		临床 支持 中心	工作服： □已交 □未交 负责人： 经办人： 年 月 日
科教科	1. 学分卡：□移交完毕 □缺项 2. 培训费：□已交齐 □未交 3. 科研经费：□已转移 □未转移 负责人： 经办人： 年 月 日			
总务科	1. 公寓房或床位等；房号： 钥匙 把 □移交完毕 □缺项扣款项目（水电、房租等） 元； 2. 水电卡、热水卡； □移交完毕 □缺项 3. 扣款总额： 元（ 万 仟 佰 拾 元 角 分） 负责人： 交接经办人： 年 月 日			
财务科	1. 借款情况： □未归还（共 元） □已归还 □无借款 2. 报账情况： □未报账（共 元） □已报账 □无报账 3. 应收款情况： □未收回（共 元） □已收回 □无应收款 4. 扣款小计： 元 5. 校园卡、饭卡等； □移交完毕 □缺项 负责人： 交接经办人①（出纳）： 交接经办人②（会计）： 年 月 日			

续表

人力资源部	1. 党组织关系转移： □移交完毕 □缺项 2. 考勤方面：考勤： 年 月份应出勤 天，实际出勤 天。 缺勤：事假 天，病假 天，婚（丧）假 天，旷工 天，迟到（早退）共 次。 3. 工资、奖金应发 元（至 年 月 日止），社保应自 年 月份停缴。 负责人： 经办人： 年 月 日
离职人声明	本人对以上项目均已确认无误，愿遵照本单位管理规定办理。 签名： 年 月 日

备注：

1. 以上表格由离职人员按表格顺序递交各部门办理，办妥完离职手续后，将此表交人力资源部备案，方可离开单位。

2. 本职工作未交接清楚，签字人要负全面责任，若涉及未追索回来的任何物品，签字人要负责追索，追索未果时，负责赔偿。

3. 经办人为交接部门指定人员，负责人为科室（部门）负责人，负责监督和支持办理离职手续。

4. 以上数字金额涂改无效，各栏由交接部门负责人签字有效。

（皮 玲 罗丽芬）

第 6 章　员工职业生涯管理制度流程与应用表格

6.1　员工职业生涯管理制度

6.1.1　对员工职业生涯规划的认识

1. 职业生涯规划

员工职业生涯规划就是对员工职业生涯乃至人生进行持续的、系统的计划过程。一个完整的职业规划由职业定位、目标设定和通道设计三个要素构成。

职业生涯规划指针对个人职业选择的主观和客观因素进行分析和测定，确定个人奋斗目标并努力实现这一目标的过程。换句话说，职业生涯规划要求根据自身的兴趣、特点，将自己定位在一个最能发挥自己长处的位置，选择最适合自己能力的事业。职业定位是决定职业生涯成败的最关键的一步，同时也是职业生涯规划的起点。

2. 职业生涯管理

职业生涯管理是指医院将员工个人发展与医院发展相结合，在对员工职业生涯规划的主客观条件进行分析、总结的基础上，协助制定相应的教育、培训计划，并对每一步作出科学合理的安排，保证员工个人目标的实现。医院职业生涯管理是医院协助员工进行职业发展的设计，并为员工的成长与发展条件支持的一个动态管理过程。职业生涯管理是让员工更好地理解和开发他们的职业技能和兴趣，并很有效地在医院内和离开医院后运用这些技能和兴趣。

医院应当尽早对员工的职业生涯规划进行干预，将领导决策、管理体系构建、业务流程优化、培训发展、文化建设等方面融入员工的职业生涯管理，为员工提供更好的工作环境和事业发展平台，以及更加顺畅、能够满足个人兴趣和事业发展需求的职业发展通道。将员工与医院的需求统一起来，最大程度地调动员工的积极性从而实现双赢。

做好职业生涯管理需要医院员工个人和医院管理者双方的努力与配合，从员工个人的角度我们可以称为职业生涯规划，从管理者的角度我们可理解为职业生涯管理。

6.1.2　组织领导

1. 组织机构

医院从院级层面成立员工职业生涯管理委员会。

2. 员工职业生涯管理委员会的职责

（1）全面统筹全院员工的职业发展工作，审定医院员工职业生涯管理规划方案、重点专项方案以及有关的规章制度。

（2）审定医院总体岗位设置、人员编制，重点审定关键岗位设置和核心人才评选办法等。

（3）审定医院职业发展通道设置，把控关键岗位和核心人才的晋升与转岗等事项。

（4）对全院员工的职业生涯管理工作提出指导性的意见与建议。

3. 医院人力资源部为员工职业生涯管理的承办（责任）部门。具体职责：

（1）负责员工职业生涯管理方案和制度的制订，并经医院员工职业生涯管理委员会审定批准后执行。

（2）负责设计各个职系的晋升通道，并对执行情况进行评价。

（3）为各级各类员工提供职业发展的知识与技术辅导。

（4）借鉴兄弟医院和其他组织员工职业生涯管理的相关经验，不断提升本院员工职业生涯管理工作的有效性。

4. 医院各科室为员工职业生涯管理的具体实施部门。具体职责：

（1）协助员工制订职业生涯计划，对员工的职业发展提出具体的意见与建议。

（2）督导员工按计划完成职业发展计划。

（3）负责员工职业发展过程中的各种考核评价工作。

5. 员工个人的主要职责

（1）结合医院岗位需求，对自身条件进行评估，明确个人职业发展方向，选定发展通道。

（2）按照岗位要求和个人发展计划，通过培训、进修、咨询等方式提升个人技能，以更好地达到岗位所要求的必备条件。

（3）在职业发展过程中，适时调整自己，实现职业目标。

6.1.3　员工职业发展通道

1. 晋升与成长通道

医院立足于医疗行业实际，按照规范要求设置各类岗位，并建立清晰的晋升与成长通道，为员工的专长与发展提供事业平台。

2. 岗位设置

根据《关于卫生事业单位岗位设置管理的指导意见》《关于深化卫生专业技术人员职称制度改革的指导意见》等相关政策文件，岗位设置类别如下。

（1）医院的岗位分为管理岗位、专业技术岗位和工勤技能岗位3种类别。

（2）管理岗位指担负领导职责或管理任务的工作岗位。管理岗位的设置要适应增强单位运转效能、提高工作效率、提升管理水平的需要。

医院管理岗位设置包括院领导、职能部门正副主任、普通管理人员。以登记、资料收集、一般性事务工作为主的岗位设置为文员岗位，不列入管理岗位。

（3）专业技术岗位指从事专业技术工作，具有相应的专业技术水平和能力要求的工作岗位。专业技术岗位的设置要符合卫生工作和人才成长的规律和特点，适应发展社会公益卫生事业与提高专业水平的需要。根据卫生行业特点，专业技术岗位分卫生专业技术岗位和非卫生专业技术岗位。

卫生专业技术人员岗位（与职称等级相对应）设初级、中级、高级，初级分设士级和师级，高级分设副高级和正高级。卫生专业技术人员岗位划分医、药、护、技4个类别。医疗人员各级别岗位名称分别为：医师、主治医师、副主任医师、主任医师；药学人员各级别岗位名称分别为：药师、主管药师、副主任药师、主任药师；护理人员各级别岗位名称分别为：护士、护师、主管护师、副主任护师、主任护师；技术人员各级别岗位名称分别为：技师、主管技师、副主任技师、主任技师。

（4）非卫生专业技术岗位一般在管理部门设置，且必须专业对口。如财务部门对应会计职称系列，信息管理部门对应工程师职称系列，人力资源管理部门对应经济（人力资源）系列，经营管理部门对应经济系列，档案管理岗位对应档案系列等。医院将列出具体清单进行确认。

（5）工勤技能岗位指承担技能操作和维护、后勤保障、服务等职责的工作岗位。工勤技能岗位的设置要适应提高操作维护技能，提升服务水平的要求，满足卫生事业单位业务工作的实际需要。

工勤技能岗位根据卫生事业单位工作需要，按照国家确定的卫生行业特殊工种、通用工种和普通工种设置。

1）通用工种包括：电工、机动车驾驶员等。类似岗位均设有技师、中级技师、高级技师资格。考虑医院的特殊情况，收费员列为通用工种。

2）普通工种：其他岗位设置为普通工种。

3. 根据岗位类别设置，医院各职系人员的晋升通道

（1）医师职系：住院医师—主治医师—副主任医师—主任医师。

（2）护理职系：护士—护师—主管护师—副主任护师—主任护师。

（3）技师职系：技师—主管医师—副主任技师—主任技师。

（4）药学职系：药师—主管药师—副主任药师—主任药师。

（5）管理系列：初级职员—中级职员—高级职员—副主任—主任。

（结合不同科室确定晋升条件和核定职数指标，经考核评估后确定是否晋升）

（6）工勤技能系列

技师类别：技师—中级技师—高级技师—班组主管。

普通岗：普通岗三级—普通岗二级—普通岗一级—班组主管。

4. 员工职业发展通道转换

（1）在员工职业发展过程中，员工的职业兴趣、个人实际情况以及医院的岗位需求都有可能发生变化，医院将在遵循相应原则的前提下，创造条件满足员工的职业发展需求，建立职业发展通道转换制度。

（2）职业发展通道的转换必须符合岗位需要、专业对口、岗位胜任的原则，避免人才的浪费和绩效不佳。

（3）医、护、技、药各职系人员原则上均可转换到管理岗位，但晋升副高后除

对应本专业管理外（如副主任医师及以上可转岗到医务管理部门任职；副主任护师及以上可转岗到护理部任职），原则上不再转岗。

（4）如管理人员中有专业技术人员转岗的，在管理岗位工作满3年以上者，原则上不再转换回到专业技术岗位，应在管理岗位上不断提升自己。

（5）工勤技能岗位人员主要是不断提升技能和增强服务意识，争做保障业务一线的"服务明星"，对于符合学历和专业要求，有一定管理能力的人员，可通过考核与选拔的方式，转换到管理岗位。

（6）如管理人员中有经考核不能胜任管理岗位的，可经过一定的培训转岗到工勤技能岗位。

6.1.4　员工职业发展能力提升

1. 能力提升目标

员工在职业发展过程中，必须通过不断学习和持续的能力提升，才能适应医院的发展，为此，医院和员工应共同配合，通过各种有效的方法提升员工的岗位胜任能力和社会适应能力，以实现医院的组织目标和员工的个人发展目标。

2. 提升方法

员工职业发展能力提升的方法主要有：正规学历教育、住院医师规范化培训、继续医学教育、外部培训、内部培训、拜名师、师带徒、绩效反馈、丰富工作内涵、工作轮换等方式。

（1）正规学历教育：鼓励员工通过在职就读的方式获得硕士、博士等学位（学历），不断提升理论水平和逻辑思维能力，通过员工层次的提升来增强医院的发展后劲。

（2）住院医师规范化培训：应该参加住院医师规范化培训的青年医师，必须全面完成住院医师规范化培训规定的各项内容，并经考核合格。

（3）继续医学教育：按照国家卫健委有关继续医学教育的相关要求，以现代医学科学技术发展中的新理论、新知识、新技术和新方法为重点，坚持先进性、针对性和实用性，根据学科发展和社会需求，开展多种形式的继续医学教育活动，注重卫生专业技术人员创造力的开发和创造性思维的培养。

（4）外部培训：根据医院岗位需要和个人职业发展需要，支持和鼓励专业技术人员、管理人员参加外部培训。参加外部培训主要以中级以上人员为主，中级以上卫生专业技术人员主要以参加前沿知识学习与研讨，新技术应用推广为主。管理人员主要是参加职业化管理培训班或专项专题研讨班。

（5）内部培训：医院要建立内部培训制度，无论是专业技术人员还是管理人员，都要按照岗位要求接受观念转变、知识更新、技能提升的内部培训。医院各职能部门要建立本部门的内部培训制度，明确本部门承担的内部培训任务，并组织实施。各科室要建立本科室的内部培训制度，并组织实施。

（6）拜名师：安排有一定发展潜力的中青年骨干向国内和省内本专业的知名专家拜师，就学科某一领域的能力进行重点提升。

（7）师带徒：在院内通过师带徒的方式，帮助青年人才成长，做到定向培养，定向使用，提高人才培养的针对性和有效性。

（8）绩效反馈：医院要建立健全和持续完善绩效管理系统，根据各级各类不同岗位的特点，分别制订不同的绩效指标体系和考核办法，对考核结果要及时向员工进行反馈，在沟通反馈中上级要敢于向下级明确地指出取得的成绩，展现的优点以及存在的不足和具体的努力方向。绩效反馈可以使员工认识到当前的绩效与目标绩效之间的差距，找到造成绩效差距的原因，从而有针对性和计划性地制定改善绩效的行动计划，在上级的指导和监督下完成既定的绩效目标。

（9）丰富工作内涵：任何一项工作做得长久了都难免会显得单调枯燥，同时也限制了视野的开阔和能力的提升。丰富工作内涵就是在不大幅度增加工作量和工作压力的情况下，增加一些具有挑战性的工作内容，如对于普通管理岗位可增加一些数据分析与方案撰写的工作，定期参加一些调研活动等。对职能部门的主任和副主任则可安排参与一些院领导的决策会议，参与专题论证研讨等。对于业务人员可以通过参加科研项目，新技术开展以及其他创新性项目等进行开阔视野和能力提升。

（10）工作轮换：工作轮换是指在医院内的不同部门或不同岗位之间进行工作转换。目的是于让员工积累更多的工作经验。工作轮换可以激励员工，减少员工工作的单调性，增强趣味性。对医院来说，可以激发医院整个组织的活力，增进部门和岗位间的协作，同时可以储备多样化的人才。医院在执行现有的关键岗位定期轮换制度外，要建立一岗多能机制，逐步实现管理人员一人可以有至少三个备选岗位，业务科室后备干部到职能科室挂职锻炼，短期轮岗等制度，全方位培养复合型人才。

6.1.5　员工职业生涯管理工作程序

（1）员工填写《员工职业生涯规划表》，明确自己的职业发展方向及所采取的行动计划，各科室主任（护士长）汇总每位员工的《职业生涯规划表》形成科室员工职业生涯规划方案，就需要医院提供支持的方面进行汇总（如资金投入、培训安排、具体辅导）等，并明确科室所承担的责任和具体要完成的任务。

凡新员工在入职三个月内，要在科主任（护士长）的指导下，填写完成《员工职业生涯规划表》。

（2）人力资源部每年发布医院岗位名录（具体包括岗位名称、任职资格、主要职责、绩效要求等）、人员编制等情况，同时发布各职系的晋升通道，人员选拔的相关政策，并为员工提供必要的咨询服务。

（3）员工个人结合医院岗位需求和个人发展规划，制订个人的发展计划，填写《员工职业发展年度任务表》，并与直接上级进行沟通，关键岗位和核心人才可与主任、主管的职能部门沟通，必要时可与院领导沟通，提出自己所需要的帮助与支持。

（4）员工的直接上级为员工的职业发展提供具体的辅导与帮助，可借助相应的心理测评、职业测评、绩效管理、领导印象、同事评价以及个人综合表现等多种方法对员工是否能够胜任岗位，是否能够在岗位上实现个人价值、获得工作成就感等进行综合评估，对员工下一步的职业发展提出中肯的意见与建议，让员工在职业发展的道路上少走弯路。

（5）员工的直接上级在本年度工作结束、绩效评估工作结束后，就被辅导员工就个人工作表现、绩效情况、未来发展等进行沟通，指出其存在的问题和不足，明确下一步职业发展目标。填写完成《员工职业发展年度任务表》。

（6）每年度末，由人力资源部撰写全院员工整体的职业生涯发展报告，总结员工成长经验和重要收获，提出员工成长与发展的意见与建议，做出下一年度员工职业发展规划的实施方案。

6.2　员工职业生涯管理流程（图 6-1）

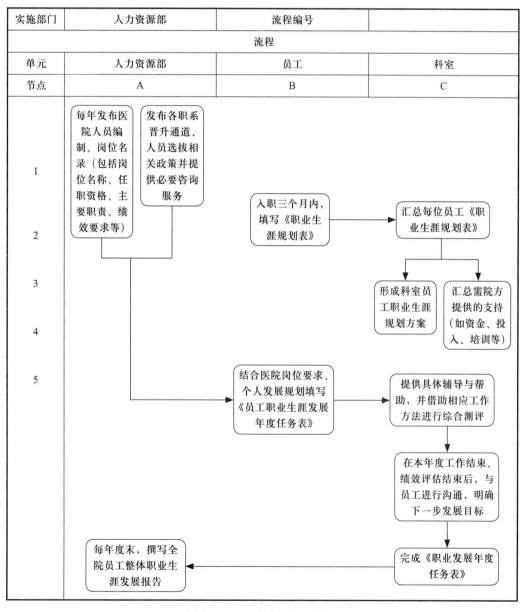

实施部门	人力资源部		流程编号	
流程				
单元	人力资源部	员工	科室	
节点	A	B	C	

图 6-1　员工职业生涯管理流程图

6.3　员工职业生涯管理应用表格（表6-1，表6-2）

表 6-1　员工职业生涯规划表

姓名		性别		民族		出生日期	
所学专业		学历 （学位）		颁发院校 与时间			
职称		获得时间 / 颁发机构					
参加工作时间		入职本院时间					
电子邮箱					手机号码		

学习经历	起止时间	学习单位	所学专业

工作经历	起止时间	工作单位	担任职务

家庭主要成员基本情况（已婚者填写配偶与子女 / 未婚者填写父母与兄弟姐妹）

职业生涯规划计划表

个人人生 理想描述	
个人职业目标 概括性描述	
个人价值观 概括性描述	
与职业相关的 特长与能力	

续表

个人职业生涯目标规划	
远期	
中期（5 年）	
近期（2 年）	
个人职业生涯行动计划（包括成长通道的转换）	
个人需要提升的能力概述	
需要医院提供的条件与资源支持	
其他有关职业生涯规划的事项	
职业指导师意见	人力资源部意见
医院意见	

本人签字
　　填表时间：　　　年　　月　　日

表 6-2　员工职业发展年度任务表

姓名		性别		民族		出生日期	
所学专业		学历（学位）		颁发院校与时间			
职称		获得时间/颁发机构					
参加工作时间		入职本院时间					
电子邮箱					手机号码		
年职业发展任务							
主要目标描述							
实现目标所采取的主要行动							
需要科室提供的支持							
需要医院提供的支持							

续表

年职业发展任务完成情况	
实现的 主要目标	
主要收获	
不足与改进 的方面	
科室意见与建议	
医院意见与建议（根据不同层次人员由相应主管人员完成）	

本人签字

填表时间：　　　年　　月　　日

（孔　佳　訾文蕾　徐　凯）

第 7 章

社会保险管理流程与应用表格

7.1 社会保险管理制度

社会保险管理指在医院人力资源管理中，单位及职工依法参加社会保险和进行社会保险日常基本管理的活动，主要包括对基本养老保险、基本医疗保险、工伤保险、失业保险、生育保险等社会保险的管理，其目的是保障职工在年老、疾病、工伤、失业、生育等情况下依法从国家和社会获得物质帮助的权利。

7.1.1 基本社会保险制度

根据《中华人民共和国社会保险法》管理规定，养老保险、职工基本医疗保险、失业保险的缴费义务由用人单位与职工共同承担；工伤保险、生育保险的缴费义务全部由用人单位承担。用人单位应当自行申报、按时足额缴纳社会保险费，非因不可抗力等法定事由不得缓缴、减免。

职工应当缴纳的社会保险费由用人单位代扣代缴，用人单位应当按月将缴纳社会保险费的明细情况告知本人。

1. 基本养老保险制度

基本养老保险制度是指缴费达到法定期限并且个人达到法定退休年龄后，国家和社会提供物质帮助以保证因年老而退出劳动领域者稳定、可靠生活来源的社会保险制度。职工应当参加基本养老保险，由用人单位和职工共同缴纳基本养老保险费。医院社会保险管理所涉及的基本养老制度主要为机关事业单位养老保险、职业年金和企业职工基本养老保险管理。其中机关事业单位养老保险和职业年金管理的对象为公立医院纳入编制内管理人员，企业职工基本养老保险管理的对象为医院内签订劳动合同，建立劳动关系的人员。

2. 基本医疗保险制度

基本医疗保险制度是指按照国家规定缴纳一定比例的医疗保险费，在参保人因患病和意外伤害而就医诊疗，由医疗保险基金支付其一定医疗费用的社会保险制度。医院社会保险管理主要为职工基本医疗保险管理，由用人单位和职工按照国家规定共同缴纳基本医疗保险费。参加职工基本医疗保险的个人，达到法定退休年龄时累计缴费达到国家规定年限的，退休后不再缴纳基本医疗保险费，按照国家规定享受基本医疗保险待遇；未达到国家规定年限的，可以缴费至国家规定年限。

3. 工伤保险制度

工伤保险制度是指由用人单位缴纳工伤保险费，对劳动者因工作原因遭受意外伤害或者职业病，从而造成死亡、暂时或者永久丧失劳动能力时，给予职工及其相关人员工伤保险待遇的一项社会保险制度。

4. 失业保险制度

失业保险制度是指国家为因失业而暂时失去工资收入的社会成员提供物质帮助，以保障失业人员的基本生活，维持劳动力的再生产，为失业人员重新就业创造条件的一项社会保险制度。职工应当参加失业保险，由用人单位和职工按照国家规定共同缴纳失业保险费。

5. 生育保险制度

生育保险制度是指由用人单位缴纳保险费，其职工按照国家规定享受生育保险待遇的一项社会保险制度。用人单位已经缴纳生育保险费的，其职工享受生育保险待遇；职工未就业配偶按照国家规定享受生育医疗费用待遇。所需资金从生育保险基金中支付。生育保险待遇包括生育医疗费用和生育津贴。

按照《国务院办公厅关于全面推进生育保险和职工基本医疗保险合并实施的意见》（国办发〔2019〕10号）的要求，各地全面推进生育保险和职工基本医疗保险（以下统称两项保险）合并工作，将生育保险基金并入职工基本医疗保险基金，统一征缴，统筹层次一致。按照用人单位参加生育保险和职工基本医疗保险的缴费比例之和确定新的用人单位职工基本医疗保险费率，个人不缴纳生育保险费。目前多地已经实现医疗保险和生育保险的统一参保登记、统一基金征缴和管理、统一医疗服务管理、统一经办和信息服务。

7.1.2　社会保险参保登记与参保信息变更

1. 单位参保登记与参保信息变更

根据《中华人民共和国社会保险法》管理规定，用人单位应当自成立之日起三十日内凭营业执照、登记证书或者单位印章，向当地社会保险经办机构申请办理社会保险登记。社会保险经办机构应当自收到申请之日起十五日内予以审核，发给社会保险登记证件。

登记事项包括：单位名称、住所、经营地点、单位类型、法定代表人或者负责人、统一社会信用代码（组织机构代码）、开户银行账号以及国务院劳动保障行政部门规定的其他事项。

用人单位的社会保险登记事项发生变更或者用人单位依法终止的，应当自变更或者终止之日起三十日内，到社会保险经办机构办理变更或者注销社会保险登记。

用人单位应当自行申报、按时足额缴纳社会保险费，非因不可抗力等法定事由不得缓缴、减免。职工应当缴纳的社会保险费由用人单位代扣代缴，用人单位应当按月将缴纳社会保险费的明细情况告知本人。

2. 个人参保登记与参保信息变更

用人单位应当自用工之日起三十日内为其职工向社会保险经办机构申请办理社会保险登记。职工进入单位后，完成参保登记信息收集（一般与个人信息收集同步完成），收集信息包含但不限于以下：身份证件号码（一般为身份证号码、护照、港澳通行证、永久居留证等）、户籍类型、性别、联系电话等信息；确定社会保险月缴费工资基数；办理参保增员登记。

个人参保信息变更。职工在进入单位完成参保登记工作后，因个人原因导致参保登记信息变更应及时告知单位，并提出修改申请，对于关键信息的修改应提供修改依据，单位据实向社保经办部门和税务征收部门提交申请办理变更。

7.1.3　在职人员社会保险管理

1. 年度参保缴费工资调整

年度参保缴费工资调整是社会保险管理中一项重要工作。在我国目前的社会保险管理实践中年度缴费工资执行时间一般为：当年1—12月或当年7月至次年6月，部分地区存在不同险种执行时间不同的情况。具体以医疗机构所在地区社会保险经办部门发布通知为准。

（1）年度参保缴费工资计算：企业职工基本养老保险、工伤保险、失业保险、医疗保险、生育保险等险种按照《关于工资总额组成的规定》（国家统计局令1990第1号令）等法律法规规定的口径统计职工个人年度月平均工资，具体纳入项目参照《关于规范社会保险缴费基数有关问题的通知》（劳社险中心函〔2006〕60号）等文件规定执行。另外，根据《关于工资总额组成的规定》规定，各地区、各部门可依据本规定制定有关工资总额组成的具体范围的规定。各地区、各部门依法规定的项目，也属于工资总额范围。机关事业单位养老保险和职业年金缴费基数构成：上年度工资收入中的基本工资、国家统一的津贴补贴（特区津贴、警衔津贴、海关津贴等国家统一规定纳入原退休费计发基数的项目）、规范后的津贴补贴（地区附加津贴，不含节日补贴）、年终一次性奖金。事业单位工作人员的个人缴费工资基数包括：上年度工资收入中的基本工资、国家统一的津贴补贴（特区津贴等国家统一规定纳入原退休费计发基数的项目）、绩效工资（不含节日补贴）。

（2）年度参保缴费工资公示及申报：调整后的社会保险缴费基数应面向职工公布，建议公布5个工作日及以上。可依托现有薪酬查询系统进行公布，由员工自行查询确认，公示应告知职工反馈意见途径及联系方式。公示无异议后提交社会保险经办部门或社会保险费征收部门。

（3）年度参保缴费工资实际调整时间与执行时间差异处理：因上级部门社保基数调整通知及实际调整工作延后，实际发生调整时间与规定执行时间不一致可能会出现以下情况：

1）1月申报执行新一年度缴费工资，7月份公布年度缴费基数上下限（缴费基数执行时间为：1～12月份），同步补扣1～6月份缴费基数调整产生差额。例如广东省机关事业单位养老保险和企业年金每年1月份起执行新一年度缴费工资，缴费基数上下限暂按上一年度执行，当年7月份公布本年度缴费基数上下限后，对已征收月份进行基数调整差额补收。

2）工资发放时间为月初，新缴费基数公布和实际征收的时间为月中。为确保工资发放，暂按原个人缴费金额代扣五险一金。实际缴费基数调整产生新的个人缴费额与原标准的差额需要在下月扣回或退还。

对于调整期间离院不再发放待遇人员应做特别处理，可采取预缴款项的处理方法。

2. 生育保险待遇申领

根据《中华人民共和国社会保险法》规定，生育保险待遇包括生育医疗费用和生育津贴。其中生育医疗费用包括女职工因怀孕、生育发生的检查费、接生费、手术费、住院费、药费和计划生育手术费。生育津贴是指根据国家法律、法规规定对职业妇女因生育休产假而离开工作岗位期间，给予的生活费用，是对工资收入的替代。因此，在实行生育保险社会统筹的地区，由生育保险基金按本单位上年度职工月平均工资的标准支付，支付期限一般与产假期限相一致，期限不少于 90 天。

生育津贴的申报主体为单位：生育津贴对职工生育期间的工资具有代偿性，单位应准确掌握职工生育情况和信息，引导职工在规定时间内提交资料完成生育津贴申请。

在日常操作中，一般要求符合计划生育规定的职工实施计划生育手术后半年内提交医疗部门出具的医疗记录（一般为出院诊断证明书和出院记录），医疗记录应包含生育时间、方式、计生手术情况等核定生育保险待遇的必要信息。单位对生育津贴材料进行审核、确认后以单位为主体向生育保险管理部门提交材料申领待遇。生育保险经办部门将生育津贴拨付至单位账户，医院计算产休期间代发工资与已返还生育津贴待遇差额后，将生育津贴待遇返还至职工。

3. 工伤保险待遇申领

（1）工伤认定：根据《工伤保险条例》规定，职工发生事故伤害或者按照职业病防治法规定被诊断、鉴定为职业病，所在单位应当自事故伤害发生之日或者被诊断、鉴定为职业病之日起 30 日内，向统筹地区社会保险行政部门提出工伤认定申请。遇有特殊情况，经报社会保险行政部门同意，申请时限可以适当延长。

职工发生工伤事故后的 48 小时内必须向人事部门提交《职工工伤认定申请表》。申请表须由本人填写（职工死亡或重伤的，由其直系亲属填写），经科室确认加盖公章后提交并于 14 天内完成工伤认定材料提交，工伤认定申请材料如下。

1）工伤事故报告（人事部门根据申请人员提供材料及调查情况填写，工伤职工对表中信息签名确认）。

2）工伤认定申请表（应当包括事故发生的时间、地点、原因以及工伤职工受伤害程度等基本情况。人事部门根据申请人员提供材料及调查情况填写，工伤职工对表中信息签名确认）。

3）与用人单位存在劳动关系（包括事实劳动关系）的证明材料。劳动、聘用合同文本复印件或者与用人单位存在劳动关系（包括事实劳动关系）、人事关系的其他证明材料（其他证明材料包括一般社会保险参保证明、单位出具的在职工作证明）。

4）申请工伤认定职工身份证正反面复印件（工伤职工提供）。

5）工伤产生的医疗相关检查记录、治疗费用原始记录及发票。医疗机构出具的受伤后诊断证明书或者职业病诊断鉴定委员会出具的职业病诊断证明书。加盖医疗机构公章的医疗诊断证明、原始病历（包括医疗机构出具的职工受伤害时的首诊病历，即受伤之后第一次就诊的急、门诊病历记录、首次X线、CT、MRI报告单、疾病诊断证明书等，住院者还包括入院记录、住院病案首页、出院记录等；工伤职工提供原件及复印件，人事部门核查后原件交还本人）。

6）职工受伤当月出勤记录和工作记录（工伤职工所在部门提供）。

7）在场工友证明书面报告（签名）、身份证正反面复印件。

8）授权委托书（加盖单位公章及法人签名章，授权人事部门工作人员为具体经办人）。

9）工伤认定决议送达地址确认书（人事部门提供）。

10）其他材料。

a. 因履行工作职责受到暴力伤害的，提交公安机关出具的体现案件原因，经过的结论性证明或人民法院判决书或其他有权机关出具的证明（工伤职工提供）。

b. 在上、下班途中，受到非本人主要责任的交通事故或者城市轨道交通、客运轮渡、火车事故伤害的，提交公安部门的证明或者其他证明（工伤职工提供）。

c. 属上下班途中发生的机动车事故引起的伤亡事故提出工伤认定的（特别注意要现场报警取得责任认定书），提交公安交通管理部门的责任认定书、上下班路线图、不动产登记证书或房屋租赁协议复印件或居住证明原件（工伤职工提供）。

d. 因工外出期间，由于工作原因受到伤害的，提交公安部门证明及其他证明如公出单、车票、机票、出差报销凭证；发生事故下落不明的，认定因工死亡提交人民法院宣告死亡的判决（工伤职工直系家属提供）。

e. 原在军队服役，因战、因公负伤致残，到用人单位后旧伤复发的，提交《革命伤残军人证》及医疗机构对旧伤复发的诊断证明（工伤职工提供）。

f. 在工作时间和工作岗位，突发疾病死亡或者在48小时之内经过抢救无效死亡的，提交医疗机构的抢救和死亡证明（需径直送往医院抢救证明材料；工伤职工直系家属提供）。

g. 从事抢险、救灾（救人）等维护国家、社会和公众利益活动受到伤害的，提交县级以上人民政府或统筹地区人民政府相关证书（证明；工伤职工或所在部门协助提供)。

(2)劳动伤残能力鉴定：职工发生工伤，经治疗伤情相对稳定后存在残疾、影响劳动能力的，或者停工留薪期满(含劳动能力鉴定委员会确认的延长期限)，用人单位、工伤职工或者其亲属应当及时向地级以上市劳动能力鉴定委员会提出劳动能力鉴定申请。根据《工伤职工劳动能力鉴定管理办法》申请劳动能力鉴定应当填写劳动能力鉴定申请表，并提交下列材料。

1)《工伤认定决定书》原件和复印件。

2)有效的诊断证明、按照医疗机构病历管理有关规定复印或者复制的检查、检验报告等完整病历材料。

3)工伤职工的居民身份证或者社会保障卡等其他有效身份证明原件和复印件。

携带申请材料到劳动能力鉴定办理点提出鉴定申请；原则上自收到劳动能力鉴定申请之日起 30 日内作出劳动能力鉴定结论，伤情复杂的应在 60 日内作出劳动能力鉴定结论；工伤职工及其近亲属或者用人单位对劳动能力鉴定委员会作出的劳动能力鉴定结论不服的，可以自收到鉴定结论之日起十五日内申请复查。

自劳动能力鉴定结论作出之日起 1 年后，工伤职工、用人单位或者社会保险经办机构认为伤残情况发生变化的，可以向设区的市级劳动能力鉴定委员会申请劳动能力复查鉴定。

经劳动能力鉴定后，工伤职工仍存在长期医疗依赖的，可申请工伤复发确认。

(3)工伤保险待遇申领：工伤职工发生工伤并认定为工伤。存在伤残情况，经劳动能力鉴定委员会评定伤残等级后，符合《工伤保险条例》工伤保险待遇规定的，可申请工伤保险待遇。工伤待遇申请项目主要包括康复费、辅助器具配置费、住院伙食补助费、市外交通食宿费、一次性伤残补助金、一次性工亡补助金等，具体申请资料可参考所属地社保管理机构公布办事指南。

7.1.4　退休人员社会保险管理

1. 退休人员历史档案信息审核与基本养老待遇申领

(1)退休人员历史档案信息审核：历史档案信息审核工作是一项重要的基础工作，是申领基本养老待遇的前提条件。一般由单位对职工个人档案进行审核，经职工本人签名确认后，提交社保部门做最终核定。

人事部门应提前一年对拟退休人员进行筛选并对其个人档案进行集中审核。重点审核：出生年月、参加工作时间、岗位信息、招收录用材料、知青材料、部队服役材料、调动材料、学习期间材料、特殊群体工资材料、特殊工种经历核定材料等内容。除认定上述信息外，社会保险管理岗位工作人员应根据审核结果对职工退休时间、工作经历与养老保险参保记录的一致性、视同缴费年限（符合国家政策）做进一步研判，对于存在特殊情况（如：养老保险参保记录与工作经历不一致）应提前与职工进行沟通，协助办理相关手续。

（2）退休人员基本养老待遇申领

1）企业职工基本养老保险待遇申领：企业职工基本养老保险待遇申领一般分为职工正常退休（职）申请、提前退休、一次性养老保险待遇、死亡待遇、退个人账户储存额 5 大类，其中单位日常业务主要涉及正常退休、提前退休两大类。根据《中华人民共和国社会保险法》《国务院关于颁布国务院关于安置老弱病残干部的暂行办法》《关于加强提前退休工种审批工作的通知》（劳部发〔1993〕120 号）、《关于制止和纠正违反国家规定办理企业职工提前退休有关问题的通知》（劳社部发〔1999〕8 号）和《国务院关于工人退休、退职的暂行办法》的通知要求，正常退休、提前退休人员申领基本养老金必须同时符合以下年龄条件和缴费条件。

正常退休：职工男年满 60 周岁，女干部（管理技术岗位）年满 55 周岁，女工人（生产操作岗位）年满 50 周岁；特殊工种提前退休：从事有毒有害工种满 8 年，井下、高低温工种满 9 年，高空、特别繁重体力劳动工种满 10 年的，男年满 55 周岁，女年满 45 周岁；因病或非因工致残提前退休：经所在市劳动能力鉴定委员会鉴定，完全丧失劳动能力的，男年满 50 周岁，女年满 45 周岁；政策性提前退休：国家和省有特别规定可以提前退休的，按有关规定执行。参加基本养老保险的个人缴费年限（含视同缴费年限），达到法定退休年龄时累计缴费满 15 年。

单位应在申领人达到国家规定退休年龄前，按照所属地社会保险部门规定时限，提交历史档案信息、审核申请和基本养老金待遇领取申请材料，为退休职工申领基本养老待遇。

2）机关事业单位基本养老保险待遇申领：根据《中华人民共和国公务员法》《国务院关于颁发〈国务院关于安置老弱病残干部的暂行办法〉和〈国务院关于工人退休、退职的暂行办法〉的通知》（国发〔1978〕104 号）、《国务院关于安置老弱病残干部的暂行办法》《国务院关于工人退休、退职的暂行办法》《国务院关于机关事业单位工作人员养老保险制度改革的决定》（国发〔2015〕2号）、《关于认真做好干部出生日期管理工作的通知》（组通字〔2006〕41号）、《关于印发〈机关事业单位工作人员基本养老保险经办规程〉的通知》（人社部发〔2015〕32号）、《关于机关事业单位县处级女干部和具有高级职称的女性专业技术人员退休年龄问题的通知》（组通字〔2015〕14号）等文件规定。机关事业单位参保人员缴费年限（含视同缴费年限）累计满15年，达到法定退休年龄（含经批准适当延迟退休的人员）条件，经主管组织人事部门批准退休的，即可由所在单位申请核定和领取养老保险待遇手续，从申领的次月起领取基本养老金。

2. 年度领取养老金资格认证

各级社保经办机构以信息比对为主要方式办理资格认证，无法通过信息比对核实生存状态的，采取其他方式实现，包括远程认证、单位认证、网点认证、邮寄认证、上门认证以及粤澳协作认证。社保经办人员应及时关注社会保险经办部分发布的通知协助完成领取养老金资格认证。具体实施方式，按待遇领取地社保经办机构最新业务通告执行。

7.1.5　社会保险关系转移与接续

1. 城镇职工基本养老保险关系转移接续

根据人力资源和社会保障部、财政部《城镇企业职工基本养老保险关系转移接续暂行办法》（国办发〔2009〕66号）、人力资源和社会保障部办公厅《关于职工基本争议养老保险关系转移接续有关问题的补充通知》（人社厅发〔2019〕94号）规定。

（1）参保人员返回户籍所在地（指省、自治区、直辖市，下同）就业参保的，户籍所在地的相关社保经办机构应为其及时办理转移接续手续。

（2）参保人员未返回户籍所在地就业参保的，由新参保地的社保经办机构为其及时办理转移接续手续。但对男性年满50周岁和女性年满40周岁的，应在原参保地继续保留基本养老保险关系，同时在新参保地建立临时基本养老保险缴费账户，记录单位和个人全部缴费。参保人员再次跨省流动就业或在新参保地达到待遇领取条件时，将临时基本养老保险缴费账户中的全部缴费本息，转移归集到原参保地或待遇领取地。

（3）参保人员经县级以上党委组织部门、人力资源社会保障行政部门批准调动，且与调入单位建立劳动关系并缴纳基本养老保险费的，不受以上年龄规定限制，应在调入地及时办理基本养老保险关系转移接续手续。

2. 机关事业单位养老保险与职业年金关系转移接续

根据人力资源和社会保障部办公厅《机关事业单位基本养老保险关系和职业年金转移接续经办规程（暂行）》（人社厅发〔2017〕7号）规定，在社保经办机构参加机关事业单位养老保险的参保人，可按规定申请将企业城镇职工养老保险、异地机关事业单位基本养老保险转入社保经办机构，接续基本养老保险关系。

参保人员在同一统筹范围内的机关事业单位之间流动，只转移养老保险关系，不转移基金。参保人员跨统筹范围流动或在机关事业单位与企业之间流动，在转移养老保险关系的同时，基本养老保险个人账户储存额随同转移，并以本人改革后各年度实际缴费工资为基数，按12%的总和转移基金，参保缴费不足1年的，按实际缴费月数计算转移基金。转移后基本养老保险缴费年限（含视同缴费年限）、个人账户储存额累计计算。

工作人员变动工作单位时，职业年金个人账户资金可以随同转移。工作人员升学、参军、失业期间或新就业单位没有实行职业年金或企业年金制度的，其职业年金个人账户由原管理机构继续管理运营。新就业单位已建立职业年金或企业年金制度的，原职业年金个人账户资金随同转移。参保人员出现以下情形之一的，参保单位或参保人员在申报基本养老保险关系转移接续时，应当一并申报职业年金（企业年金）转移接续：

（1）从机关事业单位流动到本省（自治区、直辖市）内的机关事业单位。

（2）从机关事业单位流动到本省（自治区、直辖市）外的机关事业单位。

（3）从机关事业单位流动到已建立企业年金的新参保单位。

（4）从已建立企业年金的参保单位流动到机关事业单位。

3. 城镇职工基本医疗保险关系转移接续

根据《关于做好进城落户农民参加基本医疗保险和关系转移接续工作的办法》和《关于印发流动就业人员基本医疗保险关系转移接续业务经办规程的通知》（人社厅发〔2016〕94号）规定，职工基本医疗保险流动就业时跨制度、跨统筹地区可转移接续基本医疗保险关系。参保人转移基本医疗保险关系时，建立个人账户的，个人账户随本人基本医疗保险关系一同转移。个人账户资金原则上通过经办机构进行划转。

4. 失业保险关系转移

根据《中华人民共和国社会保险法》规定，职工跨统筹地区就业的，其失业保险关系随本人转移，缴费年限累计计算。职工、失业人员在本省行政区域内跨统筹地区就业并参加失业保险的，失业保险关系应从原参保地转移到新参保地。失业保险关系在本省行政区域内，且户籍在本省行政区域内、统筹地区外的失业人员，符合失业保险金领取条件，选择在户籍所在地享受失业保险待遇的，失业保险关系和基金应从统筹地区转移到户籍所在地。

5. 军队转业人员养老保险与职业年金关系转移接续

根据《关于军人退役养老保险关系转移接续有关问题的通知》（后财〔2012〕547 号）和《关于军人退役基本养老保险关系转移接续有关问题的通知》（后财〔2015〕1726 号）规定。计划分配到企业工作的军队转业干部和军队复员干部，以及由人民政府安排到企业工作和自主就业的退役士兵，其军人退役基本养老保险关系转移至安置地负责企业职工基本养老保险的县级以上社会保险经办机构。计划分配到机关事业单位工作的军队转业干部和退役士兵，其军人退役基本养老保险关系转移至安置地负责机关事业单位基本养老保险的县级以上社会保险经办机构。

计划分配到企业工作的军官、文职干部，由接收安置单位向军人所在单位后勤（联勤、保障）机关财务部门提供社会保险经办机构开户银行、户名和账号；军人所在单位、户名和账号；军人所在单位后勤（联勤、保障）机关财务部门，依据军官、文职干部转业命令，安置地军队转业干部安置工作部门的报到通知和军队团级以上单位政治机关干部部门的审核认定意见，开具《军人退役养老保险参保缴费凭证》《军人退役养老保险关系转移接续信息表》，将退役养老保险补助通过银行汇至安置地社会保险经办机构，转移凭证和银行汇款凭证复印件一并交给本人；本人参加基本养老保险后，将转移凭证和银行汇款凭证复印件交给接收安置单位，由接收安置单位到当地社会保险经办机构办理转移接续手续。

符合由人民政府安排工作条件、退役时未选择自主就业的士兵，由安置单位或者本人持军人所在单位后勤（联勤、保障）机关财务部门出具的《关于提供社会保险经办机构开户银行信息的函》，联系安置地社会保险经办机构获取开户银行、户名和账号，提供给军人所在单位后勤（联勤、保障）机关财务部门；军人所在单位后勤（联勤、保障）机关财务部门，依据士兵退役命令、安置地退役士兵安置工作主管部门的报到通知和军队团级以上单位司令机关军务部门的审核认定意见，开具转移凭证，将退役养老保险补助通过银行汇至安置地社会保险经办机构，转移凭证和银行汇款凭证复印件一并交给本人；本人参加基本养老保险后，将转移凭证和银行汇款凭证复印件交给接收安置单位，由接收安置单位到当地社会保险经办机构办理转移接续手续。

7.1.6　其他特殊情形的社会保险管理

1. 职业年金管理

职业年金，是指机关事业单位及其工作人员在参加机关事业单位基本养老保险的基础上，建立的补充养老保险制度。在日常社会保险管理中一般与机关事业单位养老保险统一参保登记、统一征缴和管理。

根据《机关事业单位职业年金办法》规定，职业年金所需费用由单位和工作人员个人共同承担。单位缴纳职业年金费用的比例为本单位工资总额的8%，个人缴费比例为本人缴费工资的4%，由单位代扣。单位和个人缴费基数与机关事业单位工作人员基本养老保险缴费基数一致。

工作人员在达到国家规定的退休条件并依法办理退休手续后，由本人选择按月领取职业年金待遇的方式。可一次性用于购买商业养老保险产品，依据保险契约领取待遇并享受相应的继承权；可选择按照本人退休时对应的计发月数计发职业年金月待遇标准，发完为止，同时职业年金个人账户余额享有继承权。本人选择任一领取方式后不再更改；工作人员在职期间死亡的，其职业年金个人账户余额可以继承；出国（境）定居人员的职业年金个人账户资金，可根据本人要求一次性支付给本人。

2. 住房公积金管理

住房公积金非传统意义的社会保险制度。住房公积金，是指国家机关、国有企业、城镇集体企业、外商投资企业、城镇私营企业及其他城镇企业、事业单位、民办非企业单位、社会团体（以下统称单位）及其在职职工缴存的长期住房储金。在日常人力资源管理中和基本社会保险一起管理，并称"五险一金"。

（1）单位住房公积金缴存登记：根据《住房公积金管理制度》管理规定，新设立的单位应当自设立之日起30日内向住房公积金管理中心办理住房公积金缴存登记，并自登记之日起 20 日内，为本单位职工办理住房公积金账户设立手续。

单位合并、分立、撤销、解散或者破产的，应当自发生上述情况之日起 30 日内由原单位或者清算组织向住房公积金管理中心办理变更登记或者注销登记，并自办妥变更登记或者注销登记之日起 20 日内，为本单位职工办理住房公积金账户转移或者封存手续。

单位应当按时、足额缴存住房公积金，不得逾期缴存或者少缴。对缴存住房公积金确有困难的单位，经本单位职工代表大会或者工会讨论通过，并经住房公积金管理中心审核，报住房公积金管理委员会批准后，可以降低缴存比例或者缓缴；待单位经济效益好转后，再提高缴存比例或者补缴缓缴。

（2）职工住房公积金缴存工资及比例：职工住房公积金的月缴存额为职工本人上一年度月平均工资乘以职工住房公积金缴存比例。单位为职工缴存的住房公积金的月缴存额为职工本人上一年度月平均工资乘以单位住房公积金缴存比例。职工和单位住房公积金的缴存比例均不得低于职工上一年度月平均工资的 5%；职工个人缴存的住房公积金，由所在单位每月从其工资中代扣代缴。单位应当于每月发放职工工资之日起 5 日内将单位缴存的和为职工代缴的住房公积金汇缴到住房公积金专户内，由受委托银行计入职工住房公积金账户。

新参加工作的职工从参加工作的第二个月开始缴存住房公积金，月缴存额为职工本人当月工资乘以职工住房公积金缴存比例。

单位新调入的职工从调入单位发放工资之日起缴存住房公积金，月缴存额为职工本人当月工资乘以职工住房公积金缴存比例。

3. 职工住房公积金缴存登记

单位录用职工的，应当自录用之日起 30 日内向住房公积金管理中心办理缴存登记，并办理职工住房公积金账户的设立或者转移手续。单位与职工终止劳动关系的，单位应当自劳动关系终止之日起 30 日内向住房公积金管理中心办理变更登记，并办理职工住房公积金账户转移或者封存手续。

4. 职工住房公积金缴存基数调整

住房公积金缴存基数按照职工本人上一年度月平均工资每年调整一次（缴存年度为当年 7 月 1 日至次年 6 月 30 日），新的住房公积金缴存年度按核定后的缴存额汇缴，且在一个缴存年度内不得再变更。

7.2 社会保险管理流程

7.2.1 社会保险参保登记流程（图7-1）

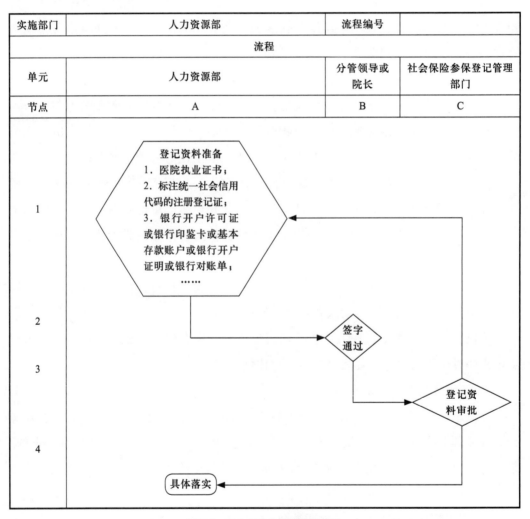

实施部门	人力资源部		流程编号	
流程				
单元	人力资源部		分管领导或院长	社会保险参保登记管理部门
节点	A		B	C
1	登记资料准备 1. 医院执业证书； 2. 标注统一社会信用代码的注册登记证； 3. 银行开户许可证或银行印鉴卡或基本存款账户或银行开户证明或银行对账单； ……			
2			签字通过	
3				登记资料审批
4	具体落实			

图7-1 社会保险参保登记流程图

7.2.2 社会保险参保信息变更流程（图 7-2）

实施部门	人力资源部		流程编号	
流程				
单元	人力资源部		分管领导或院长	社会保险参保 登记管理部门
节点	A		B	C

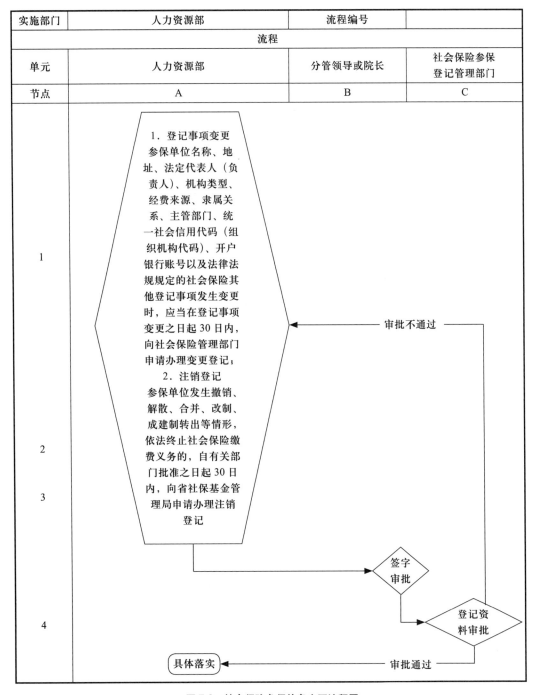

图 7-2 社会保险参保信息变更流程图

7.2.3 职工个人参保登记流程（图7-3）

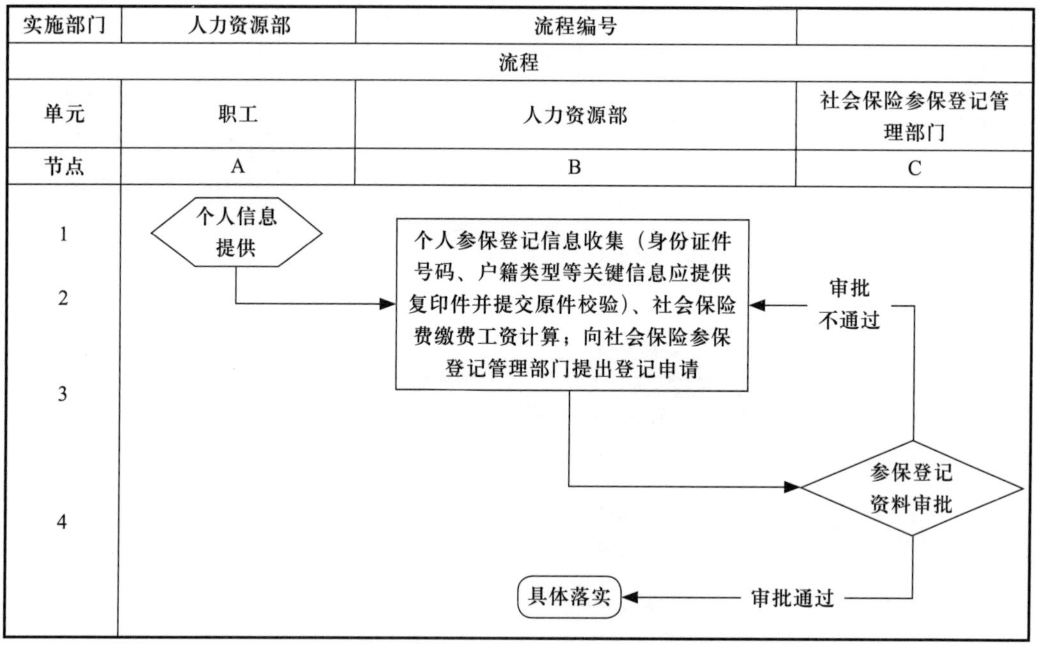

实施部门	人力资源部	流程编号	
流程			
单元	职工	人力资源部	社会保险参保登记管理部门
节点	A	B	C

图 7-3 职工个人参保登记流程图

7.2.4 职工个人参保信息变更流程（图7-4）

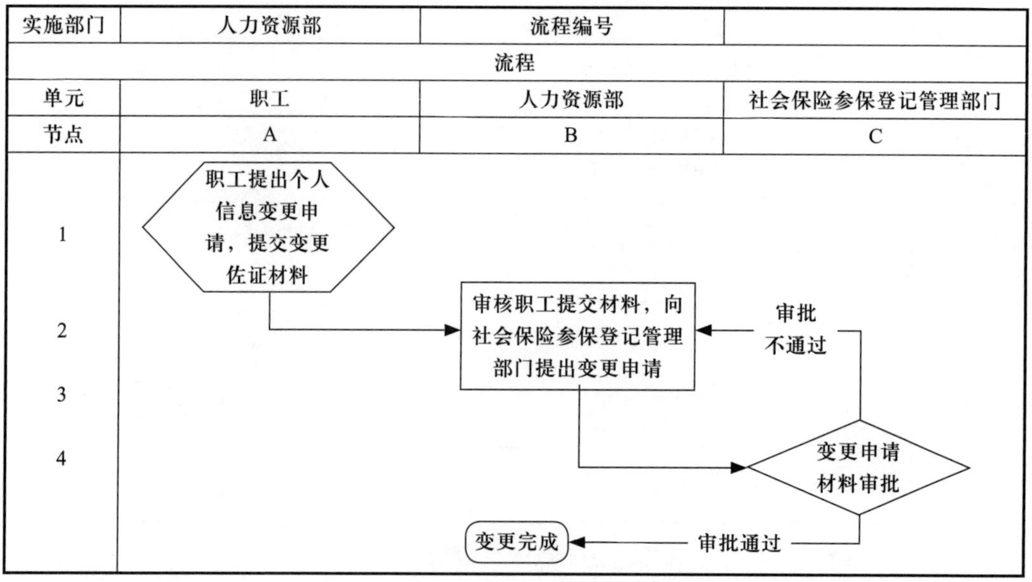

实施部门	人力资源部	流程编号	
流程			
单元	职工	人力资源部	社会保险参保登记管理部门
节点	A	B	C

图 7-4 职工个人参保信息变更流程图

7.2.5　年度参保缴费工资调整与流程（图 7-5）

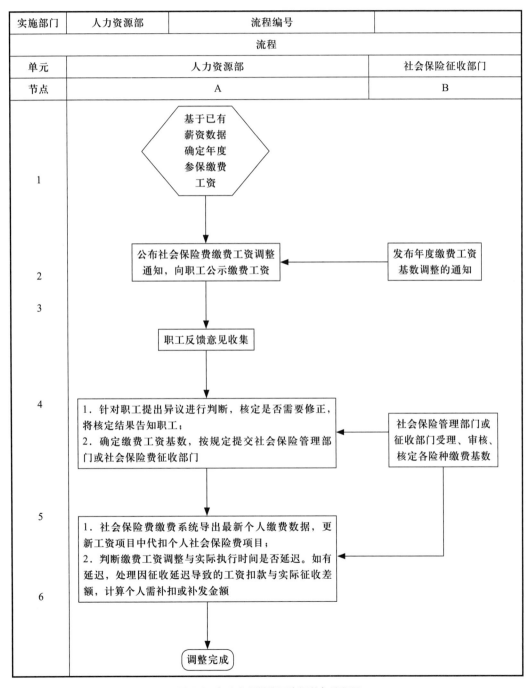

图 7-5　年度参保缴费工资调整与流程图

7.2.6　基本养老待遇申领流程（图7-6）

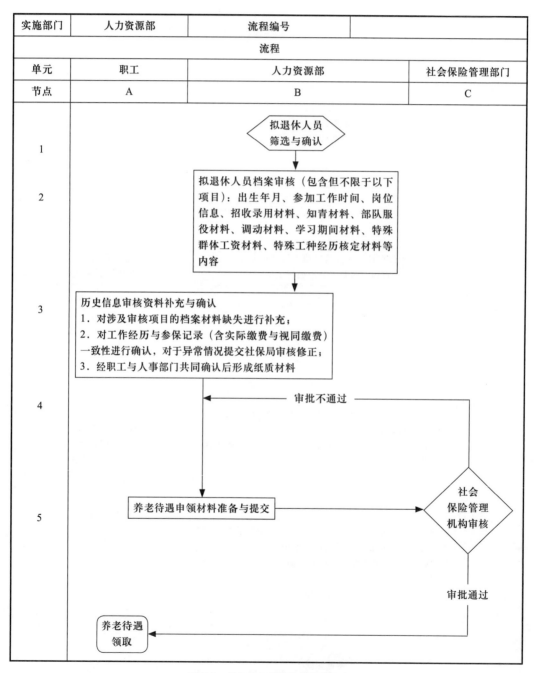

图7-6　基本养老待遇申领流程图

7.2.7 生育保险待遇申领流程（图 7-7）

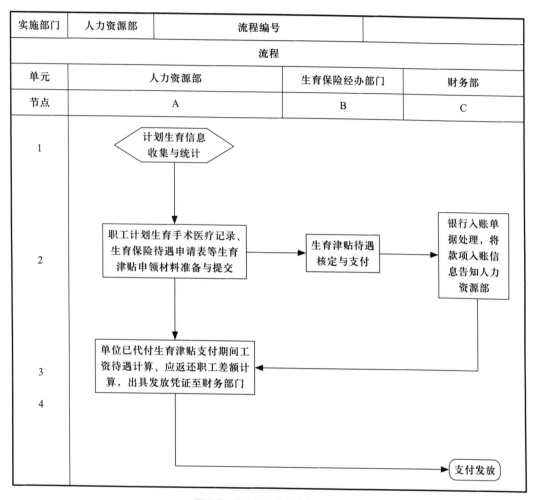

实施部门	人力资源部		流程编号	
流程				
单元	人力资源部		生育保险经办部门	财务部
节点	A		B	C

图 7-7 生育保险待遇申领流程图

7.2.8 工伤保险待遇申领流程（图7-8）

实施部门	人力资源部		流程编号	
流程				
单元	职工及科室	人力资源部	人力资源和社会保障管理部门	人民法院
节点	A	B	C	D

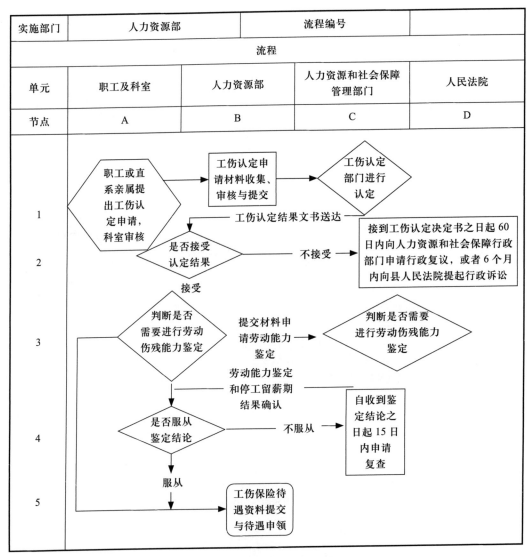

图7-8 工伤保险待遇申领流程图

7.2.9　社会保险转移流程（图 7-9）

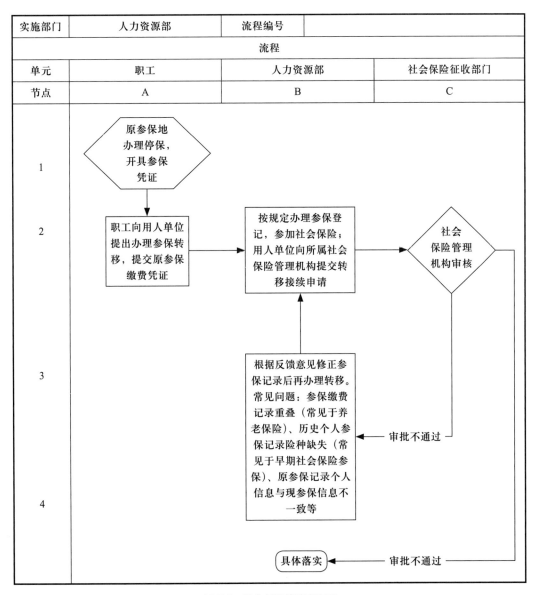

实施部门	人力资源部		流程编号		
流程					
单元	职工		人力资源部		社会保险征收部门
节点	A		B		C

图 7-9　社会保险转移流程图

7.2.10　住房公积金管理流程图（图7-10）

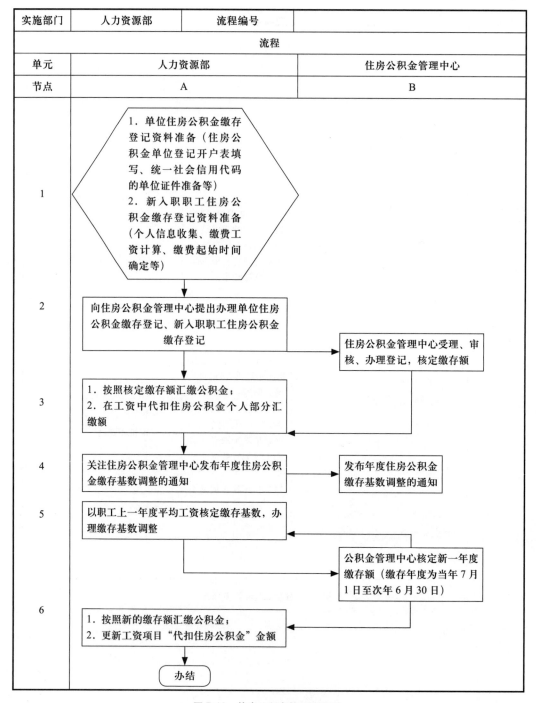

图7-10　住房公积金管理流程图

7.3　社会保险管理应用表格

7.3.1　职工个人参保信息变更申请表（表 7-1）

表 7-1　人员参保信息变更申请表

姓名		身份证号码		
人员状态：□在职人员　　　□退休人员				
变更项目	变更前内容	变更后内容	佐证材料	备注
身份证件号码			户籍管理部门核发证件、户籍证明材料	
户籍地			户口簿复印件	
需说明的情况：				
			申请人签名： 日期：　　　　年　　月　　日 （此表可增加多行打印）	

7.3.2　职工年度缴费工资计算表（表 7-2）

表 7-2　职工年度缴费工资计算表

职工年度缴费工资计算表										
工号	姓名	科室	纳入缴费基数计算的工资项目年度发放额 （不限于以下项目）						年度计薪月数	月平均缴费工资数
			薪级工资	岗位工资	绩效工资	津贴	……	合计		

续表

职工年度缴费工资计算表										
工号	姓名	科室	纳入缴费基数计算的工资项目年度发放额（不限于以下项目）						年度计薪月数	月平均缴费工资数
			薪级工资	岗位工资	绩效工资	津贴	……	合计		

制表人：　　　　　　复核人：　　　　　　负责人：

7.3.3 职工年度缴费工资公示信息表（表7-3）

表7-3　职工年度缴费工资公示信息表

工号	姓名	××××年度缴费工资	××××年度缴费基数（根据已公布缴费基数上下限计算，表中数据为示例）				
			失业保险下限：2300上限：35000	医疗保险下限：6500上限：30000	生育保险下限：6500上限：30000	养老保险下限：3800上限：35000	工伤保险下限：2300上限：无

7.3.4 职工生育保险待遇申请个人信息登记表（表7-4）

表7-4　职工生育保险待遇信息登记表

工号	姓名	个人信息登记		生育保险待遇核定情况				待遇享受期间单位代付工资	返还本人生育津贴待遇
		生育/手术时间	申请材料提交时间	待遇享受开始时间	核定待遇发放天数	待遇享受结束时间	生育津贴待遇		

7.3.5　职工工伤认定申请表（表 7-5）

表 7-5　职工工伤认定申请表

工号		姓名	
科室		工作岗位	
家庭地址（住址）		联系电话	
事故地点		事故时间	
事故原因		诊断时间	
受伤害部位		接触职业病危害时间	
职业病名称		接触职业病危害岗位	
受伤害经过简述 （可另附一页填写）	应写明事故发生的时间、地点，当时所从事的工作，受伤害的原因以及伤害部位和程度。职业病患者应写明从事何种有害作业，起止时间，确诊结果		
申请人签字			年　　月　　日
科室意见			年　　月　　日

7.3.6　退休人员历史信息审核表（表 7-6）

表 7-6　退休人员历史信息审核表

姓名		身份证号码 （社会保障号码）	
曾用名		性别		档案出生年月	
参加工作时间		退休前岗位		□生产操作岗位□管理技术岗位	
是否军转干部		□是□否		户籍地	

续表

工作经历					
起止年月		工作单位	变动方式	用工形式	岗位类型
年月至年月					
年月至年月					
年月至年月					
学习经历					
起止年月		学校名称	学习形式	学制	学位
年月至年月					
年月至年月					
年月至年月					
视同缴费年限截止时间	年 月		视同缴费年限总计		年 个月
职工签名	年 月 日		单位意见		年 月 日

（李美坤　雷　涵　张远锋）

第8章　人才评价制度流程与应用表格

8.1　人才评价制度

8.1.1　评价工具和评价方法

卫生人才评价是指医疗卫生机构借助一定的评价工具和评价方法，对医务人员的职业道德、知识、能力、态度、专业技能和发展潜力等方面进行全面评价。

8.1.2　评价机制

卫生人才评价应遵循医疗卫生行业人才成长规律，探索建立适应医疗卫生行业特点的人才评价机制，以科学分类为基础，以激发卫生健康人才创新活力为目的，形成导向明确、科学精准、规范有序、竞争择优的人才评价机制，推动医疗卫生机构持续改进服务质量，不断提高服务水平和效率。

8.1.3　评价政策

卫生人才评价需依据国家卫生健康委、人力资源和社会保障部等部门发布的政策文件执行，主要包括但不限于以下规定。

（1）《关于深化职称制度改革的意见》（中发〔2016〕9号）、《职称评审管理暂行规定》（中华人民共和国人力资源和社会保障部令〔2019〕第40号）、《关于深化卫生专业技术人员职称制度改革的指导意见》（人社部发〔2021〕51号）、《关于进一步改革完善基层卫生专业技术人员职称评审工作的指导意见》（人社部发〔2015〕94号）、《关于全面落实进一步保护关心爱护医务人员若干措施的通知》（国发明电〔2020〕5号）。

（2）医疗卫生机构在自主制定卫生人才评价标准时，应当符合所属省、市对卫生人才评价工作的基本要求。

8.1.4　评价对象分类

根据医疗卫生机构承担的工作职能、任务和功能定位，对卫生人才分为医疗、护理、药学、医技、卫生研究 5 个类别。

8.1.5　评价内容

主要从医德医风、工作能力和工作业绩等方面开展卫生人才评价工作。

1. 政治思想素质和医德医风

医疗卫生机构在开展卫生人才评价时，应把政治思想素质和医德医风作为医疗卫生人才评价的首要内容。政治思想素质应重点评价卫生人才的政治品格、爱国守法等方面的情况。医德医风应重点评价卫生人才职业道德、从业操守等方面的情况。坚持德才兼备、以德为先原则，实行医德医风一票否决制度。

2. 工作能力

工作能力评价主要包括工作量评价及工作质量评价两方面。

（1）医疗人才：医疗人才包括临床医疗人才、中医医疗人才、全科医学人才及公共卫生人才。

1）临床医疗人才：重点评价掌握临床医学专业基础理论知识水平、本专业疾病诊疗能力及临床实践操作能力。三级医院侧重评价了解本专业国内外现状、发展趋势，具有解决复杂疑难疾病、专科专病诊治能力，跟踪本专业国内外先进学术技术水平，并结合临床实践提出课题开展科研、临床教学及人才培养等能力；二级医院侧重评价了解本专业国内现状、发展趋势，具有一般重症疾病的诊治、甄别复杂疑难病例、开展新技术及新项目的能力，能提出一般科研课题，具备科研思维及基层人才培养等能力；基层医疗卫生机构侧重评价常见病、多发病的诊治能力，基本公共卫生服务的开展，新技术的推广应用以及重症疾病的转诊情况（表 8-1，表 8-2）。

2）中医医疗人才：重点评价掌握中医、中药专业基础理论知识水平、本专业疾病诊疗能力、实践操作能力以及中医文化传承创新能力。三甲医院侧重评价具有解决复杂疑难疾病及专科专病诊治能力，熟悉掌握本专业国内先进学术技术及开展中医科研工作，具有推广中医药适宜技术、中医药临床教学、传承带教及人才培养等能力；二级医院侧重评价具有一般重症疾病的诊治、甄别复杂疑难病例、开展新技术及新项目的能力，熟悉掌握本专业市内外先进学术技术及开展中医科研工作、基层人才培养等

表 8-1 工作量评价参考指标

类别	评价项目
A1 手术为主科室的病房医师	B1 门诊工作量 B2 门诊诊疗人次 B3 出院（含转出）人数（参与或作为治疗组长） B4 手术 / 操作人次 B5 主持查房次数 B6 院内外会诊次数 B7 一线值班次数 B8 急诊轮训时间
A2 非手术为主科室的病房医师	B9 门诊工作量 B10 出院（含转出）人数（参与或作为治疗组长） B11 操作人次 B12 参与诊疗患者人数（参与或作为治疗组长） B13 主持查房次数 B14 院内外会诊次数 B15 一线值班次数 B16 急诊轮训时间
A3 专职门诊医师	B17 门诊工作量 B18 操作人次 B19 急诊轮训时间

表 8-2 工作质量评价参考指标

一级指标	二级指标	三级指标
A1 技术能力	B1 出院患者病种范围、例数	C1 基本病种覆盖率 C2 基本病种诊疗人数 C3 疑难病种覆盖率 C4 疑难病种诊疗人数
	B2 出院患者手术难度和例数	C5 基本手术覆盖率 C6 基本手术人数 C7 疑难手术覆盖率 C8 疑难手术人数 C9 CMI 值
	B3 医疗服务技术难度 B4 医疗技术辐射能力	C10 区域外门诊患者就诊率 C11 区域外疑难危重住院患者收治率 C12 参加援外支边帮扶工作任务
A2 质量安全	B5 并发症发生率 B6 低风险死亡率 B7 医疗纠纷	C13 出院患者并发症发生率 C14 低风险死亡率 C15 医疗纠纷发生率
A3 资源利用	B8 平均住院日 B9 医疗服务效率	C16 平均住院日 C17 时间消耗指数
A4 患者管理	B10 次均费用	C18 住院患者次均费用 C19 门诊患者次均费用

能力；基层医疗卫生机构侧重评价常见病、多发病的诊治能力，基本公共卫生服务的开展，新技术的推广应用以及重症疾病的转诊情况（表 8-3，表 8-4）。

表 8-3　中医工作量评价参考指标

类别	评价项目
A1 手术为主科室的病房医师	B1 门诊工作量 B2 门诊诊疗人次 B3 出院（含转出）人数（参与或作为治疗组长） B4 手术 / 操作人次 B5 主持查房次数 B6 院内外会诊次数 B7 一线值班次数 B8 急诊轮训时间
A2 非手术为主科室的病房医师	B9 门诊工作量 B10 出院（含转出）人数（参与或作为治疗组长） B11 操作人次 B12 参与诊疗患者人数（参与或作为治疗组长） B13 主持查房次数 B14 院内外会诊次数 B15 一线值班次数 B16 急诊轮训时间
A3 专职门诊医师	B17 急诊轮训时间 B18 门诊工作量 B19 操作人次

表 8-4　中医工作质量评价参考指标

一级指标	二级指标	三级指标
A1 技术能力	B1 出院患者病种范围、例数	C1 基本病种覆盖率 C2 基本病种诊疗人数 C3 疑难病种覆盖率 C4 疑难病种诊疗人数
	B2 出院患者手术难度和例数	C5 基本手术覆盖率 C6 基本手术人数 C7 疑难手术覆盖率 C8 疑难手术人数
	B3 医疗服务技术难度	C9 CMI 值
	B4 医疗技术辐射能力	C10 区域外门诊患者就诊率 C11 区域外疑难危重住院患者收治率 C12 参加援外支边帮扶工作任务
	B5 中医药服务能力	C13 中药饮片、颗粒剂处方数 C14 中药饮片、颗粒剂处方数比 C15 中医非药物疗法人数 C16 中医非药物疗法使用率 C17 中医治疗疑难危重病患者人数 C18 疑难重症中医治疗比率 C19 以中医为主治疗的出院患者人数 C20 中医药治疗疗效
A2 质量安全	B6 并发症发生率 B7 低风险死亡率 B8 医疗纠纷	C21 出院患者并发症发生率 C22 低风险死亡率 C23 医疗纠纷发生率

续表

一级指标	二级指标	三级指标
A3 资源利用	B9 平均住院日 B10 医疗服务效率	C24 平均住院日 C25 时间消耗指数
A4 患者管理	B11 次均费用	C26 住院患者次均费用 C27 门诊患者次均费用

3）全科医学人才：按照全科医学人才承担的提供预防、医疗、保健、康复、健康教育、计划生育指导等"六位一体"服务总体要求，重点考核评价其掌握全科医学基本理论知识、常见病多发病诊疗、传染病控制、慢性病管理、正确转诊、患者康复等全科医疗服务能力，要将签约居民数量及构成、服务质量、签约居民基层就诊比例、接诊量、健康管理效果、群众满意度作为重要评价因素。鼓励开展科研活动、发表学术论文；引导全科医学人才更好地承担起常见多发病诊治、急危重症鉴别诊断及转诊服务、预防保健、健康档案及慢性病管理、健康教育等一体化服务（表 8-5，表 8-6）。

表 8-5　全科工作量评价参考指标

类别	评价项目
A1 全科医学（临床类别）	B1 门诊工作量 B2 门诊诊疗人次 B3 出院（含转出）人数（参与或作为治疗组长） B4 手术/操作人次 B5 主持查房次数 B6 院内外会诊次数 B7 一线值班次数 B8 急诊轮训时间
A2 全科医学（中医类别）	B9 门诊工作量 B10 出院（含转出）人数（参与或作为治疗组长） B11 操作人次 B12 参与诊疗患者人数（参与或作为治疗组长） B13 主持查房次数 B14 担院内外会诊次数 B15 一线值班次数 B16 急诊轮训时间
A3 全科医学（健康管理）	B17 急诊轮训时间 B18 建立健康档案数量 B19 完成基本公共卫生服务数量

表 8-6　全科工作质量评价参考指标

一级指标	二级指标	三级指标
A1 技术能力	B1 基本医疗	C1 病种覆盖率 C2 诊疗人次
	B2 分级诊疗	C3 危重疑难病种识别转诊率 C4 危重疑难病种识别转诊人数
A2 质量安全	B3 并发症发生率 B4 低风险死亡率 B5 医疗纠纷	C5 出院患者并发症发生率 C6 低风险死亡率 C7 医疗纠纷发生率

续表

一级指标	二级指标	三级指标
A3 资源利用	B6 平均住院日	C8 平均住院日
	B7 医疗服务效率	C9 时间消耗指数
A4 患者管理	B8 次均费用	C10 住院患者次均费用
		C11 门诊患者次均费用
A5 居民健康服务管理	B9 健康管理工作质量	C12 健康管理服务对象满意度

　　4）公共卫生人才：重点评价掌握公共卫生专业基础理论知识水平、流行病学调查、传染病疫情和突发公共卫生事件应急处置能力、疾病及危害因素监测与评价能力以及指导基层开展基本公共卫生服务的能力。省市级公共卫生人才侧重评价掌握本专业国内外现状及发展趋势，能跟踪国内外先进学术技术水平，对本专业某一领域有深入研究和专长，结合公共卫生、卫生检验等工作提出研究课题并开展科研工作，具有解决重大公共卫生问题、新技术及新项目开展和人才培养等能力；区县级公共卫生人才侧重评价了解本专业国内外现状及发展趋势，熟悉国内先进学术技术水平，根据需要提出研究课题，具有解决一般公共卫生问题、新技术推广和基层人才培养等能力。基层医疗卫生机构侧重评价开展基本公共卫生服务项目的能力（表8-7，表8-8）。

表 8-7　工作量评价参考指标

评价项目
A1 专业工作时间（周）
A2 参与的各类现场调查、项目调查或者处置的突发公共卫生事件数量
A3 撰写的调查报告、监测报告、工作简报、应急预案或风险评估报告数量
A4 制订的业务工作计划或者技术指导方案数量
A5 参加的健康教育与健康促进活动数量

表 8-8　工作质量评价参考指标

一级指标	二级指标
A1 技术创新能力	B1 建立和引进新技术新方法项目数
	B2 流行病学调查与卫生统计能力
A2 解决问题能力	B3 解决公共卫生疑难问题能力
	B4 健康危险因素监测、评价与干预能力
A3 应急处置能力	B5 突发公共卫生事件处理能力
A4 业务管理能力	B6 制定医疗机构内部制度、规程等能力

　　（2）医技人才：重点评价掌握医技专业基础理论知识水平、为临床服务、为临床提供技术支持的水平和能力。三级医院侧重评价掌握和操作疑难病例的医疗技术，具有独立解决医疗技术疑难问题的能力，具有跟踪本专业先进水平及独立承担科研工作和培养下级医技人才等能力；二级医院侧重评价掌握和熟练操作医疗技术，具

有科研思维并承担一般科研课题、基层人才培养等能力；基层医疗卫生机构侧重评价熟练掌握和熟练操作一般的医疗技术（表 8-9，表 8-10）。

表 8-9　工作量评价参考指标

类别	评价项目
A1 医疗类	B1 门诊工作量 B2 门诊诊疗人次 B3 出院（含转出）人数（参与或作为治疗组长） B4 治疗 / 检查 / 操作人次 B5 主持读片（图）人次 B6 签发检查报告份数
A2 技术类	B7 专业工作时间（周） B8 治疗 / 检查 / 操作人次 B9 审核或签发检验报告份数 B10 设备检测次数 B11 病历编码数量及修改病历编码数量 B12 业务技术操作次数

表 8-10　工作质量评价参考指标

类别	一级指标	二级指标	三级指标
A1 医疗类	A1 技术能力	B1 诊断能力	C1 诊断符合率
			C2 报告书写质量合格率
		B2 解决问题能力	C3 解决复杂疑难问题能力
		B3 技术创新能力	C4 新业务新技术
		B4 患者安全	C5 患者安全典型案例
	A2 质量安全	B5 医疗纠纷	C6 医疗纠纷发生率
A2 技术类	A3 技术能力	B6 技术创新能力	C7 新业务新技术
			C8 技术分析及解决方案
		B7 设备管理	C9 施行专业设备种类数
			C10 施行专业设备种类报告人次
			C11 专业设备日常管理、维护及使用
	A4 质量安全	B8 患者安全	C12 患者安全典型案例
		B9 医疗纠纷	C13 医疗纠纷发生率

（3）药学人才：药学人才包括药学（临床药学、药理学、药剂学）和中药学人才。

1）药学（临床药学、药理学、药剂学）人才：重点评价掌握药学专业基础理论知识水平，具有调剂及药事管理、制剂与药检、掌握和监测药品药理、临床用药疗效及不良反应等能力。三级医院侧重评价具有独立解决药事管理、药学服务及药学研究中的复杂或重大技术问题；本专业新技术、新业务或新技术研究开发情况，具有指导本专业下级药师实践操作，具有独立承担科研工作的能力；二级医院侧重评价对临床合理用药的指导以及基层人才培养等能力；基层医疗卫生机构侧重评价合理用药的情况（表 8-11，表 8-12）。

表 8-11 工作量评价参考指标

评价项目	评价项目
A1 专业工作时间（周）	A2 调剂处方（医嘱）数量（张/条）
A3 处方点评数量（张/份）	A4 药学门诊数量（单元）
A5 药物重整数量（人次）	A6 静脉药物配置数量（袋）
A7 医院制剂数量（批次/支/盒/包/袋）	A8 用药监测（药品不良反应监测/用药错误/药品损害事件监测）
A9 精准用药检测/用药方案制定数量（例）	A10 药学监护数量（人次）
A10 药学监护数量（人次）	A11 药物临床试验（GCP）工作量（项目数）

表 8-12 工作质量评价参考指标

一级指标	二级指标	三级指标
A1 技术能力	B1 药学监护	C1 药学监护率
	B2 药物治疗	C2 制订药物治疗方案能力
	B3 业务管理	C3 组织、领导开展专业技术项目能力
A2 质量安全	B4 药品质量	C4 制定医疗机构内部制度、标准操作规程等能力
		C5 保障药品质量能力
	B5 患者安全	C6 保障患者安全用药能力

2）中药学人才：重点评价掌握中药学专业基础理论知识水平，具有中药验收、保管、调剂、炮制、煎煮、鉴定、制剂生产、质量控制、膏方制备、药事管理、临床药学等中药药学服务能力以及中药文化传承创新能力。三级医院侧重评价具有独立解决复杂或重大技术问题能力，本专业新技术、新业务或新技术研究开发情况，具有指导本专业下级药师实践操作及传承带教能力，具有追踪本专业先进水平及独立承担科研工作的能力；二级医院侧重评价对临床合理用药的指导以及基层人才培养等能力；基层医疗卫生机构侧重评价合理用药的情况（表 8-13，表 8-14）。

表 8-13 工作量评价参考指标

评价项目	评价项目
A1 专业工作时间（周）	A2 调剂中药处方（医嘱）数量（张/剂/条）
A3 静脉用药调配数量（袋）	A4 医院制剂数量（批次/支/盒/包/袋）
A5 完成药库工作量（批次）	A6 膏方制备工作量（料/人次）
A7 中药煎煮工作量（剂）	A8 中药验收养护工作量（批次）
A9 中药临床药学工作量（例次）	A10 中药处方（医嘱）点评工作量（张/份）
A11 药物临床试验（GCP）工作量（项目数）	

表 8-14 工作质量评价参考指标

一级指标	二级指标	三级指标
A1 技术能力	B1 专业技术实践经验	C1 主持开展本专业新技术新项目能力
		C2 技术分析及解决方案
	B2 设备管理	C3 专业设备日常管理、维护及使用
		C4 药学信息管理能力
	B3 业务管理	C5 组织、领导开展专业技术项目能力
		C6 制定医疗机构内部制度、标准操作规程等能力
	B4 循证决策	C7 循证决策能力，解决本专业复杂疑难技术问题

续表

一级指标	二级指标	三级指标
A2 质量安全	B5 药品质量	C8 保障药品质量能力
	B6 患者安全	C9 保障患者安全用药能力

（4）护理人才：重点评价掌握护理专业基础理论知识水平、护理岗位胜任力和专科护理能力。三级医院侧重评价能熟练掌握本专科疑难危重患者的护理要点，正确地配合医师抢救危重症患者，具有独立解决护理工作疑难问题的能力，具有跟踪本专科先进水平及独立承担科研工作、带教下级护理人才等能力；二级医院侧重评价熟练掌握一般重症患者的护理要点，具有科研思维并承担一般科研课题、基层人才培养等能力；基层医疗卫生机构侧重评价熟练掌握常见病、多发病患者的护理要点（表 8-15，表 8-16）。

表 8-15　工作量评价参考指标

评价项目	评价项目
A1 专业工作时间（周）	A2 夜班数
A3 责任及质控护理记录	A4 护理质量督导次数
A5 护理教学督导次数	A6 直接护理案例数
A7 疑难护理病例讨论数	A8 护理查房次数
A9 护理会诊次数	

表 8-16　工作质量评价参考指标

一级指标	二级指标	三级指标
A1 技术能力	B1 技术创新能力 B2 应急处置能力	C1 新业务新技术 C2 危重患者抢救次数 C3 突发事件处理
A2 教学能力	B3 教学培训	C4 临床带教 C5 专题讲座
A3 质量安全	B4 患者安全 B5 质量改善 B6 护理不良事件或并发症	C6 患者安全典型案例 C7 护理质量改善项目 C8 护理不良事件或并发症发生率

（5）卫生研究人才

1）医学研究人才：重点考核评价其掌握必备专业理论知识和解决医学科学问题、医学科技创新、科技成果转化、新技术推广应用等实际能力和业绩，以及科研项目、科研成果、科研论文和新理论、新知识、新技术、新方法的科技创新、学术价值等实际能力，能创造性地开展研究工作，具有培养下级科研人才等能力（表 8-17）。

表 8-17   卫生研究人才评价指标

评价项目	评价项目
A1 专业工作时间（周）	A2 开展科研项目
A3 引进及创新技术	A4 制定行业技术标准、操作规程
A5 开展新药 / 医疗器械临床试验工作	A6 发表高水平论文论著
A7 获科研成果及成果转化效益	

2）卫生管理人才：重点评价贯彻执行习近平总书记系列重要讲话，以及党中央、国务院和省委、省市政府关于卫生健康工作系列重要决策部署情况；熟悉卫生管理，有效建立规范、科学、民主的现代医院管理制度；在医疗卫生机构内部管理中探索创新出可复制、可推广经验的建立情况及具有培养下级卫生管理研究人才等能力（表 8-18）。

表 8-18   卫生管理人才评价指标

评价项目	评价项目
A1 专业工作时间（周）	A2 制订医疗机构内部制度、工作方案等
A3 参与制订行业发展规划、制度、标准、办法	A4 引进及创新新项目新方法
A6 发表高水平论文论著	A5 开展卫生管理研究项目
	A7 获得学术成果

3. 工作业绩

工作业绩实行成果代表作制度。成果代表作包括：临床病案报告、手术 / 操作视频、护理案例、流行病学调查报告、公共卫生应急处置情况报告、卫生标准、技术规范、诊疗指南、新技术、新项目、专题报告、成果奖励、论文、著作、科研项目、科普作品、技术专利、人才培养报告等。

（1）临床案例：申报人主治或者主持的、能够反映其专业技术水平的抢救、死亡或疑难病例的完整报告，并提供该病例的病案首页，医学影像检查胶片、病理切片等材料。

（2）手术 / 操作视频：申报人作为主要完成人或主持实施的本专业病例手术 / 操作视频。手术 / 操作视频为原始视频，不准剪辑，可回溯整个手术细节，并提供手术简介，手术操作清单。

（3）护理案例：解决本专业病例，体现申报人业务水平的护理案例。护理案例报告须以护理问题为导向，包括临床资料介绍、护理措施应用以及讨论等相关内容。

（4）流行病学调查报告：用流行病学的方法进行的与申报人专业相关的调查研究所形成的报告。通过研究提出合理的预防保健对策和健康服务措施，并评价这些对策和措施的效果。

（5）公共卫生应急处置报告：基于参与的业务工作内容，重点考核公共卫生现场能力、计划方案制订能力、技术规范和标准指南制定能力、业务管理技术报告撰写能力、健康教育和科普能力、循证决策能力、专业技术成果产出、科研教学能力、完成基本公共卫生服务项目的能力等方面。

（6）卫生标准、技术规范、诊疗指南：卫生标准是指以保障各类人群健康为直接目的而制定的一系列量值规定，或未保证实现这些规定所必需的技术行为规定。技术规范是指对医疗卫生行业标准化对象提出技术要求的文件。诊疗指南是指公开发布的由行政部门或学术组织通过循证研究形成的能够为患者提供最佳医疗保健服务的推荐意见。一般为在国家级卫生行业标准或者在国家级核心期刊发表的疾病相关指南或专家共识等；参与省、市级质控标准的制定。

（7）新技术、新项目：为提高医疗技术水平，在特定范围内作为第一负责人率先开展的本专业诊疗、操作方法或推广项目，并取得一定的社会效益或经济效益。

（8）专题报告：反映本人专业技术工作能力与水平，并在实际工作中解决本专业复杂疑难问题的专题报告。

（9）成果奖励：申报人主持或作为主要参与人开展的工作项目获得相应政府行政主管部门的表彰或颁发奖项。

（10）论文：在公开出版发行的专业学术期刊上发表本专业研究性学术文章，文章必须具有科学性、先进性和实用性。

（11）著作或教材：以主编、副主编公开出版发行的本专业学术专著或译著或依据课程标准编制的、系统反映专业内容的教学用书。

（12）科研项目：相应行政主管部门下达的或合同规定的科研或技术开发任务。项目应包括项目立项文件、合同书、阶段性成果或结题报告。

（13）科普作品：申报人以第一作者向群众宣传普及本专业科学知识的文字、图画、音频、视频等作品，作品应在市级及以上主流新闻媒体发表。

（14）技术专利：解决本专业技术问题所形成的发明、实用新型、外观设计专利并产生一定的经济效益或社会效益。

（15）人才培养报告：申报人撰写的人才培养报告且指导培养的专业技术人才取得一定工作成绩。

（16）合理用药分析报告：通过药事管理和干预措施促进临床安全、有效、经济适用药物，且能代表申报人药学专业技术水平和药学服务能力的典型案例报告。

（17）中药新制剂注册批件及研究报告：国家药品监督管理局药品审评中心默示许可的新药临床试验。需提供中药新制剂注册批件及申报人撰写的，能体现其在获得中药新制剂注册批件过程中所起到的作用研究报告（工艺研究、质量标准研究、药理药效研究、安全性研究等）。

（18）流程改造案例：以提升医疗质量、运营效率、持续发展、满意度等目的的成果实施的流程改造案例报告。报告需体现流程改造的意义，流程改造后带来的效益。

（19）技术指导方案：按照工作计划或专项工作的要求所制订的可操作性技术指导方案，对工作内容制定详细的操作方法、技术要求，使该工作可规范性保质保量完成。

（20）临床试验：任何在人体（患者或健康志愿者）进行药物的系统性研究，以证实或揭示试验药品的作用、不良反应或试验药物的吸收、分布、代谢和排泄，目的是确定试验药物的疗效与安全性。一般需提供临床试验批件、阶段性进展报告或总结性报告。

（21）工作方案、规章制度、工作计划和发展报告、调研报告、统计分析报告：在研究工作中应用或总结形式的研究成果、决策服务成果等，并对专项工作的开展起到一定的推动作用。

8.1.6　评价方法与方式

评价方法与方式是对卫生人才进行评定和测量的手段，根据评价方法可划分为以下评价方式（表8-19）。

表8-19　卫生人才评价方式

评价方法	评价方式	内容描述
定量	数据评价	利用计算机系统，收集、加工、整理各种医疗数据，并采用统计、挖掘技术对评价对象工作业绩进行探索与分析
定性	专科评价	考核组由中心主任、专科主任、正高级专家等组成。根据专科实际情况和发展需要，制订考核内容。考核可结合日常表现，采用"听、看、谈、评"的方法，确保从多种渠道获取评价信息，确保评价结果的公平性和公正性
定性	同行评价	组织本专业领域的知名专家对评价对象的工作能力、工作业绩进行客观、专业的评价
定性	患者评价	患者在接受医疗服务时整个就医流程中的真实就医体验和实际情况，评价卫生人才所提供的医疗服务质量和水平是否达预期

8.1.7　卫生人才评价工具

在开展卫生人才评价时，针对不同类型的卫生人才，可以有针对性地应用一种或多种评价工具，详见表 8-20。

表 8-20　卫生人才评价工具

评价工具	内容描述
理论知识考核	有效检测卫生人才的学识水平，包括对基本知识、专业知识、问题分析与处理能力等方面的差异
现场技能操作考核	采用现场实际操作的方式，对卫生人才的动手操作能力、问题分析与解决能力等进行直接测试及评估
面试答辩	面试答辩是考核专家和评价对象的直面交流过程，考察卫生人才的职业能力素养、临床思维、诊断决策、问题解决和语言沟通能力，是全面、有效地评价医师临床能力的重要方法和手段
同行评议工作业绩（技术推广/专题报告/病例/科研业绩）	通过组织同行知名专家从技术推广、专题报告、病历资料、科研业绩等方面对卫生人才的工作能力和业务水平进行全面评价。评价可采用单盲、双盲、公开评议等方式
患者调查	患者通过口头或书面形式对卫生人才的技术水平和服务态度进行客观评价
数据分析	通过对医疗数据的收集、加工和整理对卫生人才完成各项医疗卫生工作的数量、质量和效果等情况进行综合评价

8.1.8　组织实施

1. 评价组织

医疗卫生机构成立由全体党政班子成员组成的卫生人才评价工作领导小组（评委会），组长由医院党政主要负责人担任。领导小组负责审议评价工作实施方案、评价工作办法、评价标准及评委会管理办法；审定评审结果以及决定评价工作过程中的其他重大事宜。下设评价工作小组，负责制订评价工作实施方案、评价工作办法、评价标准及评委会管理办法，组织实施卫生人才评价日常工作；监督工作小组，负责卫生人才评价工作的监督，受理相关的投诉、争议等问题；学术委员会负责对申报人员进行学术把关和学术评价；组建评议推荐委员会，负责对卫生人才的医德医风、工作能力和工作业绩等方面进行评议。

2. 核定晋升指标

实行评聘结合，在确定的岗位总量和结构比例内开展卫生人才评价工作。医疗卫生机构根据核定的岗位总量和结构比例，结合本单位发展实际，每年按程序要求确定各级各类岗位晋升指标，适当预留单位卫生事业发展及高层次人才引进所需的数量。

3．工作程序

第一阶段：准备工作。

（1）制订评价工作实施方案、评价工作办法、评价标准及评议推荐委员会管理办法。

（2）结合医疗卫生机构岗位设置情况，核定年度晋升岗位数。

（3）卫生人才评价系列文件报上级主管部门备案。

第二阶段：个人申报。

（1）医疗卫生机构发布申报通知。

（2）组织报名，个人申报。

第三阶段：评议推荐和公示。

（1）资格审查及申报材料公示。

（2）申报人所在部门负责人完成业务综合评价与推荐工作。

（3）开展政治思想素质和医德医风、医疗服务、教学工作评价。

第四阶段：同行鉴定，代表性成果送同行专家评议。

第五阶段：学科组评议、评委会评审。

（1）随机抽签确定学科组、评委会委员。

（2）会议前期材料准备。

（3）述职答辩。

（4）各学科组评议、推荐。

（5）评委会评审。

第六阶段：评审结果公示、报送备案。

（1）评审结果公示。

（2）评后材料整理，评审结果上报上级主管部门审批备案。

第七阶段：发放电子证书。

4．建立卫生人才评价专家库

专家库的组建是根据卫生人才类型及学科专业范围，人数不少于评议推荐委员会组成成员数量的3倍组建。评价专家每届任期不得超过3年。评价专家应当具备下列条件。

（1）遵守宪法和法律。

（2）具备良好的职业道德。

（3）在职在岗，具有本职称系列或者专业相应层级的职称。

（4）从事本领域专业技术工作。

（5）能够履行职称评审工作职责。

5．组织纪律

（1）申报人：与申报人签订《申报诚信承诺书》。对伪造学历，资历，剽窃、侵占他人成果，弄虚作假的申报者，一经查实，不受理申报。

（2）评价工作小组及评价推荐委员会：与评价组织成员签订《工作纪律承诺书》，须严格按照医院评审规定和评审程序，认真履行工作职责，严格遵守以下纪律。

1）评价工作实行回避制度。评价组织成员与申报人有下列情形之一应当回避：与本人或本人近亲属有利害关系的；与申报人有夫妻关系、直系血亲关系、三代以内旁系血亲以及近姻亲关系的；其他有可能影响客观公正评审情形的。

2）准时参加工作会议，并按工作程序全面、认真、细致审议申报材料，认真履行职责。

3）严格执行评价标准条件，坚持客观、公平和公正的评审原则，不投人情票、关系票、交易票，不得借评审之机压制、打击报复、诬陷评审对象。

4）保守秘密，不得以任何理由泄露评价推荐委员会、评价工作组成员名单、住址、联系电话等相关信息，不得泄露评审讨论和表决情况。

5）不答复任何个人（组织）对评价情况的查询。

6）各级评审机构成员因故未出席评审会时，不得委托他人投票或补投票。

7）不得违反医疗卫生机构规定的其他工作纪律。

8）自觉接受监督。

（3）实行双公示制度。

1）申报前公示：认真审查申报材料的合法性、真实性、完整性和时效性并做好评前公示工作；要按规定将申报人业绩公示表在单位显著位置张榜或单位网站首页进行公示。其他申报材料放置在人力资源部，以供查验。公示时间不少于 5 个工作日。

2）评审结果公示：为保证评审结果的公平、公正，评委会将评审通过人员名单在显著位置张榜或单位网站首页进行公示。公示时间不少于 5 个工作日。

6．评价过程的争议处理

（1）业绩申报：对申报条件有疑问的，由卫生人才评价办公室负责做出解释，仍有异议，交由评价工作小组裁定。

（2）评前公示：对工作业绩材料的真实性有疑问的，由评价工作小组和监督工作小组调查核实后报学术委员会做出决定。

（3）评后公示：对评价结果有异议的，由评价工作小组和监督工作小组调查核实后报评价工作领导小组审定。

8.1.9　评价结果的使用

卫生人才评价结果是卫生人力资源管理工作中的重要环节，医疗卫生机构通过对评价结果的综合运用，充分调动卫生人才的工作积极性和创造性，为人事决策提供科学依据。卫生人才评价结果的有效运用，主要集中岗位管理、薪酬激励及人才培养等方面。

1. 实行岗位管理

通过评价结果可以明确医务人员与岗位的匹配性。岗位管理可分为晋聘、低聘、解聘等形式。对工作业绩突出的卫生人才可以有针对地给予晋升机会，对工作业绩不理想者实现低聘或解聘，实现能上能下能进能出的用人机制，形成晋升有序的新型岗位管理体系。

2. 实施薪酬激励

薪酬激励是医务人员努力提高工作绩效的重要内驱力。医疗卫生机构应统筹考虑医务人员的工作水平、服务态度、岗位责任等方面，结合评价结果进行合理的薪酬分配。对工作业绩优异者可优先晋级，增加绩效奖金，起到良好的激励作用。

3. 实行人才培养

评价结果可以为卫生人才培养提供科学依据。当医务人员工作业绩不理想时，经分析评价结果，如因自身缺乏完成工作任务所必需的知识和专业技能，则需要对其进行组织培训。对于工作业绩优异者，应提供更多学习深造的机会，或优先推荐参与重要的人才培养项目，提供各种发展的机会，以促进卫生人才面向未来的个人职业成长。

8.2　人才评价流程

8.2.1　卫生人才评价系列文件制定流程（图 8-1）

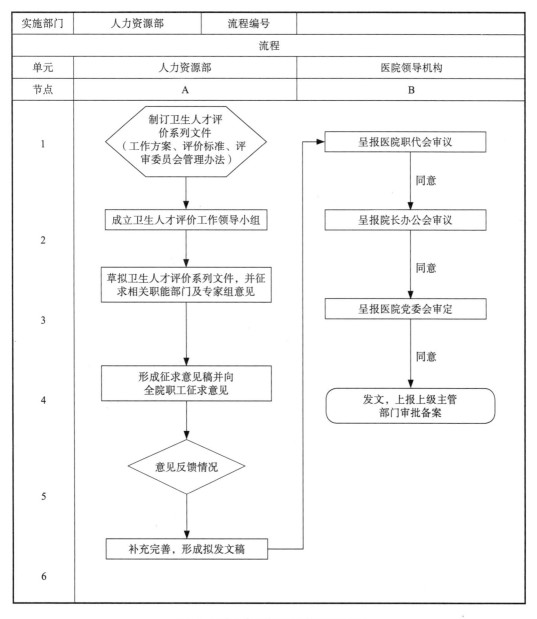

图 8-1　卫生人才评价系列文件制定流程图

8.2.2 卫生人才评价申报工作流程（图8-2）

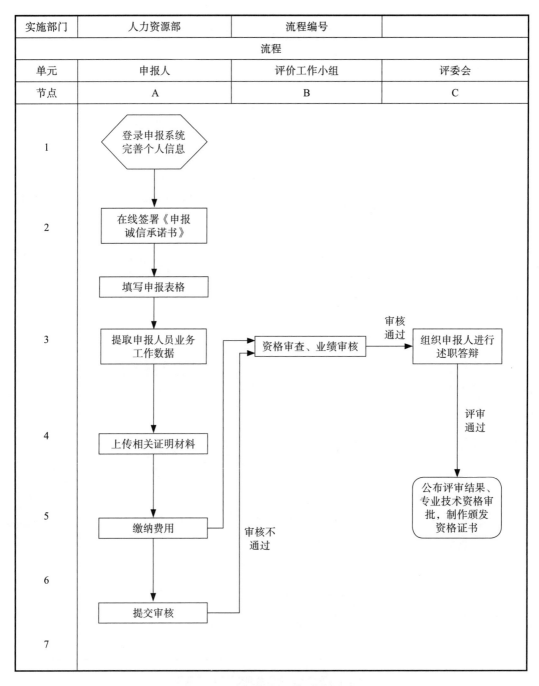

实施部门	人力资源部		流程编号	
流程				
单元	申报人		评价工作小组	评委会
节点	A		B	C

图 8-2 卫生人才评价申报工作流程图

8.2.3　卫生人才评价材料审核工作流程（图 8-3）

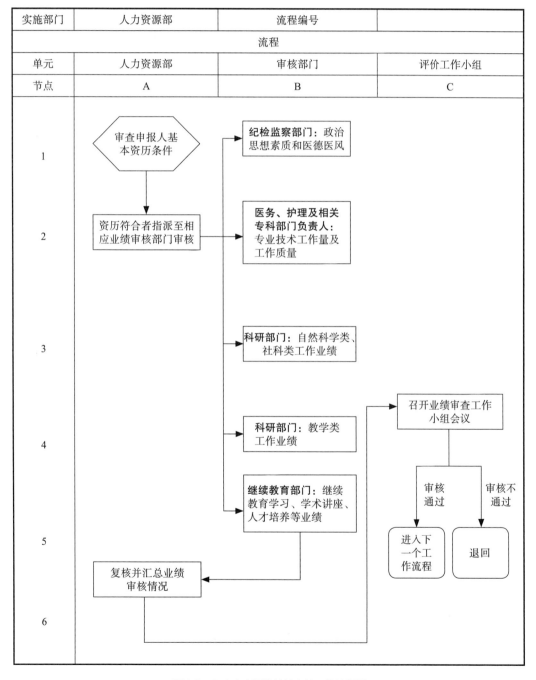

图 8-3　卫生人才评价材料审核工作流程图

8.2.4 评审专家库入库流程（图 8-4）

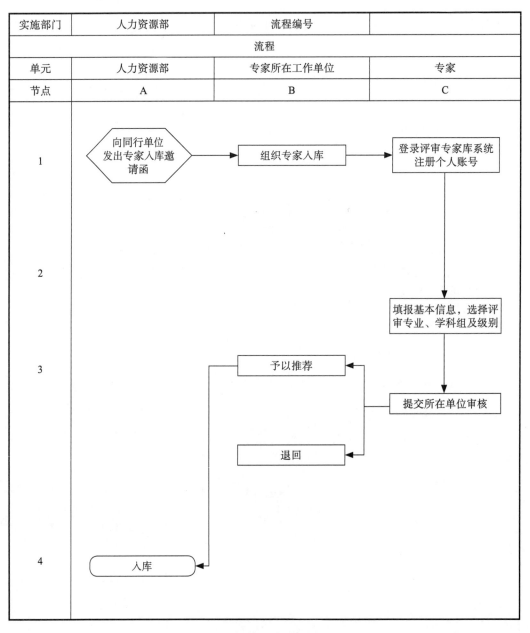

实施部门	人力资源部	流程编号	
流程			
单元	人力资源部	专家所在工作单位	专家
节点	A	B	C

图 8-4　评审专家库入库流程图

8.2.5　专家评审工作流程（图 8-5）

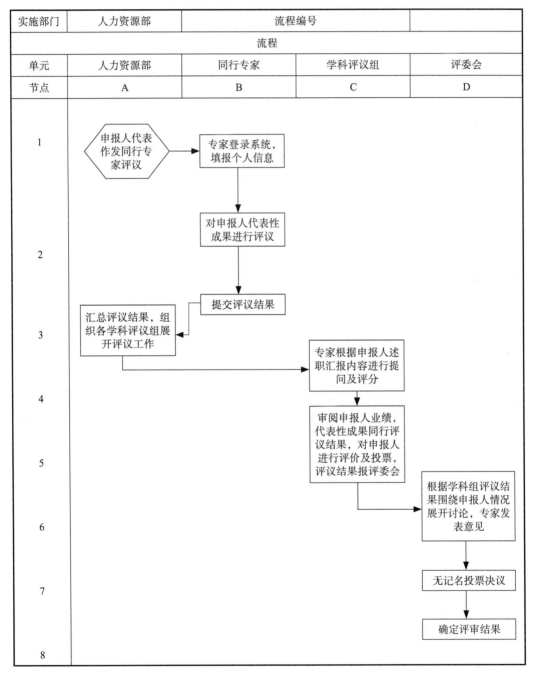

实施部门	人力资源部		流程编号	
流程				
单元	人力资源部	同行专家	学科评议组	评委会
节点	A	B	C	D

图 8-5　专家评审工作流程图

8.3 人才评价应用表格

8.3.1 卫生人才评价申报情况（公示）表（表 8-21）

表 8-21 卫生人才评级申报情况

姓名		工作部门		任现职以来专业技术工作量（近五年）		
出生年月		最高学历（学位）		完成项目名称	××××年	××××年
现专业技术资格及取得时间		现专业技术职务及聘任时间		临床工作时间（周）		
申报类型	正常□破格□转评□	破格类型		一线值班次数		
现从事何专业技术工作		研究方向		门诊工作量（单元）		
卫生实践能力考试成绩		继续教育情况		门诊诊疗人次		
何时何院校何专业毕业及培训、进修情况	起止时间	学习单位、学习内容、授予学位		出院（含转出）人数		
				手术人次		
				操作人次		
				主持查房次数		
主要工作经历	起止时间	工作单位、工作内容		院内会诊次数		
				院外会诊次数		
				任现职以来专业技术工作质量评价（近5年）		
				说明：请从"技术能力、质量安全、资源利用、患者管理"等评价指标简要介绍专业技术工作开展情况		
研究生带教及指导下级技术人员情况						
访学进修或留学情况						
援派、支援基层或抗疫工作经历						

（公示）表（临床医疗专业为例）

××××年	××××年	××××年	总量	任现职以来主要的工作业绩					
				获奖情况（含科技成果、教学成果、业务工作奖励）	获奖项目	获奖名称及等级		排名	取得时间
				论文	论文题目	发表年月	刊物名称（刊号）	排名	备注
				著作	书名（刊号）	作者贡献及名次	出版年月	完成字数	出版单位
				技术专利	专利名称	类型	专利号	排名	转化情况
				卫生标准、技术规范、行业指南	名称	批准文号	批准部门	排名	发布日期
				其他代表性成果	说明：临床病案、手术视频、应急处置情况报告、引进新技术、新项目、科普作品等其他代表性成果请简要介绍（50字以内）				
					本人承诺：以上所填写及提交的材料内容真实，并对此负责和承担相应后果 申报人签名： 日期：				

8.3.2　卫生人才评价结构化评分表（表 8-22）

表 8-22　卫生人才评价结构化评分表（临床医疗专业为例）

项目及内容	评价标准	评分说明	分值	自评分	核查分
一、政治思想素质和医德医风					
1.政治思想素质	坚持以习近平新时代中国特色社会主义思想为指导，认真贯彻新时代卫生与健康工作方针，爱岗敬业，具有强烈的事业心和责任感，坚持原则，敢于担当，遵纪守法，严于律己，廉洁从业，以医德规范为行为准则，履行救死扶伤的人道主义精神，善于团结协作				
2.医德医风	未发现违反医德医风，无违背医务人员职业道德行为				
3.医疗、教学、科研工作评价	任期内无医疗、教学责任事故及差错，未发现违反学术道德与规范的行为				
4.遵纪守法	是否受到过党纪政纪处理的情况				
5.年度考核	近 5 年年度考核合格				
二、工作能力					
1.任现职务年限	按职务聘任文件或聘书时间计算				
2.援派、支援基层工作经历	参加援外、援疆、援藏、援青、支援基层工作经历				
3.疫情防控工作	援鄂人员、援派人员、医疗卫生机构认定一线医务人员				
4.访学进修经历	任职期间参加访学进修				
5.学术团体任职	担任市级及以上学术团体专业分会职务				
6.工作量	是否达到本专科同级别专业技术人员平均水平				
7.工作质量	是否达到本专科同级别专业技术人员平均水平				
三、工作业绩					
1.解决复杂疑难技术问题	提供临床病例报告、手术/操作视频、护理案例、专题报告等材料				

续表

项目及内容	评价标准	评分说明	分值	自评分	核查分
三、工作业绩					
2. 开展新技术新项目并取得一定效益	提供申报人撰写的新技术新项目技术说明和推广应用情况等材料				
3. 开展新药/医疗器械临床试验工作	提供开展临床试验数据统计分析及总结报告				
4. 开展流程改造、技术指导	通过流程改造或技术指导后为医疗卫生机构带来效益的典型案例报告				
5. 参与制订卫生标准、技术规范、行业指南	提供相关证明材料，按参与程度划分				
6. 制订工作方案、规章制度、调研报告	撰写的工作方案、规章制度、调研报告等被医疗卫生机构采纳并实施推行				
7. 人才培养	指导培养的专业技术人才取得一定工作成绩				
8. 荣誉称号	按政府行政部门颁发的荣誉称号及排名划分				
9. 成果奖励	科技进步奖、教学成果奖、创新奖或业务工作竞赛获奖等，按奖励级别划分				
10. 论文、论著、教材	论文期刊检索来源及作者排名划分；论著、教材按出版社级别及作者署名划分				
11. 科研项目	按科研项目级别及参与排名划分				
12. 技术专利	按发明专利、实用新型、外观设计及转化效益划分				
13. 科普作品	按行政区域级别的主流新闻媒体划分				
根据医疗机构工作实际自行增加……					
合计					

8.3.3　科室业务综合评价表（表8-23）

表8-23　科室业务综合评价表（临床医疗为例）

申报人基本情况						
姓名		科室			工号	
现有职称及时间		现聘职务及时间			研究方向	
申报职称		申报专业			申报类型	

工作量统计数据					
完成项目名称	××××年	××××年	××××年	××××年	××××年	总量

工作质量统计数据					
序号	诊治病种名称/手术名称	诊治例数（例）	疑难、危重病例数（例）	并发症发生率（%）	平均住院日（天）	次均费用（元）

本人承诺以上所填信息属实

申报人签名：　　　　　年 月 日

科室评价				
考核维度	评价			
	优秀	良好	一般	较差
医德医风、工作态度（对申报人的劳动纪律、职业道德素养、敬业程度等方面进行评价）				
工作业绩（对申报人的工作数量、质量、效率和科室贡献度进行评价）				

续表

科室评价				
考核维度	评　价			
	优秀	良好	一般	较差
专业技能 （对申报人所具备的业务知识、技术水平、工作能力等 方面进行评价）				
综合评价意见				
注：请针对申报人任现职务以来其工作表现是否达到申报高一级专业技术职务与能力进行客观公正的综合评估，包括业务专长、突出贡献、存在问题等方面。				
□同意申报　　□暂缓申报				
负责人签名： 年　月　日				

8.3.4　代表性成果同行专家评议表（表 8-24）

表 8-24　代表性成果同行专家评议表

一、申报人基本情况							
姓　名		最高学历			最高学位		
现有职称及 时间			现聘职务及时间				
现从事专业及研究方向							
拟申报职称			是否 破格			破格 类型	
二、代表性成果							
成果名称				支撑材料			
序号 1							
序号 2							
序号 3							
三、专家评议结论意见（请专家在相应栏内打"√"）							
评价维度	评价内容		优秀	良好	一般	较弱	
科学性	1. 研究成果本身的合理性与深刻性						
	2. 所依据理论、原则和方法的正确性、合理性、先进性						
实践性	1. 体现出的专业水平，以及解决疑难复杂和关键技术的能力						
	2. 研究成果对本学科（专科）建设的实践指导意义和推广应用价值						

续表

三、专家评议结论意见（请专家在相应栏内打"√"）

评价维度	评价内容	优秀	良好	一般	较弱
创新性	1. 在科学理论和技术水平方面提出新见解、新概念、新理论、新方法的深度和广度				
	2. 在创新方面作出的贡献，发挥的引领和示范作用				
总体评价	根据所提供的代表性成果，您认为申报人是否达到晋升相应职务的条件，请在相应□中打"√"： 已达到□　基本达到□　尚未达到□				
	若评价结论为"未达到"，请简要说明原因：				

四、专家基本情况

所在单位		专业技术职务	
学科及研究方向		联系方式	
专家承诺：本人与申报人不存在利益相关者关系（主要包括：导师和学生关系、三代以内亲属关系等）			
专家签名：　　　　　　　　　　年　月　日			

8.3.5　学科评议组量化评分表（表8-25）

表8-25　学科评议组量化评分表

答辩人		申报专业及职称		
一、工作实绩（50%）				
评价内容			分值	得分
《卫生人才评价结构化评分表》及申报人业绩材料			100	
二、现场答辩（50%）				
评价内容	评价要素	评价标准	分值	得分
专业能力考评	专业能力及解决问题的能力	能准确把握专家所提问题，回答问题条理清晰、有理有据，有一定深度，能反映专业水平	25分	
	对本专业前沿动态掌握和了解情况	能掌握本专业研究领域进展情况	25分	
	工作思路与设想	工作思路与设想清晰，切合本专业发展方向	20分	
实例分析	实例整体评价	能反映申报人医疗技术水平及解决本专业疑难问题能力	30分	
综合评价	总分：			
	评委签名：			

（李美坤　雷　涵　张远锋）

第 9 章　培训管理制度流程与应用表格

9.1　培训管理制度

9.1.1　新员工岗前培训管理制度

1. 培训目的

新员工岗前培训的目的是使新参加工作的毕业生及新调入医院工作的各类人员，全面了解医院的概况和规章制度，尽快掌握新工作岗位特点和要求，适应新的工作环境，更好地履行岗位职责。

2. 培训对象

新员工岗前培训的培训对象为当年新毕业来院工作的医、护、技、药、行政人员及新入职医院工作的其他各类人员。

3. 培训组织

院级岗前培训由人力资源部制订培训计划统一组织、安排，各职能科室负责进行相关规章制度、规范的具体宣教工作和技能培训。

4. 培训计划

岗前培训的培训计划根据当年新入职的员工具体情况来制订，由人力资源部制订培训计划统一组织、安排，各职能科室负责进行相关规章制度、规范的具体宣教工作和技能培训。

5. 培训原则

岗前培训坚持的基本原则为，在设计课程内容的时候，一定要考虑到新入职员工的学习特点，遵循这类人群的学习目的及原理，制订培训后达到的期望目标。

（1）对新员工的岗前培训一般为二级培训，即院级岗前培训与科级岗前培训。

1）院级岗前培训的内容包括以下几个方面。

A. 医院基本概况，医院行风建设、医德医风，行业纪律和廉洁行医，员工服务意识及礼仪教育等。

B. 劳动纪律教育、人事管理制度、福利政策等。

C. 处方管理办法、抗菌药物合理使用、输血管理相关知识、法律知识讲座（依法行医）及案例分析；如何有效预防医疗事故等。"三基"考试相关规定和医师、护士等资格考试相关规定，基本技能操作。

D. 爱婴医院知识学习及考核。

E. 住院医师规范化培训及科教管理。

F. 医院感染诊断监测报告，职业安全防护，手卫生，学习传染病报告管理制度。

G. 护理质量管理、护理文件书写、优质护理服务，护士规范化培训，医护沟通、医患沟通及其技巧。

H. 医院责任意识与服务理念。

I. 法律、法规教育及消防安全知识教育。

J. 素质拓展培训。

K. 其他新员工要求培训的知识。

2）科级岗前培训的内容包括以下几个方面。

A. 科级岗前培训由科室负责人组织，确保本科室新员工完成岗前培训的全部要求，岗前培训完成后，新员工所在科室负责人对新员工工作能力进行评价。

B. 科室岗前培训的内容，由各科室自行组织安排，但必须具备下列三项。

a. 对新员工的要求及工作人员岗位职责介绍。

b. 基础知识和专业技能的教育培训。

c. 实际操作技术的培训。

（2）接受培训的医务人员及行政后勤人员从培训中有所收获和较高的满意度。

（3）培训的方式呈现多样化，不同层次、不同类别的培训要采用不同的方法，例如心肺复苏作为医疗机构人员必须掌握的一项技能，必须在岗前培训时要求熟练操作。

6. 培训类别

按照医院发展状况、工作要求及操作准入，新员工的岗前培训具体分为理论培训、实操训练和团队拓展三个部分，最为重要的是向新员工传授各种知识，并使新员工重点掌握日常工作中的各项技能。

（1）理论培训主要采取集中授课、讲座的方式。

（2）实操训练主要采取到门诊、病房进行实地操作练习或现场使用科教教具进行操作训练。

（3）团队拓展主要采取到户外进行励志类教育，实地进行竞赛型拓展训练。

7．培训分析

在接受培训后，应对于受训的新员工做出能力与岗位匹配情况分析，同步提供给员工的用人科室负责人，以便他们更好地了解员工的状况。

8．培训安排

培训计划的整体编制由医院人力资源部负责，医院主要领导需参与到岗前培训中，并承担相应的培训工作，尤其在新入职员工的职业精神、职业操守及工作规章方面。

9．培训时间

培训的时间一般要持续三个月，集中性培训大致为5～7天，其他可根据实际情况做适当的延长或缩短。集中性培训的时间应安排合理，提前公布，不与排班时间冲突，科室安排需培训人员参加培训，除特殊工作任务并经主管领导报人力资源部审批给予准假外，一律不准擅自离开或拒绝参加培训。

10．培训考核及效果调查

每次培训完成后，应及时进行培训考核及培训效果调查，培训考核的目的在于评定出员工的测试成绩，要求每人必须参加，考试不合格人员进行补考，若仍未合格，则不予正式录用；另现场对于授课老师也要进行满意度调查，其中分为每个课程的满意度调查及整体培训的满意度调查，调查的结果作为之后持续改进的效果分析的依据，人力资源部组织对岗前培训的教学质量和培训效果进行评价，并进行培训总结、提出整改措施及存档备查。

11．培训档案

岗前培训后，人力资源部要为每一位新员工建立相应的培训档案，该档案进入该名员工的人事档案，作为新员工试用期转正的考核条目。

12．培训监督

本制度的监督执行，最终解释权归属人力资源部，其他未尽事宜，可定期进行修改和增补，并报医院班子会讨论通过批准后生效。

9.1.2 在职员工培训管理制度

1．培训目的

在职医务人员的后续培训是继毕业后规范化专业培训之后，以学习新理论、新知识、新技术、新方法为主的一种终生教育。为有效开发员工的潜在能力，提高人力资源的利用效率，使员工最大程度地掌握岗位工作所需的专业知识，促进员工自身的职业发展，特制定本制度。

2．培训群体

在职员工培训分为中高层管理人员培训及基层员工培训，由人力资源部协同各职能科室共同完成规划与执行。

3．培训对象

在职医务人员继续教育的对象是毕业后通过规范或非规范化的专业培训，具有初级以上专业技术职务的正在从事临床专业技术工作或管理工作的行政人员。参加在职员工培训，既是每位员工享有的权利，也是应尽的义务。

4．培训需求

全院员工的年度培训需求和计划的制订必须按照员工需求计划进行，按年度报送培训预算至医院预算管理委员会。

5．中高层管理人员培训

（1）中高层管理人员的培训目的在于帮助管理干部全面掌握医院及行业近期发展的趋势，培训重在培养判断决策能力、临床质量管理及控制能力、领导能力、协调人际关系和处理危机的能力，从而为在需要时以科学及理性的思维，从数据的角度出发，做出最正确的决策。

（2）医院科主任、护士长应接受省、地、市级卫生行政主管部门指定或认可机构的相应卫生管理岗位培训，经考核和认证，获得相应卫生行政主管部门委托或认可的机构颁发的合格证书，参加培训及培训期间的考核结果作为任职和职务晋升的依据之一。

（3）中高层管理人员培训内容包括但不限于：现代管理原理、医院战略管理、多元化医疗服务需求、医院人力资源管理、护理管理学、管理心理学、沟通与协调技巧、组织行为学、信息的转化和利用、时间管理知识、成本核算、相关法律法规知识等方面的内容。

6．基层员工培训

（1）基层员工培训的目的在于帮助临床一线员工提高解决临床实际问题的能力。坚持边使用边培养，把教育训练贯穿在日常临床工作活动中，与查房制度、会诊制度、病例讨论制度等结合起来。

（2）基层员工培训的形式包括学术会议、学术讲座、专题讨论、专题讲习班、专题调研和考察、疑难病历讨论、技术操作示教、短期或长期培训等。

（3）医院应建立继续教育学分登记制度。登记的内容应包括：项目名称、编号、

日期、内容、形式、认可部门、学分数、考核结果、签章等。员工培训依托在继续
教育学分制的基础上，专业技术人员每年需完成90个学分的学习，其中专业课不少
于42学分，公共课不少于19学分。

（4）基层员工培训内容必须包括：医院管理制度、医德规范、医护工作准则、
临床工作安排及要求、临床工作常规及制度、紧急事件处理、请示报告制度、服务
工作理念、劳动保护、医疗事故处罚条例、医院感染知识要求、请销假制度、合同
管理条例等方面的内容。

9.1.3　外派员工培训管理制度

1. 骨干培训

针对各专科的特点和工作需要，每年有计划地分批、分期选送表现优秀、有进
取心的工作人员，去国外、省外、院外的相关科室进修，学习先进经验，熟练掌握
先进仪器、设备的使用等，培养专科和技术骨干。

2. 住院医师规范化培训管理制度

（1）为规范住院医师规范化培训实施工作，培养一支高素质的临床医师队伍，
制定本办法。

（2）住院医师规范化培训是毕业后继续医学教育的重要组成部分，目的是为各
级医疗机构培养具有良好的职业道德、扎实的医学理论知识和临床技能，能独立、
规范地承担本专业常见多发疾病诊疗工作的临床医师。

（3）住院医师规范化培训对象为。

1）拟从事临床医疗工作的高等院校医学类相应专业（指临床医学类、口腔医学
类、中医学类和中西医结合类，下同）本科及以上学历毕业生。

2）已从事临床医疗工作并获得执业医师资格，需要接受培训的人员。

3）其他需要接受培训的人员。

（4）国务院卫生健康行政部门根据需要组建专家委员会或指定有关行业组织、单
位负责全国住院医师规范化培训的具体业务技术建设和日常管理工作，其职责如下。

1）研究提出培训专业设置建议。

2）研究提出培训内容与标准、培训基地认定标准和管理办法的方案建议。

3）对培训基地和专业基地建设、认定和管理工作进行检查指导。

4）建立住院医师规范化培训招收匹配机制，对培训招收工作进行区域间统筹协调。

5）对培训实施情况进行指导监督，对培训效果进行评价。

6）制定考核标准和要求，检查指导考核工作。

7）承担国务院卫生健康行政部门委托的其他相关工作。

（5）培训基地是承担住院医师规范化培训的医疗卫生机构。国务院卫生健康行政部门根据培训需求及各地的培训能力，统筹规划各地培训基地数量。培训基地应当具备以下基本条件。

1）为三级甲等医院。

2）达到《住院医师规范化培训基地认定标准（试行）》要求。

3）经所在地省级卫生健康行政部门组建的专家委员会或其指定的行业组织、单位认定合格。

根据培训内容需要，可将符合专业培训条件的其他三级医院、妇幼保健院和二级甲等医院及基层医疗卫生机构、专业公共卫生机构等作为协同单位，发挥其优势特色科室作用，形成培训基地网络。

（6）培训基地由符合条件的专业基地组成。专业基地由本专业科室牵头，会同相关科室制订和落实本专业培训对象的具体培训计划，实施轮转培训，并对培训全过程进行严格质量管理。

（7）培训基地应当落实培训对象必要的学习、生活条件和有关人事薪酬待遇，做好对培训对象的管理工作；专业基地应当具备满足本专业和相关专业培训要求的师资队伍、诊疗规模、病种病例、病床规模、模拟教学设施等培训条件。

（8）培训基地应当选拔职业道德高尚、临床经验丰富、具有带教能力和经验的临床医师作为带教师资，其数量应当满足培训要求。带教师资应当严格按照住院医师规范化培训内容与标准的要求实施培训工作，认真负责地指导和教育培训对象。培训基地要将带教情况作为医师绩效考核的重要指标，对带教医师给予补贴。

（9）培训基地应当依照《执业医师法》相关规定，组织符合条件的培训对象参加医师资格考试，协助其办理执业注册和变更手续。

（10）培训年限一般为3年。已具有医学类相应专业学位研究生学历的人员和已从事临床医疗工作的医师参加培训，由培训基地根据其临床经历和诊疗能力确定接受培训的具体时间及内容。在规定时间内未按照要求完成培训或考核不合格者，培训时间可顺延，顺延时间一般不超过3年。顺延期间费用由个人承担。

（11）住院医师规范化培训以培育岗位胜任能力为核心，依据住院医师规范化培训内容与标准分专业实施。培训内容包括医德医风、政策法规、临床实践能力、专业理论知识、人际沟通交流等，重点提高临床规范诊疗能力，适当兼顾临床教学和科研素养。

（12）住院医师规范化培训考核包括过程考核和结业考核，以过程考核为重点。过程考核合格和通过医师资格考试是参加结业考核的必备条件。培训对象申请参加结业考核，须经培训基地初审合格并报省级卫生健康行政部门或其指定的行业组织、单位核准。

（13）过程考核是对住院医师轮转培训过程的动态综合评价。过程考核一般安排在完成某专业科室轮转培训后进行，内容包括医德医风、出勤情况、临床实践能力、培训指标完成情况和参加业务学习情况等方面。过程考核由培训基地依照各专业规范化培训内容和标准，严格组织实施。

（14）结业考核包括理论考核和临床实践能力考核。国务院卫生健康行政部门或其指定的有关行业组织、单位制订结业考核要求，建立理论考核题库，制订临床实践能力考核标准，提供考核指导；各省级卫生健康行政部门或其指定的行业组织、单位负责组织实施结业考核，从国家建立的理论考核题库抽取年度理论考核试题组织理论考核，安排实施临床实践能力考核。

（15）对通过住院医师规范化培训结业考核的培训对象，颁发统一制式的《住院医师规范化培训合格证书》。

（16）住院医师规范化培训合格证书编号规则。

1）《住院医师规范化培训合格证书》编号 16 位，按照"年份代码（4 位）＋省（自治区、直辖市）代码（2 位）＋专业代码（4 位）＋培训基地代码（3 位）＋该培训基地该年度结业人员顺序号（3 位）"的顺序制定。各代码之间留半角空格。

2）年份代码为培训对象通过住院医师规范化培训结业考核的年份。

3）省（自治区、直辖市）代码（表 1）依照中华人民共和国行政区划代码的前两位编写。

4）住院医师规范化培训专业代码统一设置为 4 位数。

5）培训基地代码及该培训基地该年度结业人员顺序号由各地根据给定的代码位数规范地编写。

按照上述规则，以北京市 2017 年通过内科专业住院医师规范化培训结业考核的某学员为例，其《住院医师规范化培训合格证书》编号为 2017 11 0100 001 001，共 16 位数字。

3．外出进修培训制度

（1）为保证进修生的培养质量，便于进修生的管理，制定本制度。

（2）各科选送人员外出学习、进修时，须向其上级主管部门申报。对于参加学习需占用工作时间者，参照医院有关规定执行。科主任、护士长根据科室专业发展和专科建设制订人才培养计划，上报科教科，科教科根据医院整体发展规划统一安排，上报院领导审批。如确实为科室发展需要，原则上可以选拔聘用人员外出进修学习，但必须为已经取得本院执业资格的人员。外出进修前科室和个人必须制定拟达到的进修目标，作为进修后目标考核的标准。

（3）外派进修培训人员资格。

1）参加外派进修的人员应满足进修单位培训项目对人员的学历、能力等方面要求。

2）外派进修人员应在本院工作满一年以上，评选为年度考核优秀、先进个人者优先。

（4）进修人员基本条件：医师要求大学本科以上学历，取得执业医师资格证或相应资格并由正规医疗机构选送及担保。专科进修者原则上要求为高年资主治医师或副主任医师及以上专业技术职称人员（药剂、检验等专业进修者参照执行）。护士要求中专及以上学历，取得执业护士资格并由正规医疗机构选送及担保。特殊科室（如产房）要求有五年以上工作经验。

（5）进修人员必须严格遵守医院各项规章制度和《进修人员须知》，自觉参加医院组织的政治学习和业务活动，不得自行调换进修科目，不准无故退学，不得自行延长进修时间。

（6）员工外出进修前，由科室根据发展需要制订进修要求和目标计划，进修期间必须上交学习心得（一季度一次），进修期满后上交进修总结（内容包括会员开展工作的计划），回院工作半年后，由科教科和科室根据进修目标进行考核，考核结果和年终专业技术考评挂钩，并作为晋升考核的依据。

（7）外出进修人员完成进修后必须在本院工作服务一定年限，进修半年至一年者，完成进修后在本院服务不少于五年；半年以内者，不少于两年半。所有外派进修者，进修前须与医院签署"进修协议书"，双方约定服务年限等。凡进修人员必须承诺自己进修后在规定的服务年限内不提出离职或调离本院的申请，并保证能将自己学到的知识用于临床工作中。

（8）凡违反培训协议如未达到服务年限等，进修者应按本规定及进修协议的约定进行违约赔偿，医院科教科将监督执行，最终解释权归属科教部门。

9.2　培训管理工作流程

9.2.1　培训需求调查流程（图 9-1）

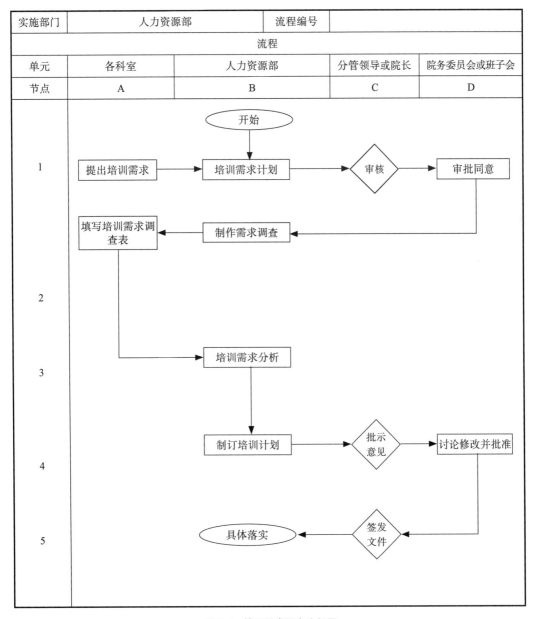

实施部门	人力资源部		流程编号	
流程				
单元	各科室	人力资源部	分管领导或院长	院务委员会或班子会
节点	A	B	C	D

图 9-1　培训需求调查流程图

9.2.2 培训计划制订流程（图9-2）

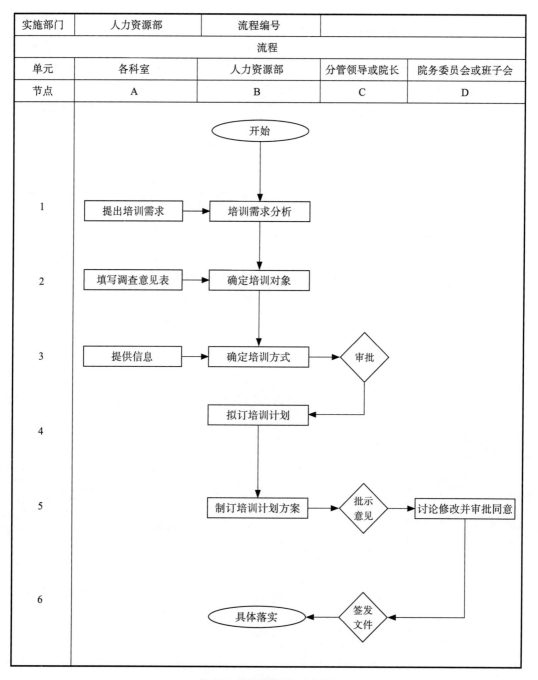

实施部门	人力资源部		流程编号	
流程				
单元	各科室	人力资源部	分管领导或院长	院务委员会或班子会
节点	A	B	C	D

图 9-2　培训计划制订流程图

9.2.3　培训效果考核制定流程（图 9-3）

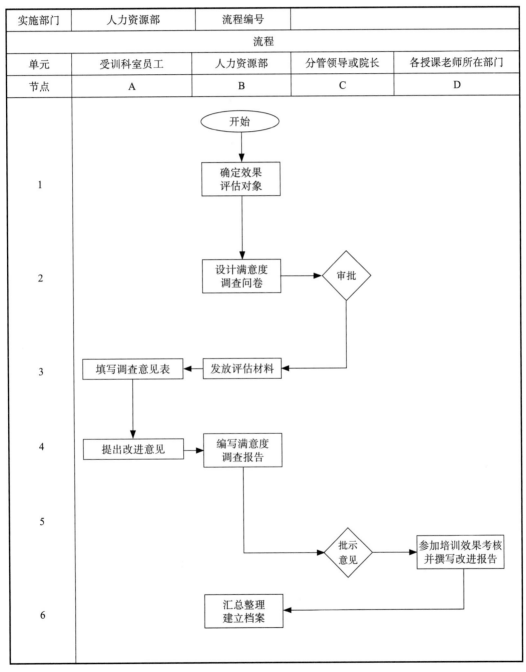

实施部门	人力资源部		流程编号	
流程				
单元	受训科室员工	人力资源部	分管领导或院长	各授课老师所在部门
节点	A	B	C	D

图 9-3　培训效果考核制定流程图

9.3 培训管理应用表格

9.3.1 培训需求调查分析

员工培训需求调研问卷

一、基本情况（请在相应的选项上打"√"）

1. 您的性别：A 男　　B 女

2. 您的年龄：A 30 岁以下　B 31～40 岁　C 41～50 岁　D 51 岁及以上

3. 您的学历状况：A 大专或以下　B 本科　C 硕士　D 博士或以上

4. 您的职称：A 无职称　B 初级　C 中级　D 副高级　E 正高级

5. 您的工作年限：A 1～10 年 B 11～20 年 C 21～30 年 D 31～40 年 E 41 年及以上

6. 您所在的岗位类别：A 医疗　B 护理　C 医（药）技　D 养老　E 管理　F 工勤

7. 您如果是中层管理干部，那么属于：

A 医疗科室主任　B 护士长　C 医（药）技主任　D 养老部门主任　E 职能勤部门主任

二、问题调研（请在相应的选项上打"√"）

1. 您认为管理者对培训工作的重视程度：

A 非常重视　　B 比较重视　　C 一般　　　　D 不重视　　　E 非常不重视

2. 您认为目前的培训体系是否完善：

A 非常完善　　B 比较完善　　C 一般　　　　D 不完善　　　E 非常不完善

3. 您认为目前在培训方面的经济投入情况：

A 投入非常大　B 投入比较大　C 一般　　　　D 投入不大　　E 投入非常少

4. 您自身对培训的需求程度：

A 非常需要　　B 比较需要　　C 一般　　　　D 不需要　　　E 非常不需要

5. 您认为自己目前新知识新技能新理念的掌握主要依靠（可多选）：

A 自学　　　　　B 上级指导　　　　　C 同事间相互学习

D 专题培训　　　E 外出进修　　　　　F 外出参观

G 参加学术会议　H 专家来院指导　　　I 其他（请写出）：

6. 在现阶段您每年参加单位或部门组织的集中培训的时间大概是：

A 2 天（含 2 天）以下　　　　　B 2 天至 5（含 5 天）以下

C 5 天至 8（含 8 天）以下　　　D 8 天至 10（含 10 天）以下

E 10 天以上

7. 您已经接受培训的主要内容是（可多选）：

A 专业技术培训　　B 服务技能培训　　C 职业道德与人文精神培训

D 医院文化培训　　E 管理技能培训　　F 营销技能培训　　G 其他（请写出）：

8. 您认为之前所接受的培训效果如何（即是否有助于工作能力的提升）：

A 非常有效果　　　B 比较有效果　　　C 一般　　　　　D 没有效果

9. 您认为培训由哪个层面组织是最合适的（可多选）：

A 医院层面集中组织　　　　　B 医院相关职能部门组织

C 科室组织　　　　　　　　　D 班组（或专业小组）组织

10. 您认为比较有效的培训方式有哪些（可多选）：

A 强化岗位训练　B 指定带教老师　　C 集中进行专业培训

D 举办专题培训　E 参加学术研讨　　F 外出长短期进修

G 参加学术会议　H 专家来院指导　　I 其他（请写出）：

11. 您认为哪些因素对培训工作的实际效果影响较大（可多选）：

A 领导的重视程度　　B 员工的培训参与意识　C 培训内容的针对性

D 培训方式与手段　　E 培训导师的水平　　　F 培训是否有效果考核

G 培训后的效果跟踪　H 其他（请写出）：

12. 您认为对于一些专题性培训时间的选择（可多选）：

A 从正常工作时间调剂　　B 利用晚上时间　　C 周六日　　D 脱产集中培训

13. 您认为目前最需要的培训内容（从总体方面讲）是（可多选）：

A 专业技能培训　　　　　B 服务技能培训　　　　C 管理技能培训

D 综合素质和个人修养提升培训　E 社会生存技能培训　　F 其他（请写出）：

14. 您认为培训与下列哪项挂钩最为合适（可多选）：

A 个人晋升　B 绩效考核　C 奖金分配　D 年度考核　E 其他（请写出）：

15. 如您担任医院中层干部，认为是否需要以下各个方面的培训，请在相应的需求程度下打勾。

	非常不需要	不需要	无所谓	比较需要	非常需要
医院战略管理					
营销管理					
医院人力资源管理					
领导力与执行力提升					
目标管理					
成本管理					
团队建设					
质量管理					
制度建设与流程管理					
人文知识					
团队建设与管理					
文化建设					
危机管理					
学科建设					
医患沟通					
医疗法律法规					

对医院开展培训工作的相关的建议（请写出）：

9.3.2　员工培训课程计划表（表9-1）

表9-1　员工培训课程计划表

类型	培训内容	培训内容	培训方式/考核方式	培训时长	主讲人	职务
医院概况	医院愿景与文化	医院发展历程	集体授课、PPT			
		医院的发展愿景				
		案例思考				
		对个人发展的思考				
	医院发展史	医院基本情况介绍	集体授课、PPT			
		医院各科室发展史及情况概述				

续表

类型	培训内容	培训内容	培训方式/ 考核方式	培训 时长	主讲人	职务
医院基本 制度	医院人事核心 制度	员工入离职管理	集体授课、 PPT			
		人才队伍建设与激励管理				
		员工关怀与福利				
		医院休假制度				
		卫生专业技术资格考试与执业				
		资格管理规定				
		职称晋升与聘任				
		继续教育				
		合同管理				
	医保知识	医院现有的医疗保险	集体授课、 PPT			
		医疗保险政策				
	学习医院有关制 度及各岗位职 责；医疗制度； 病历书写规范	医疗质量	集体授课、 PPT			
		病历书写基本规范				
		医疗机构病案管理规定				
		医疗安全防范与处理				
		医疗安全持续质量改进				
	科研基础知识 培训	科研立项的级别和分类	集体授课、 PPT			
		科研选题的思路、方法及策略				
		科研立项的申报和成果				
	医德医风专题 培训	医德医风概念、医德医风现状	集体授课、 PPT			
		开展医德医风教育的目的和重要性				
		医德医风考评				
医院基本 制度	消防安全培训	医院火灾的特点	集体授课、 PPT			
		医院消防重点				
		消防安全要求				
		火灾预防的基本概念				
		灭火的基本方法				
		火灾种类				
		发生火灾时怎么办				
		灭火剂分类				
		灭火器的使用方法				
		消防栓与水带的使用方法				
		救火常识				
		火场逃生术				

续表

类型	培训内容	培训内容	培训方式 / 考核方式	培训时长	主讲人	职务
医院基本制度	网络安全知识	网络相关理论知识	集体授课、PPT			
		网络安全规范操作				
		网络安全的重要性				
		医院网络的特殊性				
		如何正确使用医院现有的网络办公设备				
		电脑中毒的特征				
临床知识培训	妇幼保健知识培训	妇幼保健知识简介	集体授课、PPT			
		群体保健工作				
		保健专科工作				
	妇女保健	女性生育期保健	集体授课、PPT			
		女性更年期保健				
		女性妇科炎症的防治				
		女性肿瘤疾病的防治				
		宝妈必看 - 性早熟的防治				
	心肺复苏	CPR 目的及意义	集体授课、PPT			
		复习心脏骤停相关知识				
		心肺复苏流程				
		复苏成功的有效标志				
		终止复苏的指征				
		初级心肺复苏流程总结				
		操作演示				
	护理工作制度、母乳喂养知识	护理队伍概况介绍	集体授课、PPT			
		护理工作核心制度				
		母乳喂养知识				
	院内感染和传染病知识	医院感染概述	集体授课、PPT			
		医院环境监测				
		手卫生				
		职业暴露的预防与控制				
		医疗废物管理				

续表

类型	培训内容	培训内容	培训方式 / 考核方式	培训时长	主讲人	职务
临床知识培训	新生儿复苏	科室简介	集体授课、PPT			
		新生儿窒息的诊断				
		新生儿复苏与窒息				
		新生儿需要复苏的相关危险因素				
		对复苏有提示意义的病史				
		复苏新生儿所需的人员				
		新生儿复苏器械和用品				
		新生儿复苏器械和用品（续）				
		如何实施复苏				
团队建设	任重而道远		集体授课、PPT			
	团队建设		素质拓展训练			
	学习后考核	岗前培训成果考核	闭卷考试			

（高赐凤）

10.1　绩效考核制度

10.1.1　总则

1．制度制订原则

本制度以相关文件精神为指导，坚持医院公益性，以提升服务能力为目标，建立以服务数量、质量、技术、成本控制、患者满意度等为核心内容的考评机制和薪酬制度，合理拉开收入差距，体现优绩优酬，重点向临床、关键岗位、业务骨干和突出贡献人员倾斜，充分调动全院干部职工积极性、主动性、创造性，鼓励疑难危重病种的诊治、鼓励中医药特色和高级别手术的开展，促进医疗服务质量提升，加强运营成本控制，提高整体运行效率和管理水平。

2．制度目的

坚持"激励与约束相结合、按劳分配与按生产要素分配相结合、动态调整与合理预期相结合"的原则，通过完善岗位绩效工资制度，合理确定薪酬水平，建立医疗、医保、医药联动改革相互衔接，符合医疗行业特点、体现以预算为导向的公立医院绩效分配制度，实现绩效分配科学化、规范化、合理化，增强公立医院公益性，调动医务人员工作积极性与创造性，不断提高医疗服务质量与水平。

3．绩效管理组织

成立绩效管理领导小组，全面负责绩效考核管理的组织和领导，绩效考核管理领导小组由院领导及相关部门负责人组成。由院长、书记担任组长，副职领导为副组长，职能科室相关人员为组员。绩效管理领导小组下设绩效管理办公室（运营管理部）。各承担职责如下。

（1）医院绩效管理领导小组。

1）审定绩效管理的有关规章制度。

2）核定各部门的绩效指标，审定每个部门各考核项目（指标）的衡量标准及权重，对医院和部门绩效完成情况进行考核。

3）对绩效管理不规范的现象及员工申诉问题研究处理。

（2）医院领导。

1）设定战略目标、审批战略规划及确定年度运营目标，对医院资源进行优化配置，协调内外部各种关系，及时提供关键资源和重点支持。

2）党委、工会负责协调与处理各级员工关于绩效考核中的申诉，对考核过程中不规范行为进行纠正、指导，并监督运营管理部落实。

（3）运营管理部职责：作为绩效管理工作牵头执行科室。

1）负责医院绩效考核制度、绩效工资核算制度及相关实施细则的拟定及修订工作。

2）对科室绩效核算工作进行培训与指导，并为各科室提供相关咨询。

3）对绩效考核过程进行监督与检查，对考核过程中不规范行为进行纠正与处罚。

4）根据核算结果与科室解释沟通，通知科室提交绩效工资二次分配结果。

5）协调、处理绩效工资核算申诉的具体工作。

6）通报绩效考核工作情况，开展科室经济运营结果分析与评价。

（4）办公室职责：科室目标是支持医院战略目标实现的重要指标，作为科室工作计划目标设定的执行科室，主要负责。

1）统一协调签订科室目标责任书。

2）本科所涉及的绩效考核工作。

（5）人力资源部职责。

1）负责定岗定编工作，负责编写岗位说明书工作。

2）负责本科所涉及的绩效考核工作，包括医德医风、考勤制度执行情况等指标的考核。

（6）财务科职责。

1）负责制订年度财务预算、财务考核指标，并将指标向各科室分解，与各科室达成共识。

2）负责本科所涉及的绩效考核工作，包括科室收入、成本支出、耗材消耗等指标的月度考核。

（7）医务科、质控科职责。

1）负责制订医疗质量考核指标，并与各科室达成共识。

2）负责本科所涉及的绩效考核工作，包括医疗质量、医疗事故与纠纷统计等指标的月度考核。

（8）护理部职责。

1）负责制订护理质量考核指标，并与各科室达成共识。

2）负责本科所涉及的绩效考核工作，包括护理质量、护理指标等指标的月度考核。

（9）医保办职责。

1）负责制订医保岗位管理与控制指标，并将指标向各科室分解，与各科室达成共识。

2）负责本科所涉及的绩效考核工作，包括医保资金的使用情况、医保超支率等指标月度考核，并参与平均住院日和次均费用的指标考核。

（10）医院感染管理科职责。

1）负责制订院感控制绩效指标，并将指标向各科室分解，与各科室达成共识。

2）负责本科涉及的绩效考核工作，包括院感漏报率、抗菌药物合理使用率、消毒灭菌合格率等绩效指标的月度考核。

（11）门诊部职责。

1）负责制订门诊质量管理指标，并将指标向各科室分解，与各科室达成共识。

2）负责本科涉及的绩效考核工作，包括传染病漏报率、肿瘤患者及死亡报告率、120院前急救合格率等绩效指标的月度考核。

（12）科教科职责。

1）负责考核医院各科室年度教学、期刊文章、科研目标及继续教育项目完成情况。

2）负责考核各科室年度参加教学、业务学习、科研活动、学术交流等考勤情况。

（13）医学装备部职责。

1）负责制订关于设备使用管理与控制指标，与各科室达成共识。

2）负责本科所涉及的绩效考核工作，包括大型设备使用率、设备完好率等方面的月度考核工作。

（14）信息科职责。

1）负责对全院医师、护士人员进行信息系统使用培训，并考核合理使用情况。

2）负责监督和指导信息中心的工作，对信息科负责的信息化建设管理、组织、协调、实施和医院信息系统的日常维护情况进行监督。

3）配合其他相关科室进行数据统计工作。

（15）保卫科职责。

1）负责对全院工作人员的安全知识培训，安全部位检查。

2）负责本科所涉及的绩效考核工作，包括安全生产知识考核、消防演练等考核工作。

（16）审计科职责。

1）负责对绩效核算过程进行监督与检查，对全院绩效的核算结果进行审计审查。

2）负责本科所涉及到的绩效考核工作。

（17）后勤保障科。

1）负责水、电、物资消耗等的成本统计。

2）负责本科所涉及的绩效考核工作。

（18）其他各部门主任。

1）与主管领导进行沟通、面谈，确定本部门的考核方案（或考评表）。

2）负责与医院考核领导组沟通，汇报本部门绩效目标的完成情况。

3）与下属员工一起制订员工月度绩效计划和考核方案。

4）在工作期间，随时或定期对员工予以指导、激励及反馈，帮助员工完成绩效目标。

5）负责所属员工的绩效考核。

6）负责与所属员工的绩效面谈工作，帮助员工制订绩效改进措施。

10.1.2　绩效考核的方法及内容

1．绩效考核方法

（1）年考核：科室综合目标考核，由院长办公室负责与年度科室评先评优挂钩。医德医风考核，由党委办公室负责，用于医德医风评价，与晋职晋升评先评优挂钩。中层干部述职考核由党委办公室负责，与干部管理绩效挂钩，并作为评先评优的依据之一。专业技术人员年度述职及全院员工年度考核由人力资源部组织逐级进行，为晋职晋升、评先评优、聘任、劳动合同签订的依据。质量安全考核由医务部负责，用于专项绩效奖励。继续医学教育由医务科、护理部负责，与晋职晋升、聘任、评先评优挂钩。科研教学工作由科教科负责，用于专项奖励。不良事件上报由医院质量安全管理办公室负责，与年度科室评先评优挂钩。

（2）季度考核：职能部门绩效考核，由院长办公室负责，与职能科室绩效挂钩，并作为评先评优的依据之一。

（3）月考核：临床医疗、临床护理、医技、药剂科室的绩效考核由 4 个考核组负责，按照医、护、技、药 4 个序列与月绩效工资挂钩。

2．绩效考核内容

（1）科室绩效考核按照医、护、技、药、管分为临床医疗、临床护理、医技科室（含药剂）、行政职能部门的考核。①临床医疗考核：核心指标按医院规定标准完成，超出部分按比例直接从绩效中扣罚，当月扣罚不超过绩效总额的 20%，每半年核算一次，进行返还。临床医疗质量绩效考核由医疗组（内科组、外科组）组长负责，医务部牵头各考核部门及专家成员参加（管理、院感单独进行），每月集中进行一次考核，考核结果由各考核部门报人力资源部汇总。②临床护理考核，满分为 100，与总绩效挂钩。由护理院感组组长负责，护理部、感染控制部、药剂科及专家成员参加（管理单独进行，医保随医疗组进行）每月集中进行一次考核，考核结果由各考核部门报人力资源部汇总。③医技科室（含药剂）的考核，满分为 100，与总绩效挂钩。由医技组组长负责，医务部、科教科及专家成员参加（管理单独进行），每月集中进行一次考核，考核结果由各考核部门报人力资源部汇总。④行政职能部门考核，由院长负责，院长办公室、质量安全管理办公室每季度组织实施一次，考核结果由院长办公室汇总后报医院绩效考核委员会审定，由核算办核算科室绩效工资。考核从岗位履职、工作质量及工作任务完成情况进行评价。其中岗位履职、工作质量考核占 50%，工作任务（包括月度工作目标完成、指令性工作完成、各类会议决议落实）完成情况考核占 50%。岗位履职、工作质量考核按《院领导对行政职能部门管理与服务评价》及《临床医技科室对行政职能部门管理与服务评价》结果评定打分，其中院领导评价占 20%，临床医技科室评价占 30%。工作任务完成情况考核为各职能部门年工作计划分解的月度工作目标任务、指令性工作任务、各类会议决议落实，由院领导根据工作计划完成情况给予综合评定打分。

（2）科室主任（含副主任、护士长）的绩效，以本科室每月总考核分数作为考核分，由核算办核算本人绩效。

（3）科室员工考核：①科室员工绩效考核根据不同系列可分为医疗、护理、医技（含药剂）及行政管理人员的绩效考核。②科室员工绩效考核主要以岗位职责和月度工作目标任务为依据，其考核的重点是以履行岗位职责情况，工作量、工作中所表现出来的技术水平、服务能力、工作质量和服务对象的满意度以及创造的实际绩效等为依据。考核办法由科室根据本科室专业特点和年度工作计划制订，方案交医院人力资源部备案。③各科室员工考核每月系统地进行一次。由各科主任、护士长负责，科室绩效考核小组成员参加，人力资源部协调、督导，考核结果与科室二级分配直接挂钩。

10.1.3　绩效考核结果的应用

（1）绩效考核结果用于核算单元绩效工资的分配，并用于科室年终评选先进及奖励的依据。

（2）科室员工绩效考核成绩作为员工绩效工资发放、聘任、评选先进、职称晋升、晋级、合同签订等的重要依据。

10.2　绩效管理流程

10.2.1　绩效考核流程（图 10-1）

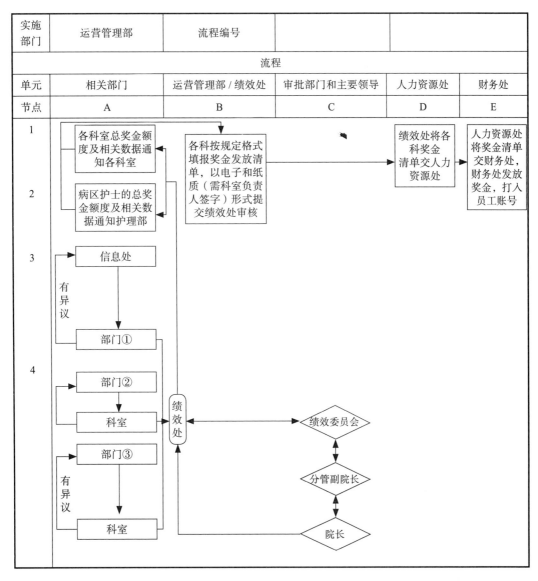

图 10-1　绩效考核流程图

10.2.2　综合目标绩效考核流程（图 10-2）

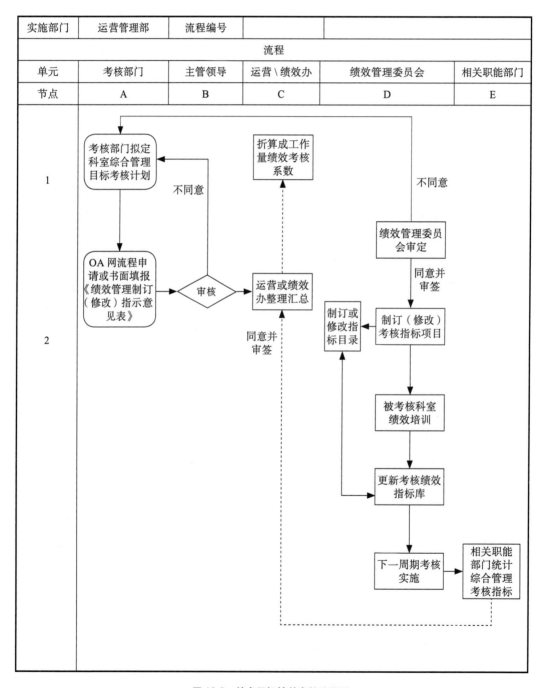

实施部门	运营管理部	流程编号		
流程				
单元	考核部门	主管领导	运营\绩效办	绩效管理委员会	相关职能部门
节点	A	B	C	D	E

图 10-2　综合目标绩效考核流程图

10.2.3　科主任综合管理目标绩效考核流程（图 10-3）

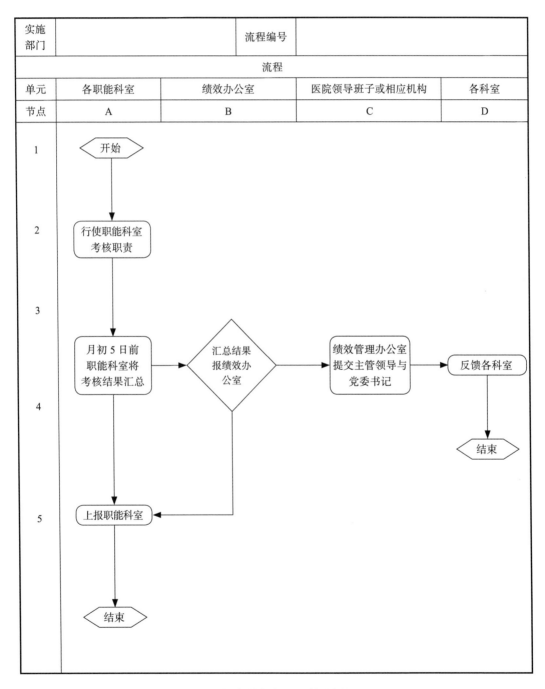

图 10-3　科主任综合管理目标绩效考核流程图

10.3　绩效管理应用表格

10.3.1　医院综合管理目标绩效考核表

1. 手术科室综合管理目标绩效考核表（表 10-1，表 10-2，表 10-3）

表 10-1　手术科室综合管理目标运行指标考核表

一级指标	二级指标	三级指标	权重（%）	目标值	实际值	定义及说明	数据来源科室	监管负责科室
运行指标（30分）	工作量（11分）	门诊量	3			年度门诊就诊人次	病案统计室	医务科
		出院或出区人次	3			单位周期内从科室出院或转出的患者人次	病案统计室	医务科
		手术量	3			单位周期内由科室主刀开展的手术次数（以手术申请单为准）	手术室，介入室	医务科
		手术率	2			开展手术治疗的患者人次	病案统计室	医务科
	工作效率（10分）	床位使用率	2			实际占用的总床日数/实际开放的总床日数	病案统计室	医务科
		出院患者平均住院日	2			出院患者占用总床日数/总出院人次	病案统计室	质控科
		术前平均住院日	2			$\sum$（某患者的术前住院天数）/出院人次	病案统计室	质控科
		首台手术开台准时率	2			首台手术准时划皮的天数/安排手术的总天数	手术室	医务科
		会诊及时率	2			及时到达并完成的会诊次数/受邀会诊总次数	医务科	医务科
	管控指标（9分）	医疗服务收入占比	2			1-药占比-耗占比-检查化验占比	财务科	医务科、护理部、药剂科、医学装备部
		药占比	2			药占收入/医疗收入	财务科	药剂科
		可控成本盈余率	3			医疗盈余/可控成本	财务科	运营管理部
		耗占比	2			次均耗材费/每人次平均费用	财务科	医学装备部

表 10-2　手术科室综合管理目标医疗质量指标考核表

一级指标	二级指标	三级指标	权重（%）	目标值	实际值	定义及说明	数据来源科室	监管负责科室（参考绩效考核分工）待讨论
医疗质量指标（40分）	医疗质量（20分）	非计划再次手术重返率	3			同一次住院期间患者发生非预期重返手术的患者人次/总手术人次	质控科	质控科
		低风险组死亡病例数	3			DRGs分析中医疗风险较低的患者出现死亡的例数情况，以DRGs统计结果为准	病案统计室	质控科
		临床路径实施比例	2			路径病种实施路径管理病例数/出院人数	质控科	质控科
		手术安全核查执行不合格例数	3			三甲评审标准要求手术医师必须严格落实手术安全核查，无不执行或执行不到位现象	质控科	医务科、质控科
		手术分级授权执行不合格例数	2			三甲评审标准要求手术医师资格分级授权管理执行良好，无超权限操作情况	医务科	医务科
		VTE预防评估开展率	2			VTE预防开展例数/入院人次	质控科	质控科、护理部
		Ⅰ、Ⅱ类不良事件漏报例数	3			未及时主动上报的Ⅰ、Ⅱ类不良事件例数	医务科、质控科、护理部（质控科负责汇总）	医务科、质控科、护理部
		临床用血评价不合格例数	2			按《临床用血评价、公示与权限管理制度》要求考核评价	输血科	输血科

续表

一级指标	二级指标	三级指标	权重（%）	目标值	实际值	定义及说明	数据来源科室	监管负责科室（参考绩效考核分工）待讨论
医疗质量指标（40分）	病历质量（12分）	出科病历质控合格率	3			出科病历达甲级的抽查病历数/科室抽查病历数	质控科	质控科
		7天提交率	3			出院病历7天内回收总数/总出院病历数	病案统计室	病案统计室
		首页填写优秀率	3			首页填写达到优秀等级的抽查病历数/科室抽查病历数	病案统计室	质控科、病案统计室
		病案返修份数	3			病历提交后申请提交修改的病历份数	质控科	质控科
	院感指标（8分）	抗菌药物使用率（%）	1.5			出院患者使用抗菌药物总例数/出院人数	药剂科	药剂科
		抗菌药物使用强度	1.5			抗菌药物累计消耗量（累计DDD数）×100/（同期出院人次×同期平均住院日）	药剂科	药剂科
		标本送检率	1.5			接受抗菌药物治疗住院患者微生物检验样本送检例数/同期接受抗菌药物治疗住院患者总例数	药剂科	药剂科、院感科
		Ⅰ类切口手术部位感染率（%）	1.5			Ⅰ类切口手术部位感染人次数/同期Ⅰ类切口手术台次数	院感科	院感科
		传染病漏/迟报例数	2			单位周期内传染病漏报或迟报的例数（以预防保健科统计为准）	公卫科	公卫科

表 10-3　手术科室综合管理目标能力、专科发展、医患服务指标考核表

一级指标	二级指标	三级指标	权重（%）	目标值	实际值	定义及说明	数据来源科室	监管负责科室（参加绩效考核分工）
能力指标（15分）	DRGs 主要指标（9分）	DRGs 组数	2			某时期内科室收治病例覆盖疾病类型所涵盖的 DRGs 计数	病案统计室	医务科
		总权重数	3			以 DRGs 统计结果为准，反映标化计算后的工作量	病案统计室	医务科
		CMI 值	4			CMI＝∑（某 DRG 费用权重 × 该 DRG 病例数）/ 总病例数	病案统计室	医务科
	疑难重症指标（3分）	三、四级手术率	3			Ⅳ级手术例数 / 科室开展所有手术总例数	病案统计室	医务科
	新技术开展（3分）	新技术开展数量	3			以已通过新技术审批为依据	医务科	医务科
专科发展指标（10分）	专科建设（3分）	提交科室专科建设的三年发展规划	3			科室制订并提交专科建设三年发展规划，主要包括医疗技术能力提升、亚专科建设、质量管理等	医务科	医务科
	辐射能力（2分）	外地（市外）患者比例	2			外地患者数量 / 科室住院患者总数	病案统计室	医务科
	多学科合作（3分）	MDT 开展数量（科室主导）	3			经主管部门备案并按规范运作的 MDT 数量	医务科	医务科
	ERAS 项目开展（2分）	有无开展 ERAS 项目	2			术科是否开展 ERAS 项目	医务科	医务科
医患服务指标（5分）	投诉与医疗纠纷（5分）	纠纷例数	5			经司法鉴定 / 医疗技术鉴定 / 医院医疗质量与安全管理委员会界定，科室存在主要或完全责任的医疗纠纷案例数	医务科	医务科

2. 介入科室综合管理目标绩效考核表（表10-4～表10-6）

表10-4   介入科室综合管理目标运行指标考核表

一级指标	二级指标	三级指标	权重（%）	目标值	实际值	定义及说明	数据来源科室	监管负责科室（参考绩效考核分工）
运行指标（31分）	工作量（13分）	门诊量	5			年度门诊就诊人次	病案统计室	医务科
		出院（区）人次	3			单位周期内从科室出院或转出的患者人次	病案统计室	医务科
		手术量	3			单位周期内由科室主刀开展的手术次数（以手术申请单为准）	手术室，介入室	医务科
	工作效率（13分）	手术率	2			开展手术治疗的患者人次/出院（区）人次	病案统计室	医务科
		床位使用率	4			实际占用的总床日数/实际开放的总床日数	病案统计室	医务科
		出院（区）患者平均住院日	3			出院（区）患者占用总床日数/总出院（区）人次	病案统计室	质控科
		术前平均住院日	2			$\sum$（某患者的术前住院天数）/出院（区）人次	病案统计室	质控科
		首台手术开台准时率	2			首台手术准时划皮的天数/安排手术的总天数	手术室	医务科
		会诊及时率	2			及时到达并完成的会诊次数/受邀会诊总次数	医务科	医务科
	管控指标（5分）	有效收入占比	2			1-药占比-耗占比	财务科	医务科、护理部、药剂科、医学装备部
		耗占比	3			次均耗材费/每人次平均费用	财务科	医学装备部

表 10-5　介入科室综合管理目标医疗质量指标考核表

一级指标	二级指标	三级指标	权重（%）	目标值	实际值	定义及说明	数据来源科室	监管负责科室（参考绩效考核分工）
医疗质量指标（42分）	医疗质量（22分）	非计划再次手术重返率	3			同一次住院期间患者发生非预期重返手术的患者人次/总手术人次	质控科	质控科
		低风险组死亡病例数	4			DRGs分析中医疗风险较低的患者出现死亡的例数情况，以DRGs统计结果为准	病案统计室	质控科
		临床路径实施比例	2			路径病种实施路径管理病例数/出院人数	质控科	质控科
		手术安全核查执行不合格例数	3			三甲评审标准要求手术医师必须严格落实手术安全核查，无不执行或执行不到位现象	质控科	医务科、质控科
		手术分级授权执行不合格例数	2			三甲评审标准要求手术医师资格分级授权管理执行良好，无超权限操作情况	医务科	医务科
		VTE预防评估开展率	3			VTE预防开展例数/入院人次	质控科	质控科、护理部
		Ⅰ、Ⅱ类不良事件漏报例数	3			未及时主动上报的Ⅰ、Ⅱ类不良事件例数	医务科、质控科、护理部（质控科负责汇总）	医务科、质控科、护理部
		临床用血评价不合格例数	2			按《临床用血评价、公示与权限管理制度》要求考核评价	输血科	输血科

续表

一级指标	二级指标	三级指标	权重（%）	目标值	实际值	定义及说明	数据来源科室	监管负责科室（参考绩效考核分工）
医疗质量指标（42分）	病历质量（12分）	出科病历质控合格率	3			出科病历达甲级的抽查病历数/科室抽查病历数	质控科	质控科
		7天提交率	3			出院病历7天内回收总数/总出院病历数	病案统计室	病案统计室
		首页填写优秀率	3			首页填写达到优秀等级的抽查病历数/科室抽查病历数	病案统计室	质控科、病案统计室
		病案返修份数	3			病历提交后申请提交修改的病历份数	质控科	质控科
	院感指标（8分）	抗菌药物使用率（%）	2			出院（区）患者使用抗菌药物总例数/出院（区）人数	药剂科	药剂科
		抗菌药物使用强度	2			抗菌药物累计消耗量（累计DDD数）×100/（同期出区人次×同期平均住院日）	药剂科	药剂科
		标本送检率	2			接受抗菌药物治疗住院患者微生物检验样本送检例数/同期接受抗菌药物治疗住院患者总例数	药剂科	药剂科、院感科
		Ⅰ类切口手术部位感染率（%）	2			Ⅰ类切口手术部位感染人次数/同期Ⅰ类切口手术台次数	院感科	院感科
		传染病漏/迟报例数	2			单位周期内传染病漏报或迟报的例数（以预防保健科统计为准）	公卫科	公卫科

表 10-6　介入科室综合管理目标运行指标考核表

一级指标	二级指标	三级指标	权重（%）	目标值	实际值	定义及说明	数据来源科室	监管负责科室（参考绩效考核分工）
能力指标（15分）	DRGs 主要指标（9分）	DRGs 组数	2			某时期内科室收治病例覆盖疾病类型所涵盖的 DRGs 计数	病案统计室	医务科
		总权重数	3			以 DRGs 统计结果为准，反映标准化计算后的工作量	病案统计室	医务科
		CMI 值	4			CMI＝∑（某 DRG 费用权重 × 该 DRG 病例数）/ 总病例数	病案统计室	医务科
	疑难重症指标（3分）	Ⅳ级手术率	3			Ⅳ级手术例数 / 科室开展所有手术总例数	病案统计室	医务科
	新技术开展（3分）	新技术开展数量	3			以已通过新技术审批为依据	医务科	医务科
专科发展指标（7分）	专科建设（2分）	提交科室专科建设的三年发展规划	2			科室制订并提交专科建设三年发展规划，主要包括医疗技术能力提升、亚专科建设、质量管理等	医务科	医务科
	辐射能力（2分）	外地（市外）患者比例	2			外地患者数量 / 科室住院患者总数	病案统计室	医务科
	多学科合作（3分）	MDT 开展数量（科室主导）	3			经主管部门备案并按规范运作的 MDT 数量	医务科	医务科
医患服务指标（5分）	投诉与医疗纠纷（5分）	纠纷例数	5			经司法鉴定 / 医疗技术鉴定 / 医院医疗质量与安全管理委员会界定，科室存在主要或完全责任的医疗纠纷案例数	医务科	医务科

3．内、儿系列综合管理目标绩效考核表（表 10-7～表 10-9）

表 10-7　内、儿系列综合管理目标运行指标考核表

一级指标	二级指标	三级指标	权重（%）	目标值	实际值	定义及说明	数据来源科室	监管负责科室（参考绩效考核分工）
运行指标（30分）	工作量（10分）	出院人次	5			单位周期内从科室出院或转出的患者人次	病案统计室	医务科
		门诊量	5			年度门诊就诊人次	病案统计室	医务科
	工作效率（10分）	床位使用率	3			实际占用的总床日数/实际开放的总床日数	病案统计室	医务科
		平均住院日	4			出院患者占用总床日数/总出院人次	病案统计室	质控科
		会诊及时率	3			及时到达并完成的会诊次数/受邀会诊总次数	医务科	医务科
	管控指标（10分）	医疗服务收入占比	4			1-药占比-耗占比-检查化验费占比	财务科	医务科、护理部、医学装备部、药剂科
		门诊次均药费	3			平均每门诊人次的药费	财务科	药剂科
		住院次均费用	3			科室出院总费用/出院人次	财务科	医务科、医学装备部、药剂科

表 10-8　内、儿系列综合管理目标医疗质量指标考核表

一级指标	二级指标	三级指标	权重（%）	目标值	实际值	定义及说明	数据来源科室	监管负责科室（参考绩效考核分工）待讨论
医疗质量指标（40分）	医疗质量（16分）	低风险组死亡病例数	4			DRGs 分析中医疗风险较低的患者出现死亡的例数情况，以 DRGs 统计结果为准	病案统计室	医务科、质控科
		VTE 预防评估开展率	4			VTE 预防评估开展例数 / 入院人次（含转入）	质控科	质控科、护理部
		临床路径实施比例	3			路径病种实施路径管理病例数 / 出院人数	质控科	质控科
		Ⅰ、Ⅱ类不良事件漏报例数	3			未及时主动上报的Ⅰ、Ⅱ类不良事件例数	医务科、质控科、护理部（质控科负责汇总）	医务科、质控科、护理部
		临床用血评价不合格例数	2			按《临床用血评价、公示与权限管理制度》要求考核评价	输血科	输血科
	病历质量（14分）	出科病历质控合格率	3			出科病历达甲级的抽查病历数 / 科室抽查病历数	质控科	质控科
		7 天提交率	4			出院病历 7 天内回收总数 / 总出院病历数	病案统计室	病案统计室
		首页填写优秀率	3			首页填写达到优秀等级的抽查病历数 / 科室抽查病历数	病案统计室	质控科、病案统计室
		病案返修份数	4			病历提交后申请提交修改的病历份数	质控科	质控科
	院感指标（10分）	抗菌药物使用率	3			出院患者使用抗菌药物总例数 / 出院人数	药剂科	药剂科

一级指标	二级指标	三级指标	权重（%）	目标值	实际值	定义及说明	数据来源科室	监管负责科室（参考绩效考核分工）待讨论
医疗质量指标（40分）	院感指标（10分）	抗菌药物使用强度（DDD）	3			抗菌药物累计消耗量（累计DDD数）×100/（同期出院人次×同期平均住院日）	药剂科	药剂科
		标本送检率	2.5			接受抗菌药物治疗住院患者微生物检验样本送检例数/同期接受抗菌药物治疗住院患者总例数	药剂科	药剂科、院感科
		传染病漏/迟报例数	3			单位周期内传染病漏报或迟报的例数（以预防保健科统计为准）	公卫科	公卫科

表 10-9 内、儿系列综合管理目标能力、专科发展、医患服务指标考核表

一级指标	二级指标	三级指标	权重（%）	目标值	实际值	定义及说明	数据来源科室	监管负责科室（参考绩效考核分工）待讨论
能力指标（15分）	DRGs主要指标（12分）	DRGs组数	3			科室收治病例覆盖疾病类型所涵盖的DRGs计数	病案统计室	医务科
		总权重数	4			以DRGs统计结果为准，反映标化计算后的工作量	病案统计室	医务科
		CMI值	5			$CMI=\sum$（某DRG费用权重×该DRG病例数）/总病例数	病案统计室	医务科
	新技术开展（3分）	新技术开展数量	3			以已通过新技术审批为依据	医务科	医务科

续表

一级指标	二级指标	三级指标	权重（%）	目标值	实际值	定义及说明	数据来源科室	监管负责科室（参考绩效考核分工）待讨论
专科发展指标（10 分）	专科建设（3 分）	提交科室专科建设的三年发展规划	3			科室制订并提交专科建设三年发展规划，主要包括医疗技术能力提升、亚专科建设、质量管理等	医务科	医务科
	辐射能力（4 分）	外地（市外）患者比例	4			外地患者数量/科室住院患者总数	病案统计室	医务科
	多学科合作（3 分）	MDT 开展数量（科室主导）	3			经主管部门备案并按规范运作的 MDT 数量	医务科	医务科
医患服务指标（5 分）	投诉与医疗纠纷（5 分）	纠纷例数	5			经司法鉴定/医疗技术鉴定/医院医疗质量与安全管理委员会界定，科室存在主要或完全责任的医疗纠纷案例数	医务科	医务科

4. 重症科室系列综合管理目标绩效考核表（表 10-10～表 10-12）

表 10-10　重症科室综合管理目标运行指标考核表

一级指标	二级指标	三级指标	权重（%）	目标值	实际值	定义及说明	数据来源科室	监管负责科室（参考绩效考核分工）
运行指标（24 分）	工作量（5 分）	出区人次	5			分别统计急诊人次及 ICU 出区人次	病案统计室	医务科
	工作效率（12 分）	平均住院日	4			出区患者占用总床日数/出区人数	病案统计室	质控科
		床位使用率	5			实际占用的总床日数/实际开放的总床日数	病案统计室	医务科

续表

一级指标	二级指标	三级指标	权重（%）	目标值	实际值	定义及说明	数据来源科室	监管负责科室（参考绩效考核分工）
运行指标（24分）	管控指标（7分）	会诊及时率	3			及时到达并完成的会诊次数/受邀会诊总次数	医务科	医务科
		有效收入占比	3			1-药占比-耗占比	财务科	医务科、护理部、医学装备部、药剂科
		住院次均费用	4			ICU出区患者总费用/出区人次	财务科	医务科、医学装备部、药剂科

表 10-11　重症科室综合管理目标医疗质量指标考核表

一级指标	二级指标	三级指标	权重（%）	目标值	实际值	定义及说明	数据来源科室	监管负责科室（参考绩效考核分工）
医疗质量指标（51分）	医疗质量（19分）	低风险组死亡例数	5			DRGs分析中医疗风险较低的患者出现死亡的例数情况，以DRGs统计结果为准	病案统计室	质控科
		高风险组死亡率	3			以DRGs统计结果为准，反映标化计算后高技术难度病例死亡情况	病案统计室	质控科
		VTE预防评估率	4			VTE预防开展例数/入区人次	质控科	质控科、护理部
		Ⅰ、Ⅱ类不良事件漏报例数	4			未及时主动上报的Ⅰ、Ⅱ类不良事件例数	医务科、质控科、护理部（质控科负责汇总）	医务科、质控科、护理部
		临床用血评价不合格例数	3			按《临床用血评价、公示与权限管理制度》要求考核评价	输血科	输血科

续表

一级指标	二级指标	三级指标	权重（%）	目标值	实际值	定义及说明	数据来源科室	监管负责科室（参考绩效考核分工）
医疗质量指标（51分）	病历质量（12分）	出科病历质控合格率	3			出科病历达甲级的抽查病历数/科室抽查病历数	质控科	质控科
		7天回收率	3			出院病历7天内回收总数/总出院病历数	病案统计室	病案统计室
		首页填写优秀率	3			首页填写达到优秀等级的抽查病历数/科室抽查病历数	病案统计室	质控科、病案统计室
		病案返修份数	3			病历提交后申请提交修改的病历份数	质控科	质控科
	院感指标（20分）	呼吸机相关肺炎（VAP）发病率	3			呼吸机相关肺炎发患者次/同期患者使用呼吸机总天数×1000‰	院感科	院感科
		中心静脉置管相关血流感染发病率	3			中心静脉置管相关血流感染人次/同期患者使用血管内导管留置总天数×1000‰	院感科	院感科
		留置导尿管相关泌尿系感染发病率	3			留置导尿管相关泌尿系感染人次/同期患者使用导尿管总天数×1000‰	院感科	院感科
		抗菌药物使用率	3			出区患者使用抗菌药物总例数/出区人数	药剂科	药剂科
		抗菌药物使用强度（DDD）	3			抗菌药物累计消耗量（累计 DDD 数）×100/（同期出区人次×同期平均住院日）	药剂科	药剂科
		标本送检率	3			接受抗菌药物治疗住院患者微生物检验样本送检例数/同期接受抗菌药物治疗住院患者总例数	药剂科	药剂科、院感科
		传染病漏/迟报例数	2			单位周期内传染病漏报或迟报的例数（以预防保健科统计为准）	公卫科	公卫科

表 10-12　重症科室综合管理目标能力、专科发展、医患服务指标考核表

一级指标	二级指标	三级指标	权重（%）	目标值	实际值	定义及说明	数据来源科室	监管负责科室（参考绩效考核分工）
能力指标（10分）	疑难重症指标（7分）	总权重数	3			以 DRGs 统计结果为准，反映标化计算后的工作量	病案统计室	医务科
		CMI 值	4			$CMI=\sum$（某 DRG 费用权重 × 该 DRG 病例数）/ 总病例数	病案统计室	医务科
	新技术开展（3分）	新技术开展数量	3			以已通过新技术审批为依据	医务科	医务科
专科发展指标（10分）	专科建设（5分）	提交科室专科建设的三年发展规划	5			科室制订并提交专科建设三年发展规划，主要包括医疗技术能力提升、亚专科建设、质量管理等	医务科	医务科
	多学科合作（5分）	MDT 开展数量（科室主导）	5			经主管部门备案并按规范运作的 MDT 数量	医务科	医务科
医患服务指标（5分）	投诉与医疗纠纷（5分）	纠纷例数	5			经司法鉴定 / 医疗技术鉴定 / 医院医疗质量与安全管理委员会界定，科室存在主要或完全责任的医疗纠纷案例数	医务科	医务科

5. 科主任综合管理目标绩效考核表格（表 10-13～表 10-20）

表 10-13　临床科室主任月度 KPI 考核指标（有手术科室）

关键指标	关键指标	考核标准	标准分	主控部门
医疗安全	出院患者数达到全院平均水平得 3 分，每增加或降低 1%，在 3 分的基础上增加或降低 0.1 分		5	病案管理科 / 统计科
	医师人均门诊人次达到全院平均水平得 3 分，每增加或降低 1%，在 3 分的基础上增加或降低 0.1 分	得分以 0～5	5	
	医师人均手术台次达到全院平均水平得 3 分，每增加或降低 1%，在 3 分的基础上增加或降低 0.1 分		5	
	出院患者手术率≥60%，每下降 1% 扣 0.1 分	（出院患者手术台次 / 同期出院患者人次）×100	5	
	三四级手术占总手术量的比率≥40%，每下降 1% 扣 0.1 分	（出院患者三四级手术台次 / 同期出院患者手术台次）×100	5	
	病床使用率≥ ，每下降 1% 扣 0.1 分		5	
	月度药品收入占业务收入比例≤（计划指标）	（月实际药占比 / 计划指标）×5	5	药学科临床药学科
	处方合格率≥95%，每下降 1%，扣 0.1 分		5	
	基本药物使用率≥ ，每下降 1% 扣 0.1 分		5	
	执行公共卫生服务项目日常监督制度；依据现行医院考核标准	检查结果换算为本栏分数即：实际检查得分 ×5%	5	疾控科
	医疗质量检查达标：依据医疗质量与安全检查考核标准	检查结果换算为本栏分数即：实际检查得分 ×20%	15	医务科
	医疗责任纠纷、投诉发生率 0；其他事故发生次数 0（含火灾、爆炸、盗窃、造成工作人员人身伤害、设备仪器损失等）	发生责任性投诉扣 5 分，造成后果全扣。造成越级上访全扣【实行双考核：KPI 和员工奖惩细则同步运行】	5	医患办
满意度评价	住院患者对医师服务满意度≥90%		5	服管办
	落实出院患者随访工作管理规定	少登记 1 例，扣 0.1 分；少随访 1 例，扣 0.5 分	5	
运营效率	门诊次均费用		5	财务科
	住院次均费用		5	
	医疗服务收入（不含药品、耗材、检查检验收入）占医疗收入比例≥40%，每下降 1% 扣 0.1 分		5	
	医保次均费用符合医院规定，每超出 500 元扣 1 分；每减少 500 元加 1 分		5	医保办
医德医风	符合考核规范，出现一票否决的则一票否决		5	
指令性任务	符合考核规范，出现一票否决的则一票否决		5	

表 10-14 临床科室主任月度 KPI 考核指标（无手术科室）

关键指标	关键指标	考核标准	标准分	主控部门
医疗质量	出院患者数达到全院平均水平得 3 分，每增加或降低 1%，在 3 分的基础上增加或降低 0.1 分		10	病案管理科 / 统计科
	医师人均门诊人次达到全院平均水平得 3 分，每增加或降低 1%，在 3 分的基础上增加或降低 0.1 分	得分以 0～2 倍为限	5	
	病床使用率≥ ，每下降 1% 扣 0.1 分		5	
	月度药品收入占业务收入比例≤ （计划指标）	（2—月实际药占比 / 计划指标）×10	5	药学科临床药学科
	基本药物使用率≥ ，每下降 1% 扣 0.1 分		5	
	处方合格率≥95%，每下降 1%，扣 0.1 分		5	
	执行公共卫生服务项目日常监督制度：依据现行医院考核标准	检查结果换算为本栏分数即：实际检查得分 ×5%	5	疾控科
	医疗质量检查达标：依据医疗质量与安全检查考核标准	检查结果换算为本栏分数即：实际检查得分 ×20%	20	医务科
	医疗责任纠纷、投诉发生率 0；其他事故发生次数 0（含火灾、爆炸、盗窃，造成工作人员人身伤害、设备仪器损失等）	发生责任性投诉扣 5 分，造成后果全扣。造成越级上访全扣【实行双考核：KPI 和员工奖惩细则同步运行】	5	医患办
满意度评价	住院患者对医师服务满意度≥90%		5	服管办
	落实出院患者随访工作管理规定	少登记 1 例，扣 0.1 分；少随访 1 例，扣 0.5 分	5	
运营效率	门诊次均费用		5	财务科
	住院次均费用		5	
	医疗服务收入（不含药品、耗材、检查检验收入）占医疗收入比例		5	
	医保次均费用符合医院规定，每超出 500 元扣 1 分；每减少 500 元加 1 分		10	医保办
医德医风	符合考核规范，出现一票否决的则一票否决		5	
指令性任务	符合考核规范，出现一票否决的则一票否决		5	

表 10-15　临床科室护士长月度 KPI 考核指标（有手术科室）

关键指标	考核标准	标准分	标准分	主控部门
出院人次数	护理人均出院患者数达到全院平均水平得 3 分，每增加或降低 1%，在 3 分的基础上增加或降低 0.1 分	本栏目最高得分以 2 倍为限	15	病案科
落实护理规章制度（基础质量）	护理质量检查达标：依据现行医院护理质量与安全管理考核标准	检查结果换算为本栏分数即：实际检查得分 ×30%	20	
危重患者护理	依据现行医院护理质量考核标准执行	检查结果换算为本栏分数即：实际检查得分 ×10%	10	
服务满意	住院患者对护理工作服务满意度≥90%	每下降 1% 扣 1 分	5	医院服务办
感染管理规范	感染控制检查达标：依据医院感染控制管理考核方案	检查结果换算为本栏分数即：实际检查得分 ×10%	20	感控办
降低责任投诉护理安全	责任投诉率 0、护理事故发生数 0	发生责任性投诉扣 5 分，造成后果全扣。造成越级上访全扣【实行双考核：KPI 和员工奖惩细则同步运行】	5	护理部
收支结构	医疗服务收入（不含药品、耗材、检查检验收入）占医疗收入比例		5	财务科
	科室消耗成本≤65000 元 / 月（计划指标）或百元消耗【指可控性耗材，在上年度基础上降低 5%】	（2—月实际成本消耗 / 计划指标）×10【本栏目最高得分以 2 倍为限】	10	
医德医风	符合考核规范，出现一票否决的则一票否决		5	
指令性任务	符合考核规范，出现一票否决的则一票否决		5	

表 10-16　临床科室护士长月度 KPI 考核指标（无手术科室）

关键指标	考核标准	标准分	标准分	主控部门
出院人次数	人均出院每 1 人记 1 分，以此类推	本栏目最高得分以 2 倍为限	15	病案科
落实护理规章制度（基础质量）	护理质量检查达标：依据现行医院护理质量与安全管理考核标准	检查结果换算为本栏分数即：实际检查得分 ×30%	20	
危重患者护理	依据现行医院护理质量考核标准执行	检查结果换算为本栏分数即：实际检查得分 ×10%	10	
服务满意	住院患者对护理工作服务满意度≥90%	每下降 1% 扣 1 分	5	医院服务办
感染管理规范	感染控制检查达标：依据医院感染控制管理考核方案	检查结果换算为本栏分数即：实际检查得分 ×10%	20	感控办

续表

关键指标	考核标准	标准分	标准分	主控部门
降低责任投诉护理安全	责任投诉率 0、护理事故发生数 0	发生责任性投诉扣 5 分，造成后果全扣。造成越级上访全扣【实行双考核：KPI 和员工奖惩细则同步运行】	5	护理部
收支结构	医疗服务收入（不含药品、耗材、检查检验收入）占医收入比例		5	财务科
	科室消耗成本≤65000 元 / 月（计划指标）或百元消耗【指可控性耗材，在上年度基础上降低 5%】	（2—月实际成本消耗 / 计划指标）×10【本栏目最高得分以 2 倍为限】	10	
医德医风	符合考核规范，出现一票否决的则一票否决		5	
指令性任务	符合考核规范，出现一票否决的则一票否决		5	

表 10-17   医技科室主任月度 KPI 考核指标

项目	关键指标	考核标准	标准分	主控部门
工作负荷	科室业务收入（毛收入）与上年度相比持平得 5 分，每增减 1%，增减 1 分		10	核算科
	科室核算收支结余与上年度相比持平得 5 分，每增减 1%，增减 1 分		10	
	科室人均核算收支结余与上年度相比持平得 5 分，每增减 1%，增减 1 分		10	
满意度评价	科室医护人员对病理室服务满意率≥90%（季度）	每降 1% 扣 1 分	5	医院服务办
	患者对病理室人员服务满意度≥90%		5	
服务效率指标	能够提供 24 小时急诊服务报告及时，能够做到一般项目≤30 分钟，其他项目≤2 小时，大型设备检查报告＜24 小时	各类指标有一次未达标扣 1 分	5	医务科
落实医疗规章制度	医疗质量检查达标：依据医疗质量与安全管理考核标准	检查结果换算为本栏分数即：实际检查得分 ×20%	10	
落实公共卫生服务项目	执行公共卫生服务项目日常监督制度：依据现行医院考核标准	检查结果换算为本栏分数即：实际检查得分 ×10%	5	疾控科
感染管理规范	感染控制检查达标：依据医院感染控制管理考核方案	检查结果换算为本栏分数即：实际检查得分 ×10%	5	感控办

续表

项目	关键指标	考核标准	标准分	主控部门
确保医疗安全	医疗责任纠纷、投诉发生率 0；其他事故发生次数 0（含火灾、爆炸、盗窃，造成工作人员人身伤害、设备仪器损失等）	发生责任性投诉扣 5 分，造成后果全扣。造成越级上访全扣【实行双考核：KPI 和员工奖惩细则同步运行】	10	医务科
成本控制	科室消耗成本≤65000 元/月（计划指标）或百元消耗【指可控性耗材，在上年度基础上降低 5%】	（2—月实际成本消耗/计划指标）×10【本栏目最高得分以 2 倍为限】	10	财务科
设备管理	大型设备使用符合要求，使用完毕做好保养工作，并有记录。	少记录 1 台，扣 0.5 分	5	医学装备科
医德医风	符合考核规范，出现一票否决的则一票否决		5	
指令性任务	符合考核规范，出现一票否决的则一票否决		5	

表 10-18　门诊部主任月度 KPI 考核指标

关键指标	关键指标	考核标准	标准分	主控部门
门诊部管理	制定门诊突发事件处理预案并落实	每缺一项制度扣 3 分；一项未落实扣 3 分；落实不到位扣 1 分	10	医务科
预约门诊服务	完善制度，落实门诊预约挂号、诊治	每缺一项制度扣 3 分；一项未落实扣 3 分；落实不到位扣 1 分	10	党政办
门诊协调	就诊患者对门诊服务满意率≥90%	每降低 1% 扣 1 分	5	医院服务办
及时开诊	各门诊（含专家门诊）准时开诊率 100%	发现一个未开诊或晚开诊 30 分钟，每次扣 1 分	10	党政办
工作量	人均诊疗人次每 35 人记 1 分，以此类推	本栏目最高得分以 2 倍为限	10	病案科/统计科
完成重要计划指标	门诊日志登记规范：依据现行医疗考核标准	每发现 1 处问题予以扣分	10	
	门诊病历书写符合规范要求	每发现 1 人次 1 处扣 0.5 分	10	病案科
	门诊处方合格率≥98%	每项降低 1% 扣 1 分	10	药学科/临床药学科
落实公共卫生服务项目	执行公共卫生服务项目日常监督制度：依据疾控科制定现行考核标准	根据考核标准扣分	10	疾控科

续表

关键指标	关键指标	考核标准	标准分	主控部门
医德医风	符合考核规范，出现一票否决的则一票否决		5	
临时性任务	按时、规范完成指令性、临时性任务	指令性任务未按时完成，每项扣5分；造成重大影响或后果扣10分（本考核分数可倒扣）	5	党政办

表 10-19　门诊部护士长月度 KPI 考核指标

项目		关键指标	考核标准	标准分	主控部门
门诊部管理		制定门诊突发事件处理预案并落实	每缺一项制度扣3分；一项未落实扣3分；落实不到位扣1分	5	护理部医务科
优质服务		导诊护士主动巡视、导诊；预检分诊，落实患者就诊隐私保护制度	落实不到位1人次扣1分	10	
预约门诊服务		完善制度，落实门诊预约挂号、诊治	每缺一项制度扣3分；一项未落实扣3分；落实不到位扣1分	5	党政办
门诊协调		就诊患者对门诊服务满意率≥90%	每降低1%扣1分	5	医院服务办护理部
及时开诊		各门诊（含专家门诊）准时开诊率100%	发现一个未开诊或晚开诊30分钟，每次扣2分	10	党政办
护理质量安全	完成重要指标	门诊各科护理制度检查监督率100%	每缺1个科室未考核扣2分	10	护理部
		门诊导医月度绩效考核率100%		10	
	护理质量	依据现行医院护理质量（门诊）考核标准	根据考核标准扣分	15	
	安全	护理责任事故发生率0、护理责任投诉0其他事故发生次数0（含火灾、爆炸、盗窃、造成工作人员人身伤害、设备仪器损失等）	发生一起护理责任事件每次扣5分；重大责任事件全扣。造成越级上访全扣；非惩罚性上报护理不良事件，发生后果酌情扣分【实行双考核：KPI和员工奖惩细则同步运行】	10	
落实院感控制消毒隔离制度		门诊院感控制质量检查达标：依据现行院感办制定医院院感质量（门诊）考核标准	根据考核标准扣分	15	院感办
医德医风		符合考核规范，出现一票否决的则一票否决		5	
临时性任务		按时、规范完成指令性、临时性任务	指令性任务未按时完成，每项扣5分；造成重大影响或后果扣10分（本考核分数可倒扣）	5	党政办

表 10-20　消毒供应室护士长月度 KPI 考核指标

关键指标	考核标准	考核标准	标准分	主控部门
科室成本	科室消耗成本≤65000元/月（计划指标）或百元消耗【指可控性耗材，在上年度基础上降低5%】	（2—月实际成本消耗/计划指标）×10【本栏目最高得分以2倍为限】	10	财务科
	科室水电成本≤9500元/月（计划指标）【在上年度基础上降低5%：可采取定时消毒制度，提高消毒锅利用率】	（2—月实际成本消耗/计划指标）×10【本栏目最高得分以2倍为限】	10	财务科
完成工作量	消毒费用成本回收≥35000元/月【按成本核算每包消毒成本价格，建立领用制度，以科室领用收据为依据】	实际得分：（实际完成数÷计划指标）×10【本栏目最高得分以2倍为限】	10	财务科
	人均完成消毒、灭菌包每20个包记1分，以此类推	本栏目最高得分以2倍为限	10	护理部
服务满意度	临床科室医护人员对供应室服务满意度≥90%	每下降1%扣1分	10	医院服务办
消毒器械安全合格	消毒器械安全合格率100%依据现行感染控制质量一与安全管理检查标准	检查结果换算为本栏分数即：实际检查得分×20%	20	感控办
落实各项规章制度	依据医院供应室质量与安全管理考核标准	检查结果换算为本栏分数即：实际检查得分×20%（供应室验收实行一票否决制）	20	护理部
确保安全	责任事故发生率0；其他事故发生次数0（含火灾、爆炸、盗窃，造成工作人员人身伤害、设备仪器损失等）	发生责任性投诉扣5分，造成后果全扣。造成越级上访全扣【实行双考核：KPI和员工奖惩细则同步运行】	10	
医德医风	符合考核规范，出现一票否决的则一票否决		5	
临时性任务	按时、规范完成指令性、临时性任务	指令性任务未按时完成，每项扣5分；造成重大影响或后果扣10分（本考核分数可倒扣）	5	党政办

（谭荣健　黄秀惠　杨晓灵）

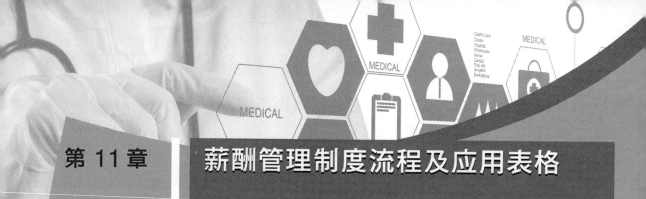

第 11 章 | 薪酬管理制度流程及应用表格

11.1 薪酬管理制度

1. 总则

为贯彻落实医药卫生体制改革以及公立医院改革的各项政策与制度,进一步完善以岗位聘用为核心的用人制度和以体现岗位绩效为核心的分配制度,充分调动全院职工的积极性、主动性和创造性,提高用人效率,不断增强队伍活力和医院核心竞争力,特制定本制度。

2. 制定原则

本制度本着公平性、客观性、规范性、激励性和需求导向性的原则制定。

3. 制定依据

本规定制定的依据是根据党中央国务院关于深化医药卫生体制改革相关文件政策中对医院人事薪酬制度改革的要求和指导方针,结合医院实际需要制定。

4. 适用范围

所有与医院签订劳动合同,正常上班且无特殊协议的在岗职工。返聘人员及其他医院既有制度另行规定的,不在本办法适用范围。劳务派遣、业(劳)务外包人员参照执行。

5. 岗位分类

医院以员工岗位分类管理为基础,实行岗位绩效工资制度。

6. 岗位绩效工资

由基本工资(岗位工资和薪级工资)、绩效工资和津贴补贴三部分组成。

(1)岗位工资。

1)医院岗位分为专业技术、管理和工勤技能岗位。专业技术岗位设置 13 个等级,管理岗位设置 4 个等级,工勤技能岗位分为技术工岗位和普通工岗位,技术工岗位设置 5 个等级。不同等级岗位对应不同的工资标准,按所聘岗位执行相应的岗位工资标准。

2)专业技术人员按本人现聘专业技术岗位,执行相应的岗位工资标准。

聘用在正高级专业技术岗位的人员，执行一至四级岗位工资标准；

聘用在副高级专业技术岗位的人员，执行五至七级岗位工资标准；

聘用在中级专业技术岗位的人员，执行八至十级岗位工资标准；

聘用在助理级专业技术岗位的人员，执行十一至十二级岗位工资标准；

聘用在员级专业技术岗位的人员，执行十三级岗位工资标准。

3）管理人员按本人现聘用岗位执行相应的岗位工资标准。

科级正职执行七级职员岗位工资标准；

科级副职执行八级职员岗位工资标准；

科员执行九级职员岗位工资标准；

办事员执行十级职员岗位工资标准。

4）工勤人员按本人现聘岗位执行相应的岗位工资标准。

技师执行技术工二级岗位工资标准；

高级工执行技术工三级岗位工资标准；

中级工执行技术工四级岗位工资标准；

初级工执行技术工五级岗位工资标准；

普通工执行技术工六级岗位工资标准。

（2）薪级工资。

1）对专业技术人员和管理人员设置 65 个薪级，对工人设置 40 个薪级，每个薪级对应一个工资标准，对不同岗位规定不同的薪资起点标准。

2）工作人员按照本人套改年限、任职年限和所聘岗位，结合工作表现，套改相应的薪级工资。

（3）绩效工资：实行"公平合理，按劳分配，优劳优酬，责重酬高"的绩效工资分配原则。按照预算总额控制、岗位差异分配的规则，体现技术价值、个人贡献、团队协作、成本管控、质量安全等多维度的方案进行分配，由院级核算总额、各分配单元二级自主分配。绩效工资由基础性绩效工资和奖励性绩效工资组成。

1）基础性绩效工资：按照人员所对应的岗位系数，由科室在科室绩效工资总额中统一划分核定标准按月发放。

2）奖励性绩效工资：根据人员工作任务完成状况及工作量和实际贡献等因素，由各分配单元在本单元绩效工资额度内进行核定。奖励性绩效分为月度奖励性绩效和年度奖励性绩效两种。

（4）津贴补贴按相关规定执行。

（5）其他规定。

处分、处罚期未满人员、长期病假人员不纳入奖励性绩效工资的发放范围。待岗人员待岗期间不发放绩效工资。

7. 社会保障及住房公积金

依照劳动合同约定的工资为基数缴纳养老保险金、失业保险金、医疗保险金、住房公积金等。

8. 试用期薪酬

员工入职后，由科室负责人及人力资源部对其进行考核，通过试用期考核的，试用期结束后按劳动合同约定的转正标准执行。试用期间的工资＝（基本工资＋岗位工资）×70%

绩效工资由科室二次分配。

9. 高层次人才薪资

对有突出贡献的专家、学者和技术人员，继续执行政府特殊津贴。对承担国家重大科研项目、获得重要研究成果的优秀人才，给予不同程度的一次性奖励。对部分紧缺或者急需引进的短期高层次人才，经批准可实行协议工资。

10. 离退休职工工资待遇

离退休职工工资待遇按照国家相关政策规定执行。

11. 薪酬调整

薪酬调整分为整体调整和个别调整。

（1）整体调整：指医院根据国家政策和物价水平等宏观因素的变化、行业状况、医院整体效益情况而进行的调整，包括薪酬水平调整和薪酬结构调整，调整幅度由院部决定。

（2）个别调整：主要指薪酬级别的调整，分为定期调整与不定期调整。

薪酬级别定期调整：指医院在年初根据薪酬项目调整规则对员工基本工资、岗位工资进行的调整。

薪酬级别不定期调整：指医院在年中由于岗位变动等原因对员工薪酬进行的调整。

（3）各岗位员工薪酬调整由院部审批，审批通过的调整方案和各项薪酬发放方案由人力资源部执行。

12. 薪酬的支付

薪酬支付时间计算。执行月薪制的员工，日工资标准统一按国家规定的当年月平均上班天数计算。

薪酬支付时间：当月 5 日前发放当月工资。遇到双休日及假期，延后至休息日的第一个工作日发放。

13．薪酬保密

人力资源部、财务部及财务所有经手工资信息的员工及管理人员必须保守薪酬秘密。非因工作需要，不得将员工的薪酬信息透露给任何第三方或医院以外的任何人员。

14．附则

（1）本办法由人力资源部负责解释。

（2）本制度未尽事宜按国家相关规定执行。

（3）本办法自颁布之日起执行。

11.2　薪酬管理流程

1．职工定薪、工资变动审批流程（图 11-1）

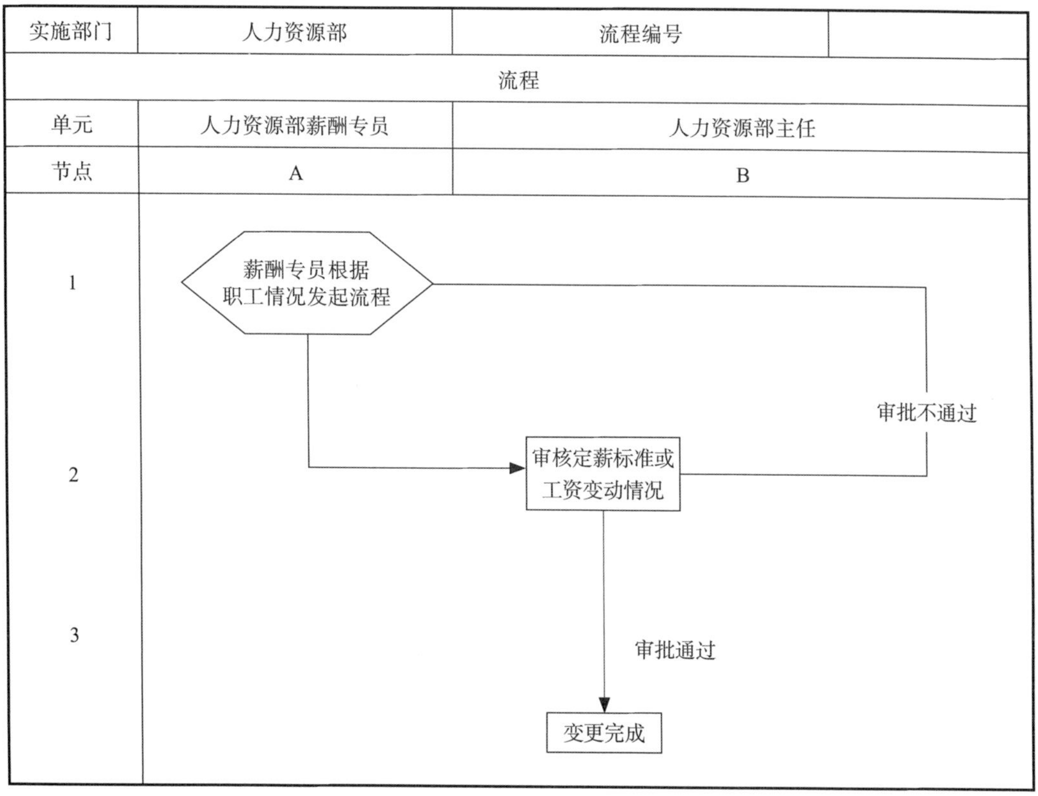

实施部门	人力资源部		流程编号	
流程				
单元	人力资源部薪酬专员	人力资源部主任		
节点	A	B		
1	薪酬专员根据职工情况发起流程			
2		审核定薪标准或工资变动情况	审批不通过	
3		变更完成　审批通过		

图 11-1　职工定薪、工资变动审批流程图

2．工资发放审批流程（图 11-2）

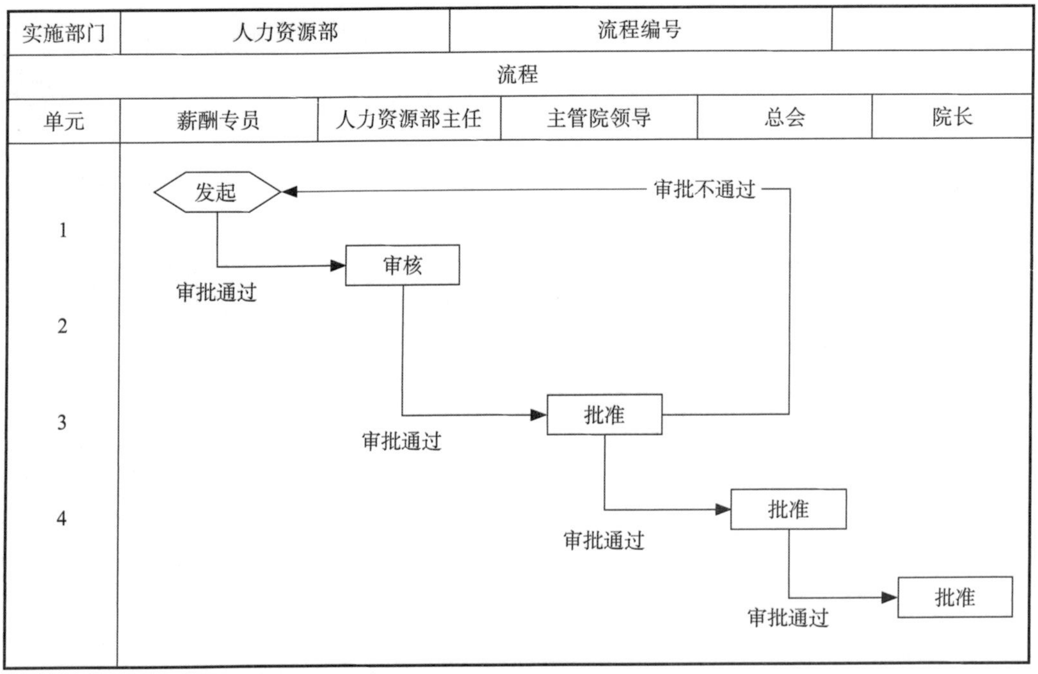
实施部门
人力资源部
流程编号
流程
单元
薪酬专员
人力资源部主任
主管院领导
总会
院长
1
2
3
4
发起
审核
批准
批准
批准
审批通过
审批通过
审批通过
审批通过
审批不通过

图 11-2　工资发放审批流程图

11.3　薪酬管理应用表格

1．工资变动审批表（表 11-1）

表 11-1　事业单位工作人员工资变动审批表

姓名		性别		出生日期		参加工作日期	
工作单位							
现聘用岗位							
工资变动原因							
年度考核情况							
变动前工资情况				变动后工资情况			
岗位类别				岗位类别			
岗位工资	等级			岗位工资	等级		
	工资额				工资额		
薪级工资	薪级			薪级工资	薪级		
	工资额				工资额		
津贴保留（10%）				津贴保留（10%）			
护教 10%				护教 10%			

续表

试用期工资		试用期工资		
合计		合计		
月增资额				
呈报单位意见		审批部门意见	同意从	起薪
	年　月　日			年　月　日
备注				

2. 入职定薪审批表（表 11-2）

表 11-2　员工定薪审批表

姓名		性别		出生日期		参加工作日期	
单位名称							
岗位名称							
定薪依据							
入职定薪							
拟聘任岗位							
拟聘任岗位级别							
拟聘任岗位类别							
拟最高学历							
拟最高学位							
拟专业技术职务							
当前行政职务							
拟国家职业技能							
拟工龄							
拟护龄							
拟保障工资标准							
拟学历工资标准							
拟职称（职务）工资标准							
拟工龄工资标准							
护理工资标准							
后岗位工资标准							
定薪日期							

（季　敏　刘　倩）

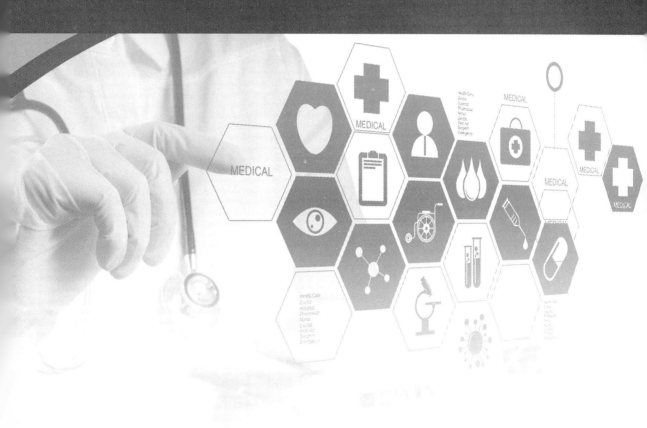

下 篇

人力资源管理政策

第 12 章　招聘与录用政策

12.1　招聘与录用政策汇总表（表 12-1）

表 12-1　公立医院招聘与录用现行制度、政策汇总

序号	年份	发文时间	发文机关	标题	发文字号
1	2021 年	2021 年 5 月 14 日	国务院办公厅	关于推动公立医院高质量发展的意见	国办发〔2021〕18 号
2	2019 年	2019 年 9 月 18 日	中共中央组织部 人力资源和社会保障部	事业单位人事管理回避规定	人社部规〔2019〕1 号
3	2017 年	2017 年 7 月 25 日	国务院办公厅	关于建立现代医院管理制度的指导意见	国办发〔2017〕67 号
4		2017 年 10 月 16 日	人力资源和社会保障部	关于事业单位公开招聘岗位条件设置有关问题的通知	人社部规〔2017〕17 号
5		2017 年 10 月 9 日	人力资源和社会保障部	事业单位公开招聘违纪违规行为处理规定	人社部规〔2017〕35 号
6	2014 年	2014 年 4 月 25 日	国务院	事业单位人事管理条例	中华人民共和国国务院令第 652 号
7	2012 年	2012 年 8 月 22 日	中华人民共和国人力资源和社会保障部、监察部	事业单位工作人员处分暂行规定	中华人民共和国人力资源和社会保障部、监察部第 18 号
8	2010 年	2010 年 12 月 8 日	中共中央组织部、人力资源和社会保障部	关于进一步规范事业单位公开招聘工作的通知	人社部发〔2010〕92 号
9	2007 年	2007 年 3 月 19 日	人事部、卫生部	关于卫生事业单位岗位设置管理的指导意见	国人部发〔2007〕35 号
10	2006 年	2006 年 8 月 31 日	人事部	关于印发《〈事业单位岗位设置管理试行办法〉实施意见》的通知	国人部发〔2006〕87 号
11		2006 年 7 月 4 日	人事部	关于印发《事业单位岗位设置管理试行办法》的通知	国人部发〔2006〕70 号
12	2005 年	2005 年 11 月 16 日	人事部	事业单位公开招聘人员暂行规定	中华人民共和国人事部令第 6 号
13	2003 年	2003 年 12 月 10 日	人事部	事业单位试行人员聘用制度有关问题的解释	国人部发〔2003〕61 号

续表

序号	年份	发文时间	发文机关	标题	发文字号
14	2002 年	2002 年 7 月 3 日	人事部	关于在事业单位试行人员聘用制度的意见	国办发〔2002〕35 号
15	2000 年	2000 年 7 月 21 日	中共中央组织部人事部	关于印发《关于加快推进事业单位人事制度改革的意见》的通知	人发〔2000〕78 号
16		2000 年 3 月 30 日	中共中央组织部、人事部、卫生部	关于印发《关于深化卫生事业单位人事制度改革的实施意见》的通知	人发〔2000〕31 号

12.2　招聘与录用政策摘录

12.2.1　关于推动公立医院高质量发展的意见（国办发〔2021〕18 号）

改革人事管理制度。合理制定并落实公立医院人员编制标准，建立动态核增机制。落实公立医院用人自主权，对编制内外人员待遇统筹考虑。落实岗位管理制度，按照医、护、药、技、管等不同类别合理设置岗位，科学编制岗位责任书，实行竞聘上岗、合同管理，激励人才脱颖而出。增加护士配备，逐步使公立医院医护比总体达到 1∶2 左右。

稳慎下放职称评审权限，探索在岗位设置合理、人事管理完善、具有自主评审意愿的三级公立医院试点自主开展高级职称评审。

12.2.2　事业单位人事管理回避规定（人社部规〔2019〕1 号）

事业单位工作人员凡有下列亲属关系的，不得在同一事业单位聘用至具有直接上下级领导关系的管理岗位，不得在其中一方担任领导人员的事业单位聘用至从事组织（人事）、纪检监察、审计、财务工作的岗位，也不得聘用至双方直接隶属于同一领导人员的从事组织（人事）、纪检监察、审计、财务工作的内设机构正职岗位：

（一）夫妻关系；

（二）直系血亲关系，包括祖父母、外祖父母、父母、子女、孙子女、外

孙子女;

（三）三代以内旁系血亲关系，包括叔伯姑舅姨、兄弟姐妹、堂兄弟姐妹、表兄弟姐妹、侄子女、甥子女;

（四）近姻亲关系，包括配偶的父母、配偶的兄弟姐妹及其配偶、子女的配偶及子女配偶的父母、三代以内旁系血亲的配偶;

（五）其他亲属关系，包括养父母子女、形成抚养关系的继父母子女及由此形成的直系血亲、三代以内旁系血亲和近姻亲关系。

前款所称同一事业单位，是指依法登记的同一事业单位法人。

第七条　本规定所称直接上下级领导关系包括:

（一）领导班子正职与副职;

（二）同一内设机构正职与副职;

（三）上级正职、副职与下级正职;

（四）单位无内设机构的，其正职、副职与其他管理人员以及从事审计、财务工作的专业技术人员;

（五）内设机构无下一级单位的，其正职、副职与其他管理人员以及从事审计、财务工作的专业技术人员。

事业单位工作人员应当回避的履职活动包括:

（一）岗位设置、公开招聘、聘用解聘（任免）、考核考察、奖励、处分、交流、人事争议处理、出国（境）审批;

（二）人事考试、职称评审、人才评价;

（三）招生考试、项目评审、成果评选、资金审批与监管;

（四）其他应当回避的履职活动。

12.2.3　关于建立现代医院管理制度的指导意见（国办发〔2017〕67 号）

健全人力资源管理制度。建立健全人员聘用管理、岗位管理、职称管理、执业医师管理、护理人员管理、收入分配管理等制度。在岗位设置、收入分配、职称评定、管理使用等方面，对编制内外人员统筹考虑。

12.2.4　关于事业单位公开招聘岗位条件设置有关问题的通知（人社部规〔2017〕17号）

为完善事业单位公开招聘制度，规范事业单位选人用人行为，现就事业单位公开招聘岗位条件设置有关问题通知如下：

一、用人单位要根据招聘岗位需求，科学合理地设置招聘岗位条件，不得设置指向性或与岗位无关的歧视性条件。

二、专业设置须与招聘岗位相匹配。原则上应从宽确定专业要求，同一岗位可设置一个或多个相近的适合岗位要求的专业，也可按专业大类设置专业条件。对没有专业要求的招聘岗位，可设置为专业不限。

三、专业名称要准确、规范，具体可参照当地省级组织、人力资源和社会保障部门制定或确定的公开招聘事业单位工作人员或考录公务员专业参考目录，也可参照教育部门的专业目录，并在招聘公告中明确相应的专业参考目录。

四、资格审查工作由用人单位或主管部门负责，事业单位人事综合管理部门负责监督，审查过程中要严格把关，确保相关材料真实、准确、有效。负责资格审查的单位和人员要认真履职，严格按照有关政策规定和招聘公告确定的招聘条件进行资格审查，准确把握审查标准，统一审查尺度，不得随意放宽招聘岗位条件。实施网上报名的，可在资格复审阶段查看原件。对没有通过资格审查的人员，用人单位或主管部门有义务接受其询问并告知其原因。

五、资格审查工作中，要重视和加强与应聘人员的沟通，做好政策宣传解释工作，及时化解争议，增强招聘工作公信力。

六、招聘岗位条件一经面向社会公开发布，未经招聘公告核准备案部门同意不得擅自更改。经同意确需更改的，要提前发布变更或补充公告。

七、从事事业单位公开招聘的工作人员要强化政治意识、责任意识，严格遵守各项工作纪律，维护公开招聘制度的严肃性。对违纪违规、失职渎职的责任人员要依法依规予以问责追责，严肃处理。

12.2.5　事业单位公开招聘违纪违规行为处理规定（中华人民共和国人力资源和社会保障部令第 35 号）

第一章　总则

第一条　为加强事业单位公开招聘工作管理，规范公开招聘违纪违规行为的认定与处理，保证招聘工作公开、公平、公正，根据《事业单位人事管理条例》等有关规定，制定本规定。

第二条　事业单位公开招聘中违纪违规行为的认定与处理，适用本规定。

第三条　认定与处理公开招聘违纪违规行为，应当事实清楚、证据确凿、程序规范、适用规定准确。

第四条　中央事业单位人事综合管理部门负责全国事业单位公开招聘工作的综合管理与监督。

各级事业单位人事综合管理部门、事业单位主管部门、招聘单位按照事业单位公开招聘管理权限，依据本规定对公开招聘违纪违规行为进行认定与处理。

第二章　应聘人员违纪违规行为处理

第五条　应聘人员在报名过程中有下列违纪违规行为之一的，取消其本次应聘资格：

（一）伪造、涂改证件、证明等报名材料，或者以其他不正当手段获取应聘资格的；

（二）提供的涉及报考资格的申请材料或者信息不实，且影响报名审核；

（三）其他应当取消其本次应聘资格的违纪违规行为。

第六条　应聘人员在考试过程中有下列违纪违规行为之一的，给予其当次该科目考试成绩无效的处理：

（一）携带规定以外的物品进入考场且未按要求放在指定位置，经提醒仍不改正的；

（二）未在规定座位参加考试，或者未经考试工作人员允许擅自离开座位或者考场，经提醒仍不改正的；

（三）经提醒仍不按规定填写、填涂本人信息的；

（四）在试卷、答题纸、答题卡规定以外位置标注本人信息或者其他特殊标记的；

（五）在考试开始信号发出前答题，或者在考试结束信号发出后继续答题，经提醒仍不停止的；

（六）将试卷、答题卡、答题纸带出考场，或者故意损坏试卷、答题卡、答题纸及考试相关设施设备的；

（七）其他应当给予当次该科目考试成绩无效处理的违纪违规行为。

第七条 应聘人员在考试过程中有下列严重违纪违规行为之一的，给予其当次全部科目考试成绩无效的处理，并将其违纪违规行为记入事业单位公开招聘应聘人员诚信档案库，记录期限为五年：

（一）抄袭、协助他人抄袭的；

（二）互相传递试卷、答题纸、答题卡、草稿纸等；

（三）持伪造证件参加考试的；

（四）使用禁止带入考场的通信工具、规定以外的电子用品的；

（五）本人离开考场后，在本场考试结束前，传播考试试题及答案的；

（六）其他应当给予当次全部科目考试成绩无效处理并记入事业单位公开招聘应聘人员诚信档案库的严重违纪违规行为。

第八条 应聘人员有下列特别严重违纪违规行为之一的，给予其当次全部科目考试成绩无效的处理，并将其违纪违规行为记入事业单位公开招聘应聘人员诚信档案库，长期记录：

（一）串通作弊或者参与有组织作弊的；

（二）代替他人或者让他人代替自己参加考试的；

（三）其他应当给予当次全部科目考试成绩无效处理并记入事业单位公开招聘应聘人员诚信档案库的特别严重的违纪违规行为。

第九条 应聘人员应当自觉维护招聘工作秩序，服从工作人员管理，有下列行为之一的，终止其继续参加考试，并责令离开现场；情节严重的，按照本规定第七条、第八条的规定处理；违反《中华人民共和国治安管理处罚法》的，交由公安机关依法处理；构成犯罪的，依法追究刑事责任：

（一）故意扰乱考点、考场以及其他招聘工作场所秩序的；

（二）拒绝、妨碍工作人员履行管理职责的；

（三）威胁、侮辱、诽谤、诬陷工作人员或者其他应聘人员的；

（四）其他扰乱招聘工作秩序的违纪违规行为。

第十条　在阅卷过程中发现应聘人员之间同一科目作答内容雷同，并经阅卷专家组确认的，给予其当次该科目考试成绩无效的处理。作答内容雷同的具体认定方法和标准，由中央事业单位人事综合管理部门确定。

应聘人员之间同一科目作答内容雷同，并有其他相关证据证明其违纪违规行为成立的，视具体情形按照本规定第七条、第八条处理。

第十一条　应聘人员在体检过程中弄虚作假或者隐瞒影响聘用的疾病、病史的，给予其不予聘用的处理。有请他人顶替体检以及交换、替换化验样本等严重违纪违规行为的，给予其不予聘用的处理，并将其违纪违规行为记入事业单位公开招聘应聘人员诚信档案库，记录期限为五年。

第十二条　应聘人员在考察过程中提供虚假材料、隐瞒事实真相或者有其他妨碍考察工作的行为，干扰、影响考察单位客观公正作出考察结论的，给予其不予聘用的处理；情节严重、影响恶劣的，将其违纪违规行为记入事业单位公开招聘应聘人员诚信档案库，记录期限为五年。

第十三条　应聘人员聘用后被查明有本规定所列违纪违规行为的，由招聘单位与其解除聘用合同、予以清退，其中符合第七条、第八条、第十一条、第十二条违纪违规行为的，记入事业单位公开招聘应聘人员诚信档案库。

第十四条　事业单位公开招聘应聘人员诚信档案库由中央事业单位人事综合管理部门统一建立，纳入全国信用信息共享平台，向招聘单位及社会提供查询，相关记录作为事业单位聘用人员的重要参考，管理办法另行制定。

第三章　招聘单位和招聘工作人员违纪违规行为处理

第十五条　招聘单位在公开招聘中有下列行为之一的，事业单位主管部门或者事业单位人事综合管理部门应当责令限期改正；逾期不改正的，对直接负责的主管人员和其他直接责任人员依法给予处分：

（一）未按规定权限和程序核准（备案）招聘方案，擅自组织公开招聘的；

（二）设置与岗位无关的指向性或者限制性条件的；

（三）未按规定发布招聘公告的；

（四）招聘公告发布后，擅自变更招聘程序、岗位条件、招聘人数、考试考察方式等的；

（五）未按招聘条件进行资格审查的；

（六）未按规定组织体检的；

（七）未按规定公示拟聘用人员名单的；

（八）其他应当责令改正的违纪违规行为。

第十六条　招聘工作人员有下列行为之一的，由相关部门给予处分，并停止其继续参加当年及下一年度招聘工作：

（一）擅自提前考试开始时间、推迟考试结束时间及缩短考试时间的；

（二）擅自为应聘人员调换考场或者座位的；

（三）未准确记录考场情况及违纪违规行为，并造成一定影响的；

（四）未执行回避制度的；

（五）其他一般违纪违规行为。

第十七条　招聘工作人员有下列行为之一的，由相关部门给予处分，并将其调离招聘工作岗位，不得再从事招聘工作；构成犯罪的，依法追究刑事责任：

（一）指使、纵容他人作弊，或者在考试、考察、体检过程中参与作弊的；

（二）在保密期限内，泄露考试试题、面试评分要素等应当保密的信息的；

（三）擅自更改考试评分标准或者不按评分标准进行评卷的；

（四）监管不严，导致考场出现大面积作弊现象的；

（五）玩忽职守，造成不良影响的；

（六）其他严重违纪违规行为。

第四章　处理程序

第十八条　应聘人员的违纪违规行为被当场发现的，招聘工作人员应当予以制止。对于被认定为违纪违规的，要收集、保存相应证据材料，如实记录违纪违规事实和现场处理情况，当场告知应聘人员记录内容，并要求本人签字；对于拒绝签字或者恶意损坏证据材料的，由两名招聘工作人员如实记录其拒签或者恶意损坏证据材料的情况。违纪违规记录经考点负责人签字认定后，报送组织实施公开招聘的部门。

第十九条　对应聘人员违纪违规行为作出处理决定前，应当告知应聘人员拟作出的处理决定及相关事实、理由和依据，并告知应聘人员依法享有陈述和申辩的权利。作出处理决定的部门对应聘人员提出的事实、理由和证据，应当进行复核。

对应聘人员违纪违规行为作出处理决定的，应当制作公开招聘违纪违规行为处理决定书，依法送达被处理的应聘人员。

第二十条　应聘人员对处理决定不服的，可以依法申请行政复议或者提起行政诉讼。

第二十一条　参与公开招聘的工作人员对因违纪违规行为受到处分不服的，可以依法申请复核或者提出申诉。

第五章　附则

第二十二条　本规定自 2018 年 1 月 1 日起施行。

12.2.6　事业单位人事管理条例（中华人民共和国国务院令第 652 号）

第八条　事业单位新聘用工作人员，应当面向社会公开招聘。但是，国家政策性安置、按照人事管理权限由上级任命、涉密岗位等人员除外。

第九条　事业单位公开招聘工作人员按照下列程序进行：

（一）制定公开招聘方案；

（二）公布招聘岗位、资格条件等招聘信息；

（三）审查应聘人员资格条件；

（四）考试、考察；

（五）体检；

（六）公示拟聘人员名单；

（七）订立聘用合同，办理聘用手续。

第十条　事业单位内部产生岗位人选，需要竞聘上岗的，按照下列程序进行：

（一）制定竞聘上岗方案；

（二）在本单位公布竞聘岗位、资格条件、聘期等信息；

（三）审查竞聘人员资格条件；

（四）考评；

（五）在本单位公示拟聘人员名单；

（六）办理聘任手续。

第十一条　事业单位工作人员可以按照国家有关规定进行交流。

第十二条　事业单位与工作人员订立的聘用合同，期限一般不低于 3 年。

第十三条　初次就业的工作人员与事业单位订立的聘用合同期限 3 年以上的，试用期为 12 个月。

第十四条　事业单位工作人员在本单位连续工作满 10 年且距法定退休年龄不足 10 年，提出订立聘用至退休的合同的，事业单位应当与其订立聘用至退休的合同。

第十五条　事业单位工作人员连续旷工超过 15 个工作日，或者 1 年内累计旷工超过 30 个工作日的，事业单位可以解除聘用合同。

第十六条　事业单位工作人员年度考核不合格且不同意调整工作岗位，或者连续两年年度考核不合格的，事业单位提前 30 日书面通知，可以解除聘用合同。

第十七条　事业单位工作人员提前 30 日书面通知事业单位，可以解除聘用合同。但是，双方对解除聘用合同另有约定的除外。

第十八条　事业单位工作人员受到开除处分的，解除聘用合同。

第十九条　自聘用合同依法解除、终止之日起，事业单位与被解除、终止聘用合同人员的人事关系终止。

12.2.7　事业单位工作人员处分暂行规定（中华人民共和国人力资源和社会保障部、中华人民共和国监察部令第 18 号）

第五条　处分的种类为：

（一）警告；

（二）记过；

（三）降低岗位等级或者撤职；

（四）开除。

其中，撤职处分适用于行政机关任命的事业单位工作人员。

第六条　受处分的期间为：

（一）警告，6 个月；

（二）记过，12 个月；

（三）降低岗位等级或者撤职，24 个月。

第七条　事业单位工作人员受到警告处分的，在受处分期间，不得聘用到高于现聘岗位等级的岗位；在作出处分决定的当年，年度考核不能确定为优秀等次。

事业单位工作人员受到记过处分的，在受处分期间，不得聘用到高于现聘岗位等级的岗位，年度考核不得确定为合格及以上等次。

事业单位工作人员受到降低岗位等级处分的，自处分决定生效之日起降低一个以上岗位等级聘用，按照事业单位收入分配有关规定确定其工资待遇；在受处分期间，不得聘用到高于受处分后所聘岗位等级的岗位，年度考核不得确定为基本合格及以上等次。

行政机关任命的事业单位工作人员在受处分期间的任命、考核、工资待遇按照干部人事管理权限，参照本条第一款、第二款、第三款规定执行。

事业单位工作人员受到开除处分的，自处分决定生效之日起，终止其与事业单位的人事关系。

第八条　事业单位工作人员受到记过以上处分的，在受处分期间不得参加本专业（技术、技能）领域专业技术职务任职资格或者工勤技能人员技术等级考试（评审）。应当取消专业技术职务任职资格或者职业资格的，按照有关规定办理。

12.2.8　关于进一步规范事业单位公开招聘工作的通知（人社部发〔2010〕92 号）

一、严格政策，全面落实事业单位公开招聘制度各项规定

事业单位新进人员，除国家政策性安置、按干部人事管理权限由上级任命及涉密岗位等确需使用其他方法选拔任用人员外，一律实行公开招聘。事业单位要在岗位空缺的前提下，按照岗位职责和任职条件，通过公开招聘择优聘用工作人员。严格执行《事业单位公开招聘人员暂行规定》（人事部令第 6 号）关于招聘范围、条件、程序、信息发布、资格审查、考试考核、聘用等方面的要求。事业单位应当按照规定制定公开招聘方案并报送有关部门核准备案。各级组织人事部门要按照规定权限严格履行招聘方案核准备案职责。

各地各部门要加快完善政策措施，尚未制定本地区本部门公开招聘实施办法的，要在 2011 年 3 月前出台。已经出台实施办法的，要分类细化要求，完善公开招聘组织工作规程。到 2012 年，要基本实现公开招聘制度在全国各级各类事业单位的全覆盖。

二、坚持公开，增强事业单位公开招聘工作透明度

事业单位公开招聘要遵循民主、公开、竞争、择优的原则，切实做到信息公

开、过程公开、结果公开。

严格规范公开招聘信息发布。事业单位招聘人员应当面向社会公开发布招聘信息，内容应包括公开招聘范围、条件、程序和时间安排、招聘办法、报名方法等内容。发布时间不少于7个工作日。招聘信息须在组织人事部门网站、招聘单位及主管部门网站上免费公布，同时也可以在人力资源市场网站或者其他媒体上公布。招聘信息一经公布，应当严格执行，不得擅自更改。

增强公开招聘实施过程透明度。对于公开招聘中资格审查、笔试、面试、考核等环节的进展情况应当面向社会公布，并确保及时、全面、准确。

健全公开招聘结果公示制度。公开招聘结果应在招聘信息发布的范围内进行公示，时间不少于7个工作日。公示内容应包括招聘单位名称、招聘岗位情况以及拟聘人员基本情况。

三、突出分类，创新事业单位公开招聘组织方式方法

公开招聘要坚持统一规范、分类指导、分级管理。要严格按照统一的公开招聘制度的要求，充分体现不同行业、不同类型事业单位的特点以及各类工作人员的专业特点，分类组织实施公开招聘。

公开招聘方式方法应符合事业单位特点，充分体现行业、专业及岗位特点。公开招聘采取考试与考核相结合的方法，择优聘用。公开招聘高层次、紧缺人才，可以采取直接考核的方式。各地各部门要积极探索符合高校毕业生就业特点的公开招聘方式，更好地服务于高校毕业生就业工作。

规范和完善公开招聘考试、考核方法。考试可采取笔试、面试、实际操作能力测试等多种方式。按照"干什么，考什么"的原则，合理设置考试内容，符合岗位要求。对专业技术岗位和工勤技能岗位的招聘，不应将行政职业能力测试列为笔试内容。考核应侧重于思想政治表现、道德品质以及与应聘岗位相关的业务能力和工作实绩等。

各地各部门要研究制定公开招聘考试工作规程，规范考试命题、笔试阅卷、面试组织等环节。要完善保密制度，明确分工，责任到人，确保考务安全。要加强公开招聘考官培训工作，提高面试、实际操作能力测试工作水平，增强考试公正度。鼓励有条件的地方加强题库建设。

组织人事部门、事业单位主管部门要根据事业单位公开招聘工作的实际需求，发挥考试、人才等服务机构的优势，为事业单位公开招聘搭建考试考务服务

平台。

四、严肃纪律，提升事业单位公开招聘工作公信力

要认真落实《事业单位公开招聘人员暂行规定》关于回避制度的规定。在公开发布的招聘信息中，要明确有关人员回避的要求。对违反回避规定的公开招聘行为，应当及时予以纠正，对相关人员予以批评教育，造成不良影响的，要对有关责任人进行严肃处理。

对违反事业单位公开招聘规定的，由县级以上组织人事部门视情况责令纠正或者宣布无效；对负有领导责任和直接责任的人员予以严肃处理，根据情节轻重进行批评教育、调离工作岗位或者给予处分；对违反公开招聘规定的应聘人员，要按照规定及时处理。

事业单位公开招聘人员，应确保符合条件的应聘人员不因民族、性别或者身体残疾而受歧视。落实人力资源和社会保障部、教育部、卫生部《关于进一步规范入学和就业体检项目维护乙肝表面抗原携带者入学和就业权利的通知》（人社部发〔2010〕12号）要求，除卫生部核准并予以公布的特殊职业外，事业单位在公开招聘中不得要求进行乙肝项目检测。

五、强化监管，确保事业单位公开招聘工作有序进行

各级组织人事部门要切实履行好事业单位公开招聘工作综合管理部门的职责，建立严格的制度规范，加强管理，强化监督，指导事业单位依法行使用人自主权。要加大对县级以下事业单位公开招聘工作的指导力度。事业单位主管部门要切实履行对事业单位公开招聘工作的指导和管理职责。公开招聘工作要主动接受纪检监察机关的监督。

组织人事部门应当及时受理有关投诉或者举报，接受社会监督。对有关投诉或者实名举报的调查处理情况，应当向投诉人或者实名举报人反馈；对新闻媒体反映问题的调查处理情况，应当及时向社会公布。

要建立事业单位公开招聘工作舆情监测报告制度，密切关注网络、媒体等舆论动态，做到早发现，早报告。加强对公开招聘突发性事件的舆情研判，制定应急预案，通过新闻发布会、向媒体提供新闻通稿等形式，第一时间发布权威消息，引导舆论，及时采取有效的应对措施，妥善处理。畅通信息渠道，对于重大舆情要及时处置并报同级党委政府和上级组织人事部门。

12.2.9 关于卫生事业单位岗位设置管理的指导意见（国人部发〔2007〕35号）

为做好卫生事业单位岗位设置管理的组织实施工作，根据《事业单位岗位设置管理试行办法》（国人部发〔2006〕70号，以下简称《试行办法》）和《〈事业单位岗位设置管理试行办法〉实施意见》（国人部发〔2006〕87号，以下简称《实施意见》），结合卫生事业单位的特点，提出以下指导意见。

一、适用范围

1. 为了社会公益目的，由国家举办或者其他组织利用国有资产举办的医院、妇幼保健机构、疾病预防控制机构、社区卫生服务机构、农村乡镇卫生院等卫生事业单位，包括经费来源主要由财政拨款、部分由财政支持以及经费自理的卫生事业单位，都要实施岗位设置管理。

2. 卫生事业单位管理人员（职员）、专业技术人员和工勤技能人员，都要纳入岗位设置管理。

岗位设置管理中涉及卫生事业单位领导人员的，按照干部人事管理权限的有关规定执行。

3. 使用事业编制的卫生行业学会、协会、基金会等社会团体工作人员，参照《试行办法》《实施意见》和本指导意见，纳入岗位设置管理。

4. 经批准参照《中华人民共和国公务员法》进行管理的卫生事业单位、社会团体，各类企业所属的卫生事业单位和卫生事业单位所属独立核算的企业，以及已经转制为企业的卫生单位，不适用本指导意见。

二、岗位类别设置

5. 卫生事业单位岗位分为管理岗位、专业技术岗位和工勤技能岗位三种类别（以下简称三类岗位）。

6. 管理岗位指担负领导职责或管理任务的工作岗位。管理岗位的设置要适应增强单位运转效能、提高工作效率、提升管理水平的需要。

7. 专业技术岗位指从事专业技术工作，具有相应的专业技术水平和能力要求的工作岗位。专业技术岗位的设置要符合卫生工作和人才成长的规律和特点，适应发展社会公益卫生事业与提高专业水平的需要。

根据卫生行业特点，专业技术岗位分卫生专业技术岗位和非卫生专业技术岗位。卫生事业单位专业技术岗位的设置，以医、药、护、技等卫生专业技术岗位为主体，并根据工作需要适当设置非卫生专业技术岗位。

8．工勤技能岗位指承担技能操作和维护、后勤保障、服务等职责的工作岗位。工勤技能岗位的设置要适应提高操作维护技能，提升服务水平的要求，满足卫生事业单位业务工作的实际需要。

工勤技能岗位根据卫生事业单位工作需要，按照国家确定的卫生行业特殊工种、通用工种和普通工种设置。

9．根据卫生事业单位的社会功能、职责任务、工作性质和人员结构特点等因素，综合确定卫生事业单位三类岗位总量的结构比例。

10．卫生事业单位应保证专业技术岗位占主体，原则上不低于单位岗位总量的80%。卫生专业技术岗位中医、药、护、技各职种应当根据实际工作需要科学设置，并符合有关标准和规定。管理岗位、工勤技能岗位的设置，应保持相对合理的结构比例。

鼓励卫生事业单位后勤服务社会化，已经实现社会化服务的一般性劳务工作，不再设置相应的工勤技能岗位。

三、岗位等级设置

（一）管理岗位等级设置

11．全国事业单位的管理岗位分为10个等级，卫生事业单位管理岗位最高等级为三级职员岗位，共8个等级。卫生事业单位管理岗位的最高等级和结构比例根据卫生事业单位的规格、规模、隶属关系，按照干部人事管理有关规定和权限确定。

12．卫生事业单位现行的厅级正职、厅级副职、处级正职、处级副职、科级正职、科级副职、科员、办事员依次分别对应管理岗位三至十级职员岗位。

13．根据卫生事业单位的规格、规模和隶属关系，按照干部人事管理权限设置卫生事业单位各等级管理岗位的职员数量。

（二）专业技术岗位等级设置

14．专业技术岗位分为13个等级。高级岗位分为7个等级，即一至七级，其中，正高级岗位包括一至四级，副高级岗位包括五至七级；中级岗位分为3个等级，即八至十级；初级岗位分为3个等级，即十一至十三级，其中十三级是士级岗位。

15．卫生事业单位专业技术高级、中级、初级岗位之间，以及高级、中级、初级岗位内部不同等级岗位之间的结构比例。

根据地区经济、卫生事业发展水平以及卫生事业单位的功能、规格、隶属关系和专业技术水平，实行不同的结构比例控制。

根据全国事业单位专业技术人员高级、中级、初级岗位之间的结构比例总体控制目标的要求，按照卫生事业单位专业技术人员高级、中级、初级结构比例现状，根据卫生事业发展需要和"十一五"人才发展规划，合理确定卫生事业单位专业技术高级、中级、初级岗位之间的结构比例。

三级医院、省级及以上公共卫生机构、医疗保健机构等卫生事业单位高级专业技术岗位的比例适当高于二级医院、地市级公共卫生、医疗保健等机构；二级医院、地市级公共卫生、医疗保健等机构高级专业技术岗位的比例适当高于基层医疗卫生机构。承担医学教学、科研任务的医疗卫生机构高级专业技术岗位比例可适当提高。

卫生事业单位专业技术高级、中级、初级不同等级岗位之间的结构比例全国总体控制目标：二级、三级、四级岗位之间的结构比例为1：3：6；五级、六级、七级岗位之间的结构比例为2：4：4；八级、九级、十级岗位之间的结构比例为3：4：3；十一级、十二级岗位之间的结构比例为5：5。

对规模小、人员少、较分散的基层卫生事业单位，专业技术岗位设置的结构比例可根据实际情况实行集中调控、集中管理。具体办法由省级政府人事行政部门和卫生事业单位主管部门研究制定。

16．各省（自治区、直辖市）政府人事行政部门和卫生行政部门、卫生事业单位主管部门，在总结卫生专业技术职务结构比例管理经验的基础上，按照优化结构、合理配置的要求，制定卫生事业单位专业技术高级、中级、初级岗位结构比例控制的标准和办法。

17．各级政府人事行政部门和卫生事业单位主管部门要严格控制专业技术岗位结构比例，严格控制高级专业技术岗位的总量，卫生事业单位要严格执行核准的专业技术岗位结构比例。

（三）工勤技能岗位等级设置

18．工勤技能岗位包括技术工岗位和普通工岗位，其中技术工岗位分5个等级。普通工岗位不分等级。

19．工勤技能岗位的最高等级和结构比例按照岗位等级规范、技能水平和工作需要确定。

20．卫生事业单位中的高级技师、技师、高级工、中级工、初级工，依次分别对应技术工一至五级工勤技能岗位。

21．卫生事业单位工勤技能岗位结构比例，一级、二级、三级岗位的总量占工勤技能岗位总量的比例全国控制目标为 25% 左右，一级、二级岗位的总量占工勤技能岗位总量的比例全国总体控制目标为 5% 左右。

22．卫生事业单位工勤技能岗位的一级、二级岗位，主要应在卫生专业技术辅助岗位承担技能操作和维护职责等对技能水平要求较高的领域设置。要严格控制工勤技能一级、二级岗位的总量。

（四）特设岗位设置

23．卫生事业单位中的特设岗位是根据卫生事业单位职能，以及因业务发展急需聘用高层次人才等特殊需要，经批准设置的非常设岗位。特设岗位的等级按照规定的程序确定。

特设岗位不受卫生事业单位岗位总量、最高等级和结构比例的限制，在完成工作任务后，应按照管理权限予以核销。

24．卫生事业单位特设岗位的设置须经主管部门审核后，按程序报设区的市级以上政府人事行政部门核准。具体管理办法由各省（自治区、直辖市）根据实际情况制定。

四、专业技术岗位名称及岗位等级

25．卫生事业单位中，正高级卫生专业技术岗位名称为特级主任医（药、护、技）师岗位、一级主任医（药、护、技）师岗位、二级主任医（药、护、技）师岗位、三级主任医（药、护、技）师岗位，分别对应一至四级专业技术岗位；副高级卫生专业技术岗位名称为一级副主任医（药、护、技）师岗位、二级副主任医（药、护、技）师岗位、三级副主任医（药、护、技）师岗位，分别对应五至七级专业技术岗位；中级卫生专业技术岗位名称为一级主治（主管）医（药、护、技）师岗位、二级主治（主管）医（药、护、技）师岗位、三级主治（主管）医（药、护、技）师岗位，分别对应八至十级专业技术岗位；初级专业技术岗位名称为一级医（药、护、技）师岗位、二级医（药、护、技）师岗位和医（药、护、技）士岗位，分别对应十一至十三级专业技术岗位。

26．其他专业技术岗位名称和对应等级参照相关行业指导意见和标准执行，原则上沿用现专业技术名称。

27．卫生事业单位专业技术一级岗位属国家专设的特级岗位。

卫生事业单位专业技术一级岗位人员的确定按国家有关规定执行。

五、岗位任职基本条件

（一）各类岗位的基本条件

28．卫生事业单位三类岗位的基本条件，主要根据岗位职责任务和任职条件确定。卫生事业单位三类岗位的基本任职条件：

（1）遵守宪法和法律；

（2）具有良好的品行；

（3）具有履行岗位职责所需的专业、能力或技能；

（4）适应岗位要求的身体条件。

（二）管理岗位基本条件

29．职员岗位一般应具有中专以上文化程度，其中六级以上职员岗位，一般应具有大学专科以上文化程度，四级以上职员岗位一般应具有大学本科以上文化程度。

30．各等级职员岗位的基本任职条件：

（1）三级、五级职员岗位，须分别在四级、六级职员岗位上工作两年以上；

（2）四级、六级职员岗位，须分别在五级、七级职员岗位上工作三年以上；

（3）七级、八级职员岗位，须分别在八级、九级职员岗位上工作三年以上。

31．各省（自治区、直辖市）、国务院各有关部门以及卫生事业单位在上述基本任职条件的基础上，根据本指导意见，结合实际情况，制定本地区、本部门以及本单位职员的具体条件。

（三）专业技术岗位基本条件

32．卫生事业单位专业技术岗位的基本任职条件按照现行卫生专业技术职务评聘的有关规定执行。

33．卫生事业单位中实行职业资格准入控制的专业技术岗位的基本条件，应包括准入控制的要求。

34．各省（自治区、直辖市）、国务院各有关部门以及卫生事业单位在国家规定的专业技术高级、中级、初级岗位基本条件基础上，根据本指导意见，结合实际情况，综合考虑各岗位的知识、技能、责任、风险等因素，制定本地区、本部门以及本单位卫生专业技术岗位的具体条件。

35．卫生事业单位中，卫生专业技术高级、中级、初级岗位内部不同等级岗位的条件，由主管部门和卫生事业单位，按照《试行办法》《实施意见》和本指导意见，根据综合考虑各岗位的知识、技能、责任、风险等因素综合确定。

36．卫生事业单位中非卫生专业技术岗位的条件，按现行专业技术职务评聘有关规定和其相应的行业指导意见执行。

（四）工勤技能岗位的基本条件

37．一级、二级工勤技能岗位，须在本工种下一级岗位工作满 5 年，并分别通过高级技师、技师技术等级考评。

38．三级、四级工勤技能岗位，须在本工种下一级岗位工作满 5 年，并分别通过高级工、中级工技术等级考核。

39．学徒（培训生）学习期满和工人见习、试用期满，通过初级工技术等级考核后，可确定为五级工勤技能岗位。

六、岗位设置的审核

40．卫生事业单位岗位设置实行核准制度，严格按照规定的程序和管理权限进行审核。

41．卫生事业单位岗位设置工作按以下程序进行：

（1）制定岗位设置方案，填写岗位设置审核表；

（2）按程序报主管部门审核、政府人事行政部门核准；

（3）在核准的岗位总量、结构比例和最高等级限额内，制定岗位设置实施方案；

（4）广泛听取职工对岗位设置实施方案的意见；

（5）岗位设置实施方案由单位负责人员集体讨论通过；

（6）组织实施。

42．国务院有关部门所属卫生事业单位的岗位设置方案报主管部门审核汇总后，报人事部备案。

43．省（自治区、直辖市）政府部门所属卫生事业单位的岗位设置方案经主管部门审核后，报本地区人事厅（局）核准。

44．地（市）政府部门所属卫生事业单位的岗位设置方案经主管部门审核后，报本地（市）政府人事行政部门核准。

45．县（县级市、区）政府部门所属卫生事业单位的岗位设置方案经主管部门、县（市）政府人事行政部门审核汇总后，报地区或设区的市政府人事行政部门核准。

46．卫生事业单位岗位总量、结构比例应保持相对稳定，并实行动态管理。有下列情形之一的，岗位设置方案可按照第 42 条、第 43 条、第 44 条、第 45 条的权限申请变更：

（1）卫生事业单位出现分立、合并，须对本单位的岗位进行重新设置的；

（2）根据上级或同级机构编制部门的正式文件，增减机构编制的；

（3）按照业务发展和实际情况，为完成工作任务确需变更岗位设置的。

47．经核准的岗位设置方案是聘用人员、确定岗位等级、调整岗位以及核定工资的依据。

七、岗位聘用

48．卫生事业单位按照《试行办法》《实施意见》和本指导意见以及核准的岗位设置方案，根据按需设岗、竞聘上岗、按岗聘用的原则，确定具体的工作岗位，明确岗位等级，聘用工作人员，签订聘用合同。

49．卫生事业单位聘用人员，应在岗位有空缺的条件下，按照公开招聘、竞聘上岗的有关规定择优聘用。

卫生事业单位应分别按照管理岗位、专业技术岗位、工勤技能岗位的职责任务和任职条件，在核定的结构比例内聘用人员，聘用条件不得低于国家规定的基本条件。

50．对设置的岗位结构比例实行集中调控、集中管理的卫生事业单位，可根据实际情况实行人员集中聘用。

51．根据卫生人才的特点，对确属技术拔尖、成绩显著、贡献突出、岗位急需且符合破格条件的特殊人才，经上一级主管部门批准，可以按照有关规定破格聘用。

52．卫生事业单位新参加工作人员见习、试用期满后，管理人员、专业技术人员按照岗位条件要求确定岗位等级；工勤技能人员通过初级工技术等级岗位考核后，可确定为五级工勤技能岗位。

53．尚未实行聘用制度和岗位管理制度的卫生事业单位，应按照《国务院办公厅转发人事部关于在事业单位试行人员聘用制度意见的通知》《中组部、人事部、卫生部关于深化卫生行业事业单位人事制度改革的实施意见》《试行办法》《实施意见》和本指导意见的精神，抓紧进行岗位设置，实行聘用制度，组织岗位聘用。

已经实行聘用制度，签订聘用合同的卫生事业单位，可以根据《试行办法》《实施意见》和本指导意见的要求，按照核准的岗位设置方案，对本单位现有人员确定不同等级的岗位，并变更合同的相应内容。

54．各级政府人事、卫生行政部门和卫生事业单位要根据国家有关规定，使卫生事业单位现有在册的正式工作人员，按照现聘职务或岗位进入相应等级的岗位。

各地区、各部门和卫生事业单位必须严格把握政策，不得违反规定突破现有的职务数额，不得突击聘用人员，不得突击聘用职务。要采取措施严格限制专业技术高级、中级、初级岗位中的高等级岗位的设置。

55．卫生事业单位聘用人员原则上不得同时在两类岗位上任职。根据卫生事业单位的工作特点，确需兼任的，须按人事管理权限审批。

56．卫生事业单位首次进行岗位设置和岗位聘用，岗位结构比例不得突破现有人员的结构比例。现有人员的结构比例已经超过核准的结构比例的，应通过自然减员、调出、低聘或解聘的办法，逐步达到规定的结构比例。尚未达到核准的结构比例的，要严格控制岗位聘用数量，根据卫生事业发展要求和人员队伍状况等情况逐年逐步到位。

八、组织实施

57．岗位设置管理工作是卫生事业单位人事制度和收入分配制度改革的前提和重要基础，是加强卫生人才队伍建设的重要内容。各级政府人事、卫生行政部门要高度重视，加强领导，精心组织实施，要及时研究解决组织实施过程中可能出现的新情况、新问题，确保卫生事业单位的稳定和持续发展。

58．岗位设置工作涉及面广，关系到广大卫生工作者的切身利益。各级卫生事业单位要提高认识，正确处理好改革、发展与稳定的关系，认真细致地做好广大干部职工的思想政治工作，积极稳妥地推进岗位设置管理工作。

59．岗位设置和岗位聘用是一项政策性很强的工作，各地区、各部门和事业单位在实际工作中要坚持原则，走群众路线，严格工作程序和工作纪律。对违反规定滥用职权、打击报复、以权谋私的，要严肃追究相应责任。对未按《试行办法》《实施意见》和本指导意见进行岗位设置和岗位聘用的卫生事业单位，政府人事、卫生行政部门及有关部门不予确认岗位等级、不予兑现工资、不予核拨经费。情节严重的，对相关领导和责任人予以通报批评，按照人事管理权限给予相应的纪律处分。

60．本指导意见由人事部、卫生部负责解释。

12.2.10 关于印发《〈事业单位岗位设置管理试行办法〉实施意见》的通知（国人部发〔2006〕87号）

一、岗位设置管理的实施范围

1．为了社会公益目的，由国家机关举办或者其他组织利用国有资产举办的事业单位，包括经费来源主要由财政拨款、部分由财政支持以及经费自理的事业单位，都要按照《试行办法》和本实施意见实施岗位设置管理。

2．事业单位管理人员（职员）、专业技术人员和工勤技能人员，都要纳入岗位设置管理。

岗位设置管理中涉及事业单位领导人员的，按照干部人事管理权限的有关规定执行。

3．使用事业编制的各类学会、协会、基金会等社会团体工作人员，参照《试行办法》和本实施意见，纳入岗位设置管理。

4．经批准参照《中华人民共和国公务员法》进行管理的事业单位、社会团体，各类企业所属的事业单位和事业单位所属独立核算的企业，以及由事业单位已经转制为企业的单位，不适用《试行办法》和本实施意见。

二、岗位类别设置

5．根据事业单位的社会功能、职责任务、工作性质和人员结构特点等因素，综合确定事业单位管理岗位、专业技术岗位、工勤技能岗位（以下简称三类岗位）总量的结构比例。

6．事业单位三类岗位的结构比例由政府人事行政部门和事业单位主管部门确定，控制标准如下：

（1）主要以专业技术提供社会公益服务的事业单位，应保证专业技术岗位占主体，一般不低于单位岗位总量的 70%。

（2）主要承担社会实务管理职责的事业单位，应保证管理岗位占主体，一般应占单位岗位总量的一半以上。

（3）主要承担技能操作维护、服务保障等职责的事业单位，应保证工勤技能岗位占主体，一般应占单位岗位总量的一半以上。

（4）事业单位主体岗位之外的其他两类岗位，应该保持相对合理的结构比例。

（5）鼓励事业单位后勤服务社会化，逐步扩大社会化服务的覆盖面。已经实现社会化服务的一般性劳务工作，不再设置相应的工勤技能岗位。

7．各省（自治区、直辖市）、国务院各有关部门根据实际情况，按照本实施意见和行业指导意见，制定本地区、本部门事业单位三类岗位结构比例的具体控制标准。

三、岗位等级设置

（一）管理岗位等级设置

8．管理岗位的最高等级和结构比例根据事业单位的规格、规模、隶属关系，按照干部人事管理有关规定和权限确定。

9．事业单位现行的部级正职、部级副职、厅级正职、厅级副职、处级正职、处级副职、科级正职、科级副职、科员、办事员依次分别对应管理岗位一到十级职员岗位。

10．根据事业单位的规格、规模和隶属关系，按照干部人事管理权限设置事业单位各等级管理岗位的职员数量。

（二）专业技术岗位等级设置

11．专业技术岗位的最高等级和结构比例按照事业单位的功能、规格、隶属关系和专业技术水平等因素，根据现行专业技术职务管理有关规定和行业指导意见确定。

12．专业技术高级岗位分 7 个等级，即一至七级。高级专业技术职务正高级的岗位包括一至四级，副高级的岗位包括五至七级；中级岗位分 3 个等级，即八至十级；初级岗位分 3 个等级，即十一至十三级，其中十三级是员级岗位。

高级专业技术职务不区分正副高的，暂按现行专业技术职务有关规定执行，具体改革办法结合深化职称制度改革另行研究制定。

13．专业技术高级、中级、初级岗位之间，以及高级、中级、初级岗位内部不同等级岗位之间的结构比例，根据地区经济、社会事业发展水平和行业特点，以及事业单位的功能、规格、隶属关系和专业技术水平，实行不同的结构比例控制。

专业技术高级、中级、初级岗位之间的结构比例全国总体控制目标为1∶3∶6。

高级、中级、初级岗位内部不同等级岗位之间的结构比例全国总体控制目标：二级、三级、四级岗位之间的比例为1∶3∶6，五级、六级、七级岗位之间的比例为2∶4∶4，八级、九级、十级岗位之间的比例为3∶4∶3，十一级、十二级岗位之间的比例为5∶5。

14. 各省（自治区、直辖市）、国务院各有关部门要根据实际情况，在总结事业单位专业技术职务结构比例管理经验的基础上，按照优化结构、合格配置的要求，制定本地区、本部门事业单位专业技术高级、中级、初级岗位之间以及高级、中级、初级岗位内部不同等级岗位之间结构比例控制的标准和办法。各级人事部门及事业单位主管部门要严格控制专业技术岗位结构比例，严格控制高级专业技术岗位的总量，事业单位要严格执行核准的专业技术岗位结构比例。

（三）工勤技能岗位等级设置

15. 工勤技能岗位的最高等级和结构比例按照岗位等级规范、技能水平和工作需要确定。

16. 事业单位中的高级技师、技师、高级工、中级工、初级工，依次分别对应一至五级工勤技能岗位。

17. 工勤技能岗位结构比例，一级、二级、三级岗位的总量占工勤技能岗位总量的比例全国总体控制目标为25%左右，一级、二级岗位的总量占工勤技能岗位总量的比例全国总体控制目标为5%左右。

18. 工勤技能一级、二级岗位主要应在专业技术辅助岗位承担技能操作和维护职责等对技能水平要求较高的领域设置。各地区、各部门要制定政策措施严格控制工勤技能一级、二级岗位的总量。

（四）特设岗位设置

19. 特设岗位是事业单位根据事业发展聘用急需的高层次人才等特殊需要，经批准设置的工作岗位，是事业单位中的非常设岗位。特设岗位的等级根据具体情况确定。

特设岗位不受事业单位岗位总量、最高等级和结构比例限制，在完成工作任务后，按照管理权限予以核销。

20．特设岗位的设置经主管部门审核后，报设区的市级以上政府人事行政部门核准。

各地区、各部门根据实际情况，制定具体的管理办法。

四、岗位基本条件

（一）各类岗位的基本条件

21．事业单位管理岗位、专业技术岗位和工勤技能岗位的基本条件，主要根据岗位的职责任务和任职条件确定。事业单位三类岗位的基本任职条件：

（1）遵守宪法和法律；

（2）具有良好的品行；

（3）岗位所需的专业、能力或技能条件；

（4）适应岗位要求的身体条件。

（二）管理岗位基本条件

22．职员岗位一般应具有中专以上文化程度，其中六级以上职员岗位，一般应具有大学专科以上文化程度，四级以上职员岗位一般应具有大学本科以上文化程度。

23．各等级职员岗位的基本任职条件：

（1）三级、五级职员岗位，须分别在四级、六级职员岗位上工作两年以上；

（2）四级、六级职员岗位，须分别在五级、七级职员岗位上工作三年以上；

（3）七级、八级职员岗位，须分别在八级、九级职员岗位上工作三年以上。

24．一级、二级职员岗位按照国家有关规定执行。

（三）专业技术岗位基础条件

25．专业技术岗位的基本任职条件按照现行专业技术职务评聘的有关规定执行。

26．实行职业资格准入控制的专业技术岗位的基本条件，应包括准入控制的要求。

27．各省（自治区、直辖市）、国务院各有部门以及事业单位在国家规定的专业技术高级、中级、初级岗位基本条件基础上，根据行业指导意见，结合实际情况，制定本地区、本部门以及本单位的具体条件。

28．专业技术高级、中级、初级岗位内部不同等级岗位的条件，由主管部门和事业单位，按照《试行办法》、本实施意见以及行业指导意见，根据岗位的职责任务、专业技术水平要求等因素综合确定。

（四）工勤技能岗位基本条件

29. 工勤技能岗位基本任职条件：

（1）一级、二级工勤技能岗位，须在本工种下一级岗位工作满5年，并分别通过高级技师、技师技术等级考评；

（2）三级、四级工勤技能岗位，须在本工种下一级岗位工作满5年，并分别通过高级工、中级工技术等级考核；

（3）学徒（培训生）学习期满和工人见习、试用期满，通过初级工技术等级考核后，可确定为五级工勤技能岗位。

五、岗位设置的审核

30. 国务院直属事业单位的岗位设置方案报人事部核准后实施。

国务院各部门所属事业单位的岗位设置方案报主管部门审核汇总后，报人事部备案。

31. 省（自治区、直辖市）政府直属事业单位的岗位设置方案报本地区人事厅（局）核准。

省（自治区、直辖市）政府各部门所属事业单位的岗位设置方案经主管部门审核后，报本地区人事厅（局）核准。

32. 地（市）政府直属事业单位的岗位设置方案报本地（市）政府人事行政部门核准。

地（市）政府各部门所属事业单位的岗位设置方案经主管部门审核后，报本地（市）政府人事行政部门核准。

33. 县（县级市、区）政府直属事业单位的岗位设置方案经县（县级市、区）政府人事行政部门审核后，报地区或设区的市政府人事行政部门核准。

县（县级市、区）政府各部门事业单位的岗位设置方案经部门、县（县级市、区）政府人事行政部门审核汇总后，报地区或设区的市政府人事行政部门核准。

34. 国务院直属机构中垂直管理的，其事业单位的岗位设置管理实施方案，报人事部备案后，由国务院直属机构组织实施。

实行省以下垂直管理的政府直属机构，其事业单位的岗位设置实施方案，报省（自治区、直辖市）人事厅（局）核准后，由该直属机构组织实施。

六、岗位聘用

35．事业单位按照《试行办法》和本实施意见、行业指导意见以及核准的岗位设置方案，根据按需设岗、竞聘上岗、按岗聘用的原则，确定具体岗位，明确岗位等级，聘用工作人员，签订聘用合同。

36．事业单位要严格按照岗位的职责任务和任职条件，按照不低于国家规定的基本条件的要求聘用人员。对确有真才实学，岗位急需且符合破格条件的，可以按照有关规定破格聘用。

37．尚未实行聘用制度和岗位管理制度的事业单位，应按照《国务院办公厅转发人事部关于在事业单位试行人员聘用制度意见的通知》和《试行办法》、本实施意见及行业指导意见的精神，抓紧进行岗位设置，实行聘用制度，组织岗位聘用。

已经实行聘用制度，签订聘用合同的事业单位，可以根据《试行办法》、本实施意见及行业指导意见的要求，按照核准的岗位设置方案，对本单位现有人员确定不同等级的岗位，并变更合同相应的内容。

38．政府人事行政部门和事业单位主管部门对事业单位完成岗位设置、组织岗位聘用并签订聘用合同的情况进行认定。对符合政策规定，完成规范的岗位设置和岗位聘用的，根据所聘岗位确定岗位工资待遇。

39．各级政府人事行政部门、事业单位主管部门和事业单位要根据国家有关规定，使事业单位现有在册的正式工作人员，按照现聘职务或岗位进入相应等级的岗位。

各地区、各部门和事业单位必须严格把握政策，不得违反规定突破现有的职务数额，不得突击聘用人员，不得突击聘用职务。要采取措施严格限制专业技术高级、中级、初级岗位中高等级岗位的设置。

40．事业单位首次进行岗位设置和岗位聘用，岗位结构比例不得突破现有人员的结构比例。现有人员的结构比例已经超过核准的结构比例的，应通过自然减员、调出、低聘或解聘的办法，逐步达到规定的结构比例。尚未达到核准的结构比例的，要严格控制岗位聘用数量，根据事业发展要求和人员队伍状况等情况逐年逐步到位。

七、专业技术一级岗位

41．专业技术一级岗位是国家专设的特级岗位。

42．专业技术一级岗位的任职应具有下列条件之一：

（1）中国科学院院士、中国工程院院士；

（2）在自然科学、工程技术、社会科学领域做出系统的、创造性的成就和重大贡献的专家、学者；

（3）其他为国家做出重大贡献、享有盛誉，业内公认的一流人才。

43．专业技术一级岗位由国家实行总量控制和管理，按照以下基础程序确定：

（1）按照行政隶属关系，事业单位将符合专业技术一级岗位条件的人逐级上报至省（自治区、直辖市）政府或国务院主管部门；

（2）省（自治区、直辖市）政府或国务院主管部门对专业技术一级岗位人选进行审核后报人事部；

（3）人事部会同有关部门对各地区、各部门上报的人选进行审核确定。

确定专业技术一级岗位的具体办法另行制定。

八、组织实施

44．各级政府人事行政部门作为事业单位岗位设置管理的综合管理部门，要根据《试行办法》和本实施意见的要求，加强政策指导、宏观调控和监督管理。要充分发挥各有关主管部门的职能作用，严格按照核准的各类岗位结构比例标准共同做好岗位设置管理的组织实施工作。

45．事业单位要按照岗位设置管理的有关规定自主设置本单位的各类具体岗位，明确岗位等级。政府人事行政部门和事业单位主管部门要落实单位用人自主权，确保事业单位根据岗位的职责任务和任职条件自主聘用人员。

46．有行业岗位设置指导意见的，要按照《试行办法》、本实施意见和行业指导意见，做好事业单位岗位设置管理工作；能够参照行业岗位设置指导意见的，经政府人事行政部门同意，参照相近行业指导意见执行；其他事业单位的岗位设置由政府人事行政部门会同事业单位主管部门按照《试行办法》和本实施意见的精神执行。

47．鼓励有条件的地区、部门和事业单位建立岗位设置管理信息数据库，运用计算机信息化技术，提高事业单位岗位管理的信息化、规范化水平。

48．各地区、各部门和事业单位在岗位设置和岗位聘用工作中，要严格执行有关政策规定，坚持原则，坚持走群众路线。对违反规定滥用职权、打击报复、以权谋私的，要追究相应责任。对不按《试行办法》和本实施意见进行岗位设置和岗位聘用的事业单位，政府人事行政部门及有关部门不予确认岗位等级、不予兑现工资、不予核拨经费。情节严重的，对相关领导和责任人予以通报批评，按照人事管理权限给予相应的纪律处分。

49. 各省（自治区、直辖市）人事厅（局）、国务院各部委和直属机构人事部门要结合实际，根据《试行办法》、本实施意见和行业指导意见，制定本地区、本部门具体的岗位设置管理实施意见，报人事部备案后组织实施。

50. 本实施意见由人事部负责解释。

12.2.11　关于印发《事业单位岗位设置管理试行办法》的通知（国人部发〔2006〕70号）

第一章　总则

第一条　为深化事业单位人事制度改革，建立健全事业单位岗位设置管理制度，实现事业单位人事管理的科学化、规范化、制度化，制定本办法。

第二条　本办法适用于为了社会公益目的，由国家机关举办或其他组织利用国有资产举办的事业单位。经批准参照公务员法进行管理的事业单位除外。

岗位设置管理中涉及事业单位领导人员的，按照干部人事管理权限的有关规定执行。

第三条　本办法所称岗位是指事业单位根据其社会功能、职责任务和工作需要设置的工作岗位，应具有明确的岗位名称、职责任务、工作标准和任职条件。

第四条　事业单位要按照科学合理、精简效能的原则进行岗位设置，坚持按需设岗、竞聘上岗、按岗聘用、合同管理。

第五条　国家对事业单位岗位设置实行宏观调控，分类指导，分级管理。

国家确定事业单位通用的岗位类别和等级，根据事业单位的功能、规格、规模以及隶属关系等情况，对岗位实行总量、结构比例和最高等级控制。

第六条　政府人事行政部门是事业单位岗位设置管理的综合管理部门，负责事业单位岗位设置的政策指导、宏观调控和监督管理。事业单位主管部门负责所属事业单位岗位设置的工作指导、组织实施和监督管理。

人事部会同有关行业主管部门制定有关行业事业单位岗位设置管理的指导意见。

第七条　事业单位根据岗位设置的政策规定，按照核准的岗位总量、结构比例和最高等级，自主设置本单位的具体工作岗位。

第二章　岗位类别

第八条　事业单位岗位分为管理岗位、专业技术岗位和工勤技能岗位三种类别。

第九条　管理岗位指担负领导职责或管理任务的工作岗位。管理岗位的设置要适应增强单位运转效能、提高工作效率、提升管理水平的需要。

第十条　专业技术岗位指从事专业技术工作，具有相应专业技术水平和能力要求的工作岗位。专业技术岗位的设置要符合专业技术工作的规律和特点，适应发展社会公益事业与提高专业水平的需要。

第十一条　工勤技能岗位指承担技能操作和维护、后勤保障、服务等职责的工作岗位。工勤技能岗位的设置要适应提高操作维护技能，提升服务水平的要求，满足单位业务工作的实际需要。

鼓励事业单位后勤服务社会化，已经实现社会化服务的一般性劳务工作，不再设置相应的工勤技能岗位。

第十二条　根据事业发展和工作需要，经批准，事业单位可设置特设岗位，主要用于聘用急需的高层次人才等特殊需要。

第三章　岗位等级

第十三条　根据岗位性质、职责任务和任职条件，对事业单位管理岗位、专业技术岗位、工勤技能岗位分别划分通用的岗位等级。

第十四条　管理岗位分为 10 个等级，即一至十级职员岗位。

第十五条　专业技术岗位分为 13 个等级，包括高级岗位、中级岗位和初级岗位。高级岗位分 7 个等级，即一至七级；中级岗位分 3 个等级，即八至十级；初级岗位分 3 个等级，即十一至十三级。

第十六条　工勤技能岗位包括技术工岗位和普通工岗位，其中技术工岗位分为 5 个等级，即一至五级。普通工岗位不分等级。

第十七条　特设岗位的等级根据实际需要，按照规定的程序和管理权限确定。

第四章　岗位结构比例及等级确定

第十八条　根据不同类型事业单位的职责任务、工作性质和人员结构特点，实行不同的岗位类别结构比例控制。

第十九条　对事业单位管理岗位、专业技术岗位、工勤技能岗位实行最高等级控制和结构比例控制。

第二十条　管理岗位的最高等级和结构比例根据单位的规格、规模、隶属关系，按照干部人事管理有关规定和权限确定。

第二十一条　专业技术岗位的最高等级和结构比例（包括高级、中级、初级之间的结构比例以及高级、中级、初级内部各等级之间的比例）按照单位的功能、规格、隶属关系和专业技术水平等因素综合确定。

第二十二条　工勤技能岗位的最高等级和结构比例按照岗位等级规范、技能水平和工作需要确定。

第二十三条　特设岗位的设置须经主管部门审核后，按程序报地区或设区的市以上政府人事行政部门核准。

第五章　岗位设置程序及权限

第二十四条　事业单位设置岗位按照以下程序进行：

（一）制定岗位设置方案，填写岗位设置审核表；

（二）按程序报主管部门审核、政府人事行政部门核准；

（三）在核准的岗位总量、结构比例和最高等级限额内，制定岗位设置实施方案；

（四）广泛听取职工对岗位设置实施方案的意见；

（五）岗位设置实施方案由单位负责人员集体讨论通过；

（六）组织实施。

第二十五条　国务院直属事业单位的岗位设置方案报人事部核准。国务院各部门所属事业单位的岗位设置方案经主管部门审核后，报人事部备案。

各省、自治区、直辖市政府直属事业单位的岗位设置方案报本地区人事厅（局）核准。各省、自治区、直辖市政府部门所属事业单位的岗位设置方案经主管部门审核后，报本地区人事厅（局）核准。

地（市）、县（市）政府所属事业单位的岗位设置方案经主管部门审核后，按程序报地区或设区的市政府人事行政部门核准。

第二十六条　事业单位的岗位总量、结构比例和最高等级应保持相对稳定。

第二十七条　有下列情形之一的，岗位设置方案可按照第二十五条的权限申请变更：

（一）事业单位出现分立、合并，须对本单位的岗位进行重新设置的；

（二）根据上级或同级机构编制部门的正式文件，增减机构编制的；

（三）按照业务发展和实际情况，为完成工作任务确需变更岗位设置的。

第六章　岗位聘用

第二十八条　事业单位聘用人员，应在岗位有空缺的条件下，按照公开招聘、竞聘上岗的有关规定择优聘用。

第二十九条　事业单位应当与聘用人员签订聘用合同，确定相应的工资待遇。聘用合同期限内调整岗位的，应对聘用合同的相关内容作出相应变更。

第三十条　事业单位应按照管理岗位、专业技术岗位、工勤技能岗位的职责任务和任职条件聘用人员。

第三十一条　专业技术高级、中级和初级岗位的聘用条件应不低于国家规定的基本条件。实行职业资格准入控制的，应符合准入控制的要求。

第三十二条　事业单位人员原则上不得同时在两类岗位上任职，因行业特点确需兼任的，须按人事管理权限审批。

第三十三条　专业技术一级岗位人员的聘用，由事业单位按照行政隶属关系逐级上报，经省、自治区、直辖市或国务院部门审核后报人事部，人事部商有关部门确定。

第七章　监督管理

第三十四条　政府人事行政部门要制定和完善相关政策措施，加强对事业单位岗位设置的指导、监督和管理，定期检查，及时纠正违规行为，确保岗位设置工作有序进行。

第三十五条　事业单位岗位设置实行核准制度，严格按照规定的程序和管理权限进行审核。

第三十六条　经核准的岗位设置方案作为聘用人员、确定岗位等级、调整岗位以及核定工资的依据。

第三十七条　不按规定进行岗位设置和岗位聘用的事业单位，政府人事行政部门及有关部门不予确认岗位等级、不予兑现工资、不予核拨经费。情节严重的，对相关领导和责任人予以通报批评，按照人事管理权限给予相应的纪律处分。

12.2.12　事业单位公开招聘人员暂行规定（中华人民共和国人事部令第6号）

第一章　总则

第一条　为实现事业单位人事管理的科学化、制度化和规范化，规范事业单位招聘行为，提高人员素质，制定本规定。

第二条　事业单位招聘专业技术人员、管理人员和工勤人员，适用本规定。参照公务员制度进行管理和转为企业的事业单位除外。

事业单位新进人员除国家政策性安置、按干部人事管理权限由上级任命及涉密岗位等确需使用其他方法选拔任用人员外，都要实行公开招聘。

第三条　公开招聘要坚持德才兼备的用人标准，贯彻公开、平等、竞争、择优的原则。

第四条　公开招聘要坚持政府宏观管理与落实单位用人自主权相结合，统一规范、分类指导、分级管理。

第五条　公开招聘由用人单位根据招聘岗位的任职条件及要求，采取考试、考核的方法进行。

第六条　政府人事行政部门是政府所属事业单位进行公开招聘工作的主管机关。政府人事行政部门与事业单位的上级主管部门负责对事业单位公开招聘工作进行指导、监督和管理。

第七条　事业单位可以成立由本单位人事部门、纪检监察部门、职工代表及有关专家组成的招聘工作组织，负责招聘工作的具体实施。

第二章　招聘范围、条件及程序

第八条　事业单位招聘人员应当面向社会，凡符合条件的各类人员均可报名应聘。

第九条　应聘人员必须具备下列条件：

（一）具有中华人民共和国国籍；

（二）遵守宪法和法律；

（三）具有良好的品行；

（四）岗位所需的专业或技能条件；

（五）适应岗位要求的身体条件；

（六）岗位所需要的其他条件。

第十条　事业单位公开招聘人员，不得设置歧视性条件要求。

第十一条　公开招聘应按下列程序进行：

（一）制定招聘计划；

（二）发布招聘信息；

（三）受理应聘人员的申请，对资格条件进行审查；

（四）考试、考核；

（五）身体检查；

（六）根据考试、考核结果，确定拟聘人员；

（七）公示招聘结果；

（八）签订聘用合同，办理聘用手续。

第三章　招聘计划、信息发布与资格审查

第十二条　招聘计划由用人单位负责编制，主要包括以下内容：招聘的岗位及条件、招聘的时间、招聘人员的数量、采用的招聘方式等。

第十三条　国务院直属事业单位的年度招聘计划须报人事部备案；国务院各部委直属事业单位的招聘计划须报上级主管部门核准并报人事部备案。

各省、自治区、直辖市人民政府直属事业单位的招聘计划须报省（区、市）政府人事行政部门备案；各省、自治区、直辖市政府部门直属事业单位的招聘计划须报上级主管部门核准并报同级政府人事行政部门备案。

地（市）、县（市）人民政府所属事业单位的招聘计划须报地区或设区的市政府人事行政部门核准。

第十四条　事业单位招聘人员应当公开发布招聘信息，招聘信息应当载明用人单位情况简介、招聘的岗位、招聘人员数量及待遇；应聘人员条件；招聘办法；考试、考核的时间（时限）、内容、范围；报名方法等需要说明的事项。

第十五条　用人单位或组织招聘的部门应对应聘人员的资格条件进行审查，确定符合条件的人员。

第四章　考试与考核

第十六条　考试内容应为招聘岗位所必需的专业知识、业务能力和工作技能。

第十七条　考试科目与方式根据行业、专业及岗位特点确定。

第十八条　考试可采取笔试、面试等多种方式。对于应聘工勤岗位的人员，可根据需要重点进行实际操作能力测试。

第十九条　考试由事业单位自行组织，也可以由政府人事行政部门、事业单位上级主管部门统一组织。

政府人事行政部门所属考试服务机构和人才服务机构可受事业单位、政府人事行政部门或事业单位上级主管部门委托，为事业单位公开招聘人员提供服务。

第二十条　急需引进的高层次、短缺专业人才，具有高级专业技术职务或博士学位的人员，可以采取直接考核的方式招聘。

第二十一条　对通过考试的应聘人员，用人单位应组织对其思想政治表现、道德品质、业务能力、工作实绩等情况进行考核，并对应聘人员资格条件进行复查。

第五章　聘用

第二十二条　经用人单位负责人员集体研究，按照考试和考核结果择优确定拟聘人员。

第二十三条　对拟聘人员应在适当范围进行公示，公示期一般为 7 至 15 日。

第二十四条　用人单位与拟聘人员签订聘用合同前，按照干部人事管理权限的规定报批或备案。

第二十五条　用人单位法定代表人或者其委托人与受聘人员签订聘用合同，确立人事关系。

第二十六条　事业单位公开招聘的人员按规定实行试用期制度。试用期包括在聘用合同期限内。

试用期满合格的，予以正式聘用；不合格的，取消聘用。

第六章　纪律与监督

第二十七条　事业单位公开招聘人员实行回避制度。

凡与聘用单位负责人员有夫妻关系、直系血亲关系、三代以内旁系血亲或者近姻亲关系的应聘人员，不得应聘该单位负责人员的秘书或者人事、财务、纪律检查岗位，以及有直接上下级领导关系的岗位。

聘用单位负责人员和招聘工作人员在办理人员聘用事项时，涉及与本人有上述亲属关系或者其他可能影响招聘公正的，也应当回避。

第二十八条　招聘工作要做到信息公开、过程公开、结果公开，接受社会及有关部门的监督。

第二十九条　政府人事行政部门和事业单位的上级主管部门要认真履行监管职责，对事业单位招聘过程中违反干部人事纪律及本规定的行为要予以制止和纠正，保证招聘工作的公开、公平、公正。

第三十条　严格公开招聘纪律。对有下列违反本规定情形的，必须严肃处理。构成犯罪的，依法追究刑事责任。

（一）应聘人员伪造、涂改证件、证明，或以其他不正当手段获取应聘资格的；

（二）应聘人员在考试考核过程中作弊的；

（三）招聘工作人员指使、纵容他人作弊，或在考试考核过程中参与作弊的；

（四）招聘工作人员故意泄露考试题目的；

（五）事业单位负责人员违反规定私自聘用人员的；

（六）政府人事行政部门、事业单位主管部门工作人员违反规定，影响招聘公平、公正进行的；

（七）违反本规定的其他情形的。

第三十一条　对违反公开招聘纪律的应聘人员，视情节轻重取消考试或聘用资格；对违反本规定招聘的受聘人员，一经查实，应当解除聘用合同，予以清退。

第三十二条　对违反公开招聘纪律的工作人员，视情节轻重调离招聘工作岗位或给予处分；对违反公开招聘纪律的其他相关人员，按照有关规定追究责任。

第七章　附则

第三十三条　事业单位需要招聘外国国籍人员的，须报省级以上政府人事行政部门核准，并按照国家有关规定进行招聘。

第三十四条　省、自治区、直辖市政府人事行政部门可以根据本规定，制定本地区的公开招聘办法。

第三十五条　本规定自 2006 年 1 月 1 日起执行。

12.2.13　事业单位试行人员聘用制度有关问题的解释（国人部发〔2003〕61 号）

一、聘用制度实施范围

1. 事业单位（含实行企业化管理的事业单位）除按照国家公务员制度进行人事管理的以及转制为企业的以外都要逐步试行人员聘用制度。

2. 试行人员聘用制度的事业单位中，原固定用人制度职工、合同制职工、新进事业单位的职工，包括工勤人员都要实行聘用制度。

3. 事业单位的党群组织专职工作人员，在已与单位明确了聘用关系的人员范围内，按照各自章程或法律规定产生、任用。

二、推行聘用制度首次签订聘用合同的有关问题

4. 事业单位首次实行人员聘用制度，可以按照竞争上岗，择优聘用的原则，优先从本单位现有人员中选聘符合岗位要求的人员签订聘用合同，也可以根据本单位的实际情况，在严格考核的前提下，采用单位与现有在职职工签订聘用合同的办法予以过渡。

5. 有下列情况之一的，单位应与职工签订聘用合同：

（1）现役军人的配偶；

（2）女职工在孕期、产期、哺乳期内的；

（3）残疾人员；

（4）患职业病或因工负伤，经劳动能力鉴定委员会鉴定为 1～6 级伤残的；

（5）国家政策有明确规定的。

6. 经指定的医疗单位确诊患有难以治愈的严重疾病、精神病的，暂缓签订聘用合同，缓签期延续至前述情况消失；或者只保留人事关系和工资关系，直至该人员办理退休（退职）手续。经劳动能力鉴定委员会鉴定完全丧失劳动能力的，按照国家有关规定办理退休（退职）手续。

7. 在首次签订聘用合同中，职工拒绝与单位签订合同的，单位给予其不少于 3 个月的择业期，择业期满后未调出的，应当劝其办理辞职手续，未调出又不辞职的，予以辞退。

三、公开招聘

8. 经费来源主要由财政拨款的事业单位，以及经费来源部分由财政支持的事业单位，公开招聘工作人员应在编制内进行。

9. 事业单位公开招聘必须在本地区发布招聘公告，采用公开方式对符合报名条件的应聘人员进行考试或考核，考试或考核结果及拟聘人员应进行公示。

四、聘用合同的期限

10. 聘用合同分为四种类型：3 年（含）以下的合同为短期合同，对流动性强、技术含量低的岗位一般签订短期合同；3 年（不含）以上的合同为中期合

同；至职工退休的合同为长期合同；以完成一定工作为期限的合同为项目合同。

11. 试用期的规定只适用于单位新进的人员，试用期只能约定一次。试用期包括在聘用合同期限内。原固定用人制度职工签订聘用合同，不再规定试用期。

12. "对在本单位工作已满 25 年或者在本单位连续工作已满 10 年且年龄距国家规定的退休年龄已不足 10 年的人员，提出订立聘用至退休的合同的，聘用单位应当与其订立聘用至该人员退休的合同"中，"对在本单位工作已满 25 年"的规定，可按在本单位及国有单位工作的工龄合计已满 25 年掌握。

符合上述条件，在竞争上岗中没有被聘用的人员，应当比照《意见》中规定的未聘人员安置政策，予以妥善安置，不得解除与单位的人事关系。

13. 军队转业干部、复员退伍军人等政策性安置人员可以签订中、长期合同，首次签订聘用合同不得约定试用期，聘用合同的期限不得低于 3 年。

五、解聘辞聘

14. 被人民法院判处拘役、有期徒刑缓刑的，单位可以解除聘用合同。

15. 受聘人员提出解除聘用合同未能与聘用单位协商一致的，受聘人员应当坚持正常工作，继续履行聘用合同；6 个月后再次提出解除聘用合同，仍未能与聘用单位协商一致，受聘人员即可单方面解除聘用合同。但对在涉及国家秘密岗位上工作，承担国家和地方重点项目的主要技术负责人和技术骨干不适用此项规定。

16.《意见》中事业单位职工医疗期的确定可暂时参照企业职工患病或非因工负伤医疗期的规定执行。

17. 在聘用合同中对培训费用没有约定的，受聘人员提出解除聘用合同后，单位不得收取培训费用；有约定的，按约定收取培训费，但不得超过培训的实际支出，并按培训结束后每服务一年递减 20% 执行。

18. 事业单位与职工解除工作关系，适用辞职辞退的有关规定；实行聘用制度以后，事业单位与职工解除聘用合同，适用解聘辞聘的有关规定。

19. 聘用合同解除后，单位和个人应当在 3 个月内办理人事档案转移手续。单位不得以任何理由扣留无聘用关系职工的人事档案；个人不得无故不办理档案转移手续。

六、经济补偿

20.《意见》中关于解除聘用合同的经济补偿是按职工在本单位工作的工龄

核定补偿标准，不是对其在本单位工作的工龄补偿。

21．在已经试行事业单位养老等社会保险的地区，受聘人员与所在单位的聘用关系解除后，聘用单位要按照国家有关规定及时为职工办理社会保险关系调转手续。

22．单位分立、合并、撤销的，上级主管部门应当制定人员安置方案，重点做好未聘人员的安置等有关工作。

七、其他问题

23．下列聘用合同为无效合同：

（1）违反国家法律、法规的聘用合同；

（2）采取欺诈、威胁等不正当手段订立的聘用合同；

（3）权利义务显失公正，严重损害一方当事人合法权益的聘用合同；

（4）未经本人书面委托，由他人代签的聘用合同，本人提出异议的。无效合同由有管辖权的人事争议仲裁委员会确认。

24．聘用工作组织是单位推行人员聘用工作的专门工作组织。《意见》对聘用工作组织的人员构成和工作职责做了专门规定。单位应按规定组建聘用工作组织，并按照规定的程序进行人员聘用工作，以保证聘用工作的客观、公正、公平。

12.2.14　关于在事业单位试行人员聘用制度的意见（国办发〔2002〕35号）

一、聘用制度的基本原则和实施范围

事业单位与职工应当按照国家有关法律、政策和本意见的要求，在平等自愿、协商一致的基础上，通过签订聘用合同，明确聘用单位和受聘人员与工作有关的权利和义务。人员聘用制度主要包括公开招聘、签订聘用合同、定期考核、解聘辞聘等制度。通过实行人员聘用制度，转换事业单位用人机制，实现事业单位人事管理由身份管理向岗位管理转变，由行政任用关系向平等协商的聘用关系转变，建立一套符合社会主义市场经济体制要求的事业单位人事管理制度。

建立和推行事业单位人员聘用制度，要贯彻党的干部路线，坚持党管干部原则；坚持尊重知识、尊重人才的方针，树立人才资源是第一资源的观念；坚持平等自愿、协商一致的原则；坚持公开、平等、竞争、择优的原则；坚持走群众路线，保证职工的参与权、知情权和监督权。

事业单位除按照国家公务员制度进行人事管理的以及转制为企业的以外，都要逐步试行人员聘用制度。对事业单位领导人员的任用，根据干部人事管理权限和规定的程序，可以采用招聘或者任命等形式。使用事业单位编制的社会团体录用专职工作人员，除按照国家公务员制度进行人事管理的以外，也要参照本意见逐步试行人员聘用制度。

二、全面推行公开招聘制度

为了规范用人行为，防止用人上的随意性和不正之风，事业单位凡出现空缺岗位，除涉密岗位确需使用其他方法选拔人员的以外，都要试行公开招聘。

事业单位要结合本单位的任务，按照科学合理、精简效能的原则设置岗位，并根据国家有关规定确定岗位的工资待遇；按照岗位的职责和聘用条件，通过公开招聘、考试或者考核的方法择优聘用工作人员。受聘人员应当具有履行岗位职责的能力，能够坚持正常工作；应聘实行执业资格制度岗位的，必须持有相应的执业资格证书。

为了保证人员聘用工作的顺利平稳进行，聘用人员应当优先从本单位现有人员中选聘；面向社会招聘的，同等条件下本单位的应聘人员优先。机构编制部门核定人员编制的事业单位聘用人员，不得突破核定的编制数额。

三、严格人员聘用的程序

为了保证人员聘用工作公平、公正，提高工作效率，聘用单位要成立与人员聘用工作相适应的聘用工作组织，严格人员聘用程序。聘用工作组织由本单位人事部门负责人、纪律检查部门负责人和工会代表组成，根据需要也可以聘请有关专家参加。人员的聘用、考核、续聘、解聘等事项由聘用工作组织提出意见，报本单位负责人员集体决定。

人员聘用的基本程序是：

（一）公布空缺岗位及其职责、聘用条件、工资待遇等事项；

（二）应聘人员申请应聘；

（三）聘用工作组织对应聘人员的资格、条件进行初审；

（四）聘用工作组织对通过初审的应聘人员进行考试或者考核，根据结果择优提出拟聘人员名单；

（五）聘用单位负责人员集体讨论决定受聘人员；

（六）聘用单位法定代表人或者其委托的人与受聘人员签订聘用合同。

聘用合同期满，岗位需要、本人愿意、考核合格的，可以续签聘用合同。

人员聘用实行回避制度。受聘人员凡与聘用单位负责人员有夫妻关系、直系血亲关系、三代以内旁系血亲或者近姻亲关系的，不得被聘用从事该单位负责人员的秘书或者人事、财务、纪律检查岗位的工作，也不得在有直接上下级领导关系的岗位工作。聘用工作组织成员在办理人员聘用事项时，遇有与自己有上述亲属关系的，也应当回避。

四、规范聘用合同的内容

聘用合同由聘用单位的法定代表人或者其委托的人与受聘人员以书面形式订立。聘用合同必须具备下列条款：

（一）聘用合同期限；

（二）岗位及其职责要求；

（三）岗位纪律；

（四）岗位工作条件；

（五）工资待遇；

（六）聘用合同变更和终止的条件；

（七）违反聘用合同的责任。

经双方当事人协商一致，可以在聘用合同中约定试用期、培训和继续教育、知识产权保护、解聘提前通知时限等条款。

聘用合同分为短期、中长期和以完成一定工作为期限的合同。对流动性强、技术含量低的岗位一般签订 3 年以下的短期合同；岗位或者职业需要、期限相对较长的合同为中长期合同；以完成一定工作为期限的合同，根据工作任务确定合同期限。合同期限最长不得超过应聘人员达到国家规定的退休年龄的年限。聘用单位与受聘人员经协商一致，可以订立上述任何一种期限的合同。

对在本单位工作已满 25 年或者在本单位连续工作已满 10 年且年龄距国家规定的退休年龄已不足 10 年的人员，提出订立聘用至退休的合同的，聘用单位应当与其订立聘用至该人员退休的合同。

聘用单位与受聘人员签订聘用合同，可以约定试用期。试用期一般不超过 3 个月；情况特殊的，可以延长，但最长不得超过 6 个月。被聘人员为大中专应届毕业生的，试用期可以延长至 12 个月。试用期包括在聘用合同期限内。

聘用单位与受聘人员订立聘用合同时，不得收取任何形式的抵押金、抵押物或者其他财物。

五、建立和完善考核制度

聘用单位对受聘人员的工作情况实行年度考核；必要时，还可以增加聘期考核。考核必须坚持客观、公正的原则，实行领导考核与群众评议相结合、考核工作实绩与考核工作态度相统一的方法。考核的内容应当与岗位的实际需要相符合。考核结果分为优秀、合格、基本合格、不合格4个等次。聘用工作组织在群众评议意见和受聘人员领导意见的基础上提出考核等次意见，报聘用单位负责人员集体决定。

考核结果是续聘、解聘或者调整岗位的依据。受聘人员年度考核或者聘期考核不合格的，聘用单位可以调整该受聘人员的岗位或者安排其离岗接受必要的培训后调整岗位。岗位变化后，应当相应改变该受聘人员的岗位工资待遇，并对其聘用合同作相应变更。受聘人员无正当理由不同意变更的，聘用单位有权单方面解除聘用合同。

六、规范解聘辞聘制度

聘用单位、受聘人员双方经协商一致，可以解除聘用合同。

受聘人员有下列情形之一的，聘用单位可以随时单方面解除聘用合同：

（一）连续旷工超过10个工作日或者1年内累计旷工超过20个工作日的；

（二）未经聘用单位同意，擅自出国或者出国逾期不归的；

（三）违反工作规定或者操作规程，发生责任事故，或者失职、渎职，造成严重后果的；

（四）严重扰乱工作秩序，致使聘用单位、其他单位工作不能正常进行的；

（五）被判处有期徒刑以上刑罚收监执行的，或者被劳动教养的。

对在试用期内被证明不符合本岗位要求又不同意单位调整其工作岗位的，聘用单位也可以随时单方面解除聘用合同。

受聘人员有下列情形之一的，聘用单位可以单方面解除聘用合同，但是应当提前30日以书面形式通知拟被解聘的受聘人员：

（一）受聘人员患病或者非因工负伤，医疗期满后，不能从事原工作也不能从事由聘用单位安排的其他工作的；

（二）受聘人员年度考核或者聘期考核不合格，又不同意聘用单位调整其工作岗位的，或者虽同意调整工作岗位，但到新岗位后考核仍不合格的。

受聘人员有下列情形之一的，聘用单位不得解除聘用合同：

（一）受聘人员患病或者负伤，在规定的医疗期内的；

（二）女职工在孕期、产期和哺乳期内的；

（三）因工负伤，治疗终结后经劳动能力鉴定机构鉴定为 1 至 4 级丧失劳动能力的；

（四）患职业病以及现有医疗条件下难以治愈的严重疾病或者精神病的；

（五）受聘人员正在接受纪律审查尚未作出结论的；

（六）属于国家规定的不得解除聘用合同的其他情形的。

有下列情形之一的，受聘人员可以随时单方面解除聘用合同：

（一）在试用期内的；

（二）考入普通高等院校的；

（三）被录用或者选调到国家机关工作的；

（四）依法服兵役的。

除上述情形外，受聘人员提出解除聘用合同未能与聘用单位协商一致的，受聘人员应当坚持正常工作，继续履行聘用合同；6 个月后再次提出解除聘用合同仍未能与聘用单位协商一致的，即可单方面解除聘用合同。

受聘人员经聘用单位出资培训后解除聘用合同，对培训费用的补偿在聘用合同中有约定的，按照合同的约定补偿。受聘人员解除聘用合同后违反规定使用或者允许他人使用原所在聘用单位的知识产权、技术秘密的，依法承担法律责任。涉密岗位受聘人员的解聘或者工作调动，应当遵守国家有关涉密人员管理的规定。

有下列解除聘用合同情形之一的，聘用单位应当根据被解聘人员在本单位的实际工作年限向其支付经济补偿：

（一）聘用单位提出解除聘用合同，受聘人员同意解除的；

（二）受聘人员患病或者非因工负伤，医疗期满后，不能从事原工作也不能从事由聘用单位安排的其他工作，聘用单位单方面解除聘用合同的；

（三）受聘人员年度考核不合格或者聘期考核不合格，又不同意聘用单位调整其工作岗位的，或者虽同意调整工作岗位，但到新岗位后考核仍不合格，聘用单位单方面解除聘用合同的。

经济补偿以被解聘人员在该聘用单位每工作 1 年，支付其本人 1 个月的上年月平均工资为标准；月平均工资高于当地月平均工资 3 倍以上的，按当地月平均工资的 3 倍计算。聘用单位分立、合并、撤销的，应当妥善安置人员；不能安置受聘人员到相应单位就业而解除聘用合同的，应当按照上述规定给予经济补偿。

受聘人员与所在聘用单位的聘用关系解除后，聘用单位要按照国家有关规定及时为职工办理社会保险关系调转手续，做好各项社会保险的衔接工作。

七、认真做好人事争议的处理工作

为了保障人员聘用制度的实施，聘用合同订立后，聘用单位与受聘人员双方都应当严格遵守、全面履行合同的约定。受聘人员应当遵守职业道德和聘用单位的规章制度，认真负责地完成岗位工作任务；聘用单位应当保障受聘人员的工作条件，保障受聘人员享受按照国家有关规定和合同约定应当享受的待遇。

为妥善处理人员聘用工作中出现的各种问题，及时化解矛盾，维护聘用单位和受聘人员双方的合法权益，要建立和完善事业单位人事争议仲裁制度，及时公正合理地处理、裁决人员聘用中的争议问题。受聘人员与聘用单位在公开招聘、聘用程序、聘用合同期限、定期或者聘期考核、解聘辞聘、未聘安置等问题上发生争议的，当事人可以申请当地人事争议仲裁委员会仲裁。仲裁结果对争议双方具有约束力。

八、积极稳妥地做好未聘人员安置工作

事业单位未聘人员的安置和管理，是人员聘用工作的重点和难点，政策性强，必须予以高度重视。要将未聘人员尽量安置在本单位或者当地本行业、本系统内，同时要探索多种安置办法。城市和有条件的地区可以跨行业、跨系统调剂安置。各地区、各部门要制定切实可行的政策，为未聘人员创办经济实体或者进入企业提供优惠条件，引导鼓励未聘人员面向基层、农村和中小企业，使他们在新的领域发挥作用、施展才干。

九、加强对人员聘用工作的组织领导

试行人员聘用制度涉及广大事业单位职工的切身利益，政策性强，情况复杂，在工作中，要切实加强领导，坚持原则，防止滥用职权、打击报复、以权谋私等行为的发生，对违反规定的，要追究行政纪律责任。各级人事部门要加强指导协调和监督检查，要充分发挥各有关部门的职能作用，认真做好事业单位人员聘用制度的组织实施工作。

要贯彻积极、稳妥的方针，正确处理好改革、发展、稳定的关系，充分考虑群众对改革的承受能力，不搞"一刀切"。要因地制宜、周密部署、缜密实施。在实施过程中，一方面要保证单位工作的正常运转，做到工作不断档，国有资产不流失；另一方面，要做好深入细致的思想政治工作，引导事业单位广大职工支持并积极参与这项改革，保证事业单位人员聘用制度的顺利实施，更好地为经济建设和社会发展服务。

12.2.15　关于印发《关于加快推进事业单位人事制度改革的意见》的通知（人发〔2000〕78号）

一、加快推进事业单位人事制度改革是当前的紧迫任务

1. 改革开放以来，特别是近几年来，各地区、各部门根据建立社会主义市场经济体制的需要，按照党中央、国务院关于深化干部人事制度改革的要求，积极推进事业单位人事制度改革，在实行多种形式的选人用人制度、深化职称改革、促进人才流动、搞活工资分配等方面进行了积极探索，积累了有益的经验。但从总体上看，事业单位人事制度改革的进程，与社会主义市场经济体制和各项事业发展还不适应，主要表现在：符合各类事业单位特点的人事管理制度还没有完全建立起来，有效的竞争激励机制和自我约束机制还很不健全，能上能下、能进能出的用人机制还没有形成。当前我国改革开放和现代化建设事业已经进入一个新的历史时期，经济体制改革不断深入，科技、教育、文化、卫生体制改革日益深化，党政机关干部制度改革和企业人事制度改革全面展开。所有这些，都要求把加快推进事业单位人事制度改革作为促进国家整体改革和发展的一项重要而紧迫的任务。

2. 事业单位人事制度改革的指导思想和目标任务是：坚持以邓小平理论为指导，认真贯彻党管干部原则、干部队伍"四化"方针和德才兼备的用人标准，适应事业单位体制改革的要求，建立政事职责分开、单位自主用人、人员自主择业、政府依法管理、配套措施完善的分类管理体制；建立一套适合科、教、文、卫等各类事业单位特点，符合专业技术人员、管理人员和工勤人员各自岗位要求的具体管理制度；形成一个人员能进能出，职务能上能下，待遇能升能降，优秀人才能够脱颖而出，充满生机与活力的用人机制，实现事业单位人事管理的法制化、科学化。

3．事业单位人事制度改革的基本思路是：按照"脱钩、分类、放权、搞活"的路子，改变用管理党政机关工作人员的办法管理事业单位人员的做法，逐步取消事业单位的行政级别，不再按行政级别确定事业单位人员的待遇；根据社会职能、经费来源的不同和岗位工作性质的不同，建立符合不同类型事业单位特点和不同岗位特点的人事制度，实行分类管理；在合理划分政府和事业单位职责权限的基础上，进一步扩大事业单位的人事管理自主权，建立健全事业单位用人上的自我约束机制；贯彻公开、平等、竞争、择优的原则，引入竞争激励机制，通过建立和推行聘用制度，搞活工资分配制度，建立充满生机活力的用人机制。通过制度创新，配套改革，充分调动各类人员的积极性和创造性，促进优秀人才成长，增强事业单位活力和自我发展能力，减轻国家财政负担，加速高素质、社会化的专业技术人员队伍建设。

二、建立以聘用制为基础的用人制度

4．全面推行聘用制度。破除干部身份终身制，引入竞争机制，在事业单位全面建立和推行聘用制度，把聘用制度作为事业单位一项基本的用人制度。所有事业单位与职工都要按照国家有关法律、法规，在平等自愿、协商一致的基础上，通过签订聘用合同，确定单位和个人的人事关系，明确单位和个人的义务和权利。通过建立和推行聘用制度，实现用人上的公开、公平、公正，促进单位自主用人，保障职工自主择业，维护单位和职工双方的合法权益。通过聘用制度转换事业单位的用人机制，实现事业单位人事管理由身份管理向岗位管理转变，由单纯行政管理向法制管理转变，由行政依附关系向平等人事主体转变，由国家用人向单位用人转变。

建立解聘辞聘制度。事业单位可以按照聘用合同解聘职工，职工也可以按照聘用合同辞聘。通过建立解聘辞聘制度，疏通事业单位人员出口渠道，增加用人制度的灵活性，解决人员能进能出的问题。

加强聘后管理。通过建立和完善聘后管理，保证聘用制度的实际效果，调动各类人员的积极性。重点是完善考核制度，研究修改《事业单位工作人员考核暂行规定》，把考核结果作为续聘、解聘、增资、晋级、奖惩等的依据。

5．改革事业单位领导人员单一的委任制，在选拔任用中引入竞争机制。坚持党管干部原则，改进管理方法，对不同类型事业单位的领导人员，按照干部管理权限和一定程序，可实行直接聘任、招标聘任、推选聘任、委任等多种任用形式。建立健全领导班子和领导人员任期目标责任制,加强对任期目标完成情况的考核,并将考核结果与任用、奖惩挂钩。

6．建立符合事业单位性质和工作特点的岗位管理制度。事业单位要科学合理设置岗位,明确不同岗位的职责、权利和任职条件,实行岗位管理。

对专业技术岗位,坚持按照岗位要求择优聘用,逐步实现专业技术职务的聘任与岗位聘用的统一。适应我国加入世界贸易组织的需要,按照国际惯例,对责任重大、社会通用性强、事关公共利益、具备一定专业技术才能胜任的岗位,逐步建立执业资格注册管理制度,实行执业准入控制。通过深化职称改革,强化并完善专业技术职务聘任制,建立政府宏观指导下的个人申请、社会化评价的机制,把专业技术职务聘任权交给用人单位。

对管理岗位,要建立体现管理人员的管理水平、业务能力、工作业绩、资格经历、岗位需要的等级序列,推行职员制度。

对工勤岗位,建立岗位等级规范,规范工勤人员"进、管、出"等环节的管理办法。

7．建立选人用人实行公开招聘和考试的制度。要制定具体的招聘考试办法,从制度上规范事业单位选人用人的程序和做法,把优秀人才吸引到事业单位中来,提高事业单位各类人员的素质,把好选人用人关,防止通过各种非正当途径向事业单位安排人员。

8．逐步建立固定与流动相结合的用人制度。改变现有单一的固定用人方式,有条件的单位应积极实行固定岗位与流动岗位相结合、专职与兼职相结合的用人办法。鼓励和支持事业单位的人才流动,促进专业技术人才资源配置的社会化、市场化。

四、建立多层次、多形式的未聘人员安置制度

13．坚持以内部消化为主的原则,实行多层次多形式的未聘人员安置制度。深化事业单位人事制度改革,实现精减冗员,鼓励竞争,促进流动,提高素质的要求,就要妥善安置未聘人员,这是事业单位人事制度改革能否顺利进行的关键环节。对改革过程中出现的未聘人员,要以单位、行业或系统为基础,坚持以单位内部消化为主,探索多种形式给予妥善安置,为他们发挥作用创造条件。要注意采取先挖渠、后分流的办法,通过兴办发展新的产业、转岗培训等方

式安置未聘人员；有条件的城市可以在行业内或行业间调剂安置，或通过人才流动服务中心对未聘人员进行托管。

14．制定切实可行的政策，引导鼓励未聘人员面向基层、农村和企业，使他们在新的领域发挥作用。对专业技术人员，要为他们提供创办或进入企业的优惠条件，引导他们把专业技术应用到社会生产中去，为社会创造新的财富。

15．要为妥善安置未聘人员创造条件。事业单位的未聘人员为国家做出了很大贡献，他们具有的专业技术知识和经验是国家的宝贵财富。各地区、各部门、各单位要有专门的未聘人员安置指导机构，为妥善安置未聘人员提供信息、帮助指导、创造条件。

五、建立符合事业单位特点的宏观管理和人事监督制度

16．加强对事业单位人事工作的监督。要保障单位和职工的合法权利，保证事业单位在国家法律、法规规定的范围内行使用人自主权。要发挥事业单位职工代表大会的作用，依法保障事业单位职工参与民主管理和监督。

17．建立健全事业单位人事工作的宏观管理制度。对主要靠财政拨款的事业单位要建立健全工资调控体系，建立健全各类人员及职务结构比例的宏观管理办法，健全事业单位人员总量的调控体系，建立不同类型事业单位人员增长的调控办法。

18．做好事业单位人事争议的处理工作。要推进人事争议立法，积极开展人事仲裁工作。要建立健全人事争议仲裁机构，及时受理和仲裁人事争议案件，切实维护用人单位和职工双方的合法权益。

19．健全和完善事业单位人事管理的政策法规体系。根据社会主义市场经济和人事制度改革发展的需要，当前要抓紧研究制定以《事业单位聘用条例》为基础的政策法规，保障事业单位人事制度改革的顺利进行。

六、加强领导，统筹规划，积极稳妥地推进事业单位人事制度改革工作

20．加强领导，统筹规划。各级党委和政府要把事业单位人事制度改革摆到重要议事日程，切实加强对这项改革的领导，统筹规划，缜密实施。各级组织、人事部门要充分发挥宏观管理和业务指导的职能作用，做好牵头和协调工作，与编制、财政、劳动社会保障和科、教、文、卫、新闻出版等有关行业主管部门密切配合，形成合力，共同把这项工作搞好。要注意研究改革中出现的新情况、新

问题，及时提出解决的对策和办法，把事业单位人事制度改革不断引向深入。

21. 突出重点，分类推进。事业单位人事制度改革涉及面广，情况复杂，要充分认识改革的艰巨性和复杂性，要认真总结试点经验，抓住重点，分类指导，逐步推进。要以建立和推行聘用制度，搞活工资分配为重点，全面推进事业单位人事制度改革。要紧密结合各行业体制改革和机构改革的要求，重点搞好科研、教育、卫生、文化等事业单位的人事制度改革，探索分类改革的办法、途径和经验。

22. 积极稳妥，稳步实施。各地区、各部门要根据实际情况，结合本地区的机构改革、体制改革和经济社会发展状况，在摸清事业单位的基本情况、改革现状、人员结构等有关情况的基础上，根据本意见，制定具体的实施办法。在推进改革的过程中，要从实际出发，因地制宜，先易后难，分步实施，逐步到位。要正确处理好改革、发展、稳定的关系。发挥党的政治优势，做好思想政治工作，引导干部群众积极支持和参与改革，积极稳妥地把事业单位人事制度改革推向深入，促进高素质社会化专业技术人员队伍建设和人才结构的调整，推动经济建设和各项社会事业的健康协调发展。

12.2.16　关于印发《关于深化卫生事业单位人事制度改革的实施意见》的通知（人发〔2000〕31号）

二、改革卫生管理制度，优化卫生人力资源配置

4. 各级政府和卫生行政部门要以区域卫生规划为指导，根据本地区的卫生需求，逐步优化卫生人力资源的配置。卫生事业单位要以卫生部制定的编制原则或有关部门核定的编制标准为依据，合理配置各类人员，根据业务需求和工作量控制人员总量，优化人员结构，提高人员素质。

5. 卫生事业单位要以"精简、高效"为原则，按照规定合理设置内设机构。内设机构不要求统一，不要求上下对口，对职能相近相似、工作量不足的要精简合并。医疗机构可根据医疗任务需求，自行设置业务科室。

6. 卫生事业单位实行并完善院（站、所）长负责制。要建立和完善任期目标责任制，明确院（站、所）长的责、权、利。要充分发挥党组织的政治核心和监督保证作用，依靠职代会实行民主管理和民主监督，建立有效的监督保障机

制。实行产权制度改革的试点单位，经批准可探索试行理事会（董事会）决策制、监事会监管制等新型管理制度。要严格执行离任审计制度。

7. 积极推进卫生事业单位后勤社会化的改革，实行适合卫生事业单位工作需要的后勤管理模式。具备条件的后勤部门应从单位中剥离出去，成为面向社会的独立经济实体。暂不具备条件的后勤部门要实行单独核算、自收自支、自负盈亏。在医疗机构相对集中的大、中城市，多家医院的后勤部门可联合组成后勤服务集团。

三、改革卫生事业单位的用人制度

8. 实行聘用制。按照公开招聘、择优聘用、平等自愿、协商一致的原则，单位与职工通过签订聘用合同，明确单位与被聘人员的责、权、利，保证双方的合法权益。根据各类不同人员的特点实行相应的聘用办法，打破行政职务、专业技术职务终身制，实行由身份管理向岗位管理的转变。在聘用人员中，对优秀人才和技术骨干可采用不同的聘用办法，实行不同的聘期，给予较高的聘用待遇，相对稳定一批技术骨干。还可根据工作需要采取专职与兼职相结合的方式，聘用部分兼职技术骨干。医疗机构要根据医疗工作的特点，制定兼职管理规定，加强对兼职人员的管理。

9. 卫生事业单位要进行科学合理的岗位设置。岗位设置要坚持按需设岗、精简高效的原则，充分考虑社会的需求、单位的发展、人才结构和人才培养等多种因素。可根据工作需要，确定一部分关键岗位。要明确岗位责任、任职条件、聘用期限，做到职责明确，权限清晰，条件合理。根据主管部门制定的岗位设置原则及专业技术职务结构比例要求，依据自身承担的任务，自主决定高、中、初级专业技术岗位的设置。同一单位各个科室结构比例不要强求统一，岗位设置要有利于学科的发展及社会对卫生服务的需求。

10. 改革卫生事业单位领导人员管理制度。在坚持党管干部原则和严格干部管理权限的前提下，引入竞争机制，改革单一的委任制，区别不同情况分别实行聘任、选任、委任、考任等多种选拔任用方式。建立健全任期目标责任制，加强对任期目标完成情况的考核，并将考核结果与任用、奖惩挂钩。

11. 卫生管理人员实行职员聘任制，逐步建立符合卫生事业单位行政管理特点的岗位序列和体现管理人员能力、业绩、资历、岗位需要的工资待遇。卫生事业单位中层以上领导干部实行任期目标责任制，可以采用直接聘任、招标聘任、推选聘任、委任等多种任用形式，推行任前"公示制"。

12. 卫生专业技术人员实行专业技术职务聘任制。要以深化职称改革、推行执业资格制度为切入点，实行从业准入制，逐步建立和完善与社会主义市场经济体制相适应的科学的卫生专业技术人才管理机制。要按照评聘分开、强化聘任的原则，实行专业技术职务聘任制。在政府人事部门的政策指导下，由卫生行政部门根据专业技术职务聘任工作的需要，负责组织实施卫生行业专业技术资格的评价和认证工作，逐步建立符合卫生行业特点的社会化卫生人才评价体系。

13. 卫生事业单位中的工勤人员实行合同制。卫生工勤人员要在加强职业技能培训，规范工人技术等级考核，提高素质的基础上，根据其职业工种、技能等级、实际能力等条件，可采用竞争上岗、择优聘用、定期考核等办法，规范工勤人员进、管、出环节。

14. 加强聘后管理，建立和完善岗位考核制度。对聘用人员进行全面考核，并把考核结果作为续聘、晋级、分配、奖惩和解聘的主要依据。要根据医疗等卫生专业技术人员的工作特点，制定能量化的考核要素，建立健全适合各类不同人员的简便、易操作的考核评价体系。

15. 建立解聘、辞聘制度。卫生事业单位要通过建立解聘、辞聘制度，使单位能按照规定的程序解聘职工，职工也可以按照聘用合同辞聘，畅通人员出口，增加用人制度的灵活性。对医疗机构等卫生服务部门中服务质量、服务态度较差，但又不够解聘条件的人员，可实行诫勉制度，限期改正，到期不改的，予以解聘。

16. 对新进人员实行公开招聘制度。卫生事业单位需要补充人员时，要公布缺员岗位的用人条件和职责，实行公开招聘。招聘采取考试与考核相结合的方式，择优聘用。应聘卫生技术岗位必须具备相应的专业学历或规定的资格条件，非卫生专业技术人员不得参加应聘进入卫生技术岗位工作，已在卫生技术岗位的必须转岗。在实行聘用制中，对新进人员采取新人新办法，实行人事代理制。

五、建立卫生人才流动机制，妥善安置未聘人员

20. 卫生事业单位要积极做好改革过程中的思想政治工作，妥善做好未聘人员的分流安置工作。未聘人员要以内部消化为主，采取多种方式妥善安置。组织和支持未聘人员以各种形式开展服务工作；要结合本单位实际情况，积极采取措施，兴办、开发新的服务项目和领域；要通过转岗、交内部人才交流中心托管等

方式分流安置未聘人员。同时，积极探索各种有效的社会化安置方式。

21. 运用市场机制，调整卫生人才结构，促进卫生人才合理流动。有条件的省、自治区、直辖市、计划单列市卫生厅局可根据实际情况，按规定申请建立卫生人才交流服务中心。卫生人才交流服务中心要积极配合卫生事业单位人事制度改革，为卫生专业人员和其他卫生工作人员在行业内或行业间流动提供服务。要针对未聘人员的实际情况，为分流人员安置提供信息和指导，组织举办各类岗位技能培训班，鼓励未聘人员面向社会争取再就业。地方政府和有关部门应加强对人才交流服务机构的指导和管理。

卫生事业单位可将未聘人员向卫生人才交流服务中心申请托管，由人才交流中心、单位和托管人员签定协议，明确三方责任及有关事项，对未聘人员集中管理，以减轻卫生事业单位冗员负担。

（胡献之　陈洁明　朱　胤）

13.1 绩效考核政策汇总表（表 13-1）

表 13-1 公立医院绩效考核现行制度、政策汇总

序号	年份	发文时间	发文机关	标题	发文字号
1	2022 年	2022 年 1 月 14 日	中共中央办公厅	事业单位领导人员管理规定	—
2	2021 年	2021 年 6 月 4 日	国务院办公厅	国务院办公厅关于推动公立医院高质量发展的意见	国办发〔2021〕18 号
3	2019 年	2019 年 12 月 25 日	中共中央办公厅、国务院办公厅	关于促进劳动力和人才社会性流动体制机制改革的意见	—
4	2017 年	2017 年 7 月 25 日	国务院办公厅	国务院办公厅关于建立现代医院管理制度的指导意见	国办发〔2017〕67 号
5		2015 年 5 月 17 日	国务院办公厅	国务院办公厅关于城市公立医院综合改革试点的指导意见	国办发〔2015〕38 号
6	2015 年	2015 年 5 月 8 日	国务院办公厅	国务院办公厅关于全面推开县级公立医院综合改革的实施意见	国办发〔2015〕33 号
7		2015 年 12 月 10 日	国家卫生计生委、人力资源和社会保障部、财政部、国家中医药管理局	关于加强公立医疗卫生机构绩效评价的指导意见	国卫人发〔2015〕94 号
8	2011 年	2011 年 7 月 1 日	国务院	国务院关于建立全科医师制度的指导意见	国发〔2011〕23 号
9		2011 年 2 月 28 日	国务院办公厅	国务院办公厅关于印发 2011 年公立医院改革试点工作安排的通知	国办发〔2011〕10 号

13.2　绩效考核政策摘录

13.2.1　事业单位领导人员管理规定

第五章　考核评价

第二十五条　事业单位领导班子和领导人员的考核，主要是年度考核和任期考核，根据工作实际开展平时考核、专项考核。考核评价以岗位职责、任期目标为依据，以日常管理为基础，注重政治素质、业绩导向和社会效益，突出党建工作实效。

积极推进分类考核，结合行业特点和事业单位实际，合理确定考核内容和指标，注意改进考核方法，提高质量和效率。

第二十六条　综合分析研判考核情况和日常了解掌握情况，客观公正地作出评价，形成考核评价意见，确定考核评价等次。

领导班子年度考核和任期考核的评价等次，分为优秀、良好、一般、较差；领导人员年度考核和任期考核的评价等次，分为优秀、合格、基本合格、不合格。

平时考核、专项考核的结果可以采用考核报告、评语、等次或者鉴定等形式确定。

第二十七条　考核评价结果应当以适当方式向领导班子和领导人员反馈，并作为领导班子建设和领导人员选拔任用、培养教育、管理监督、激励约束、问责追责等的重要依据。

13.2.2　国务院办公厅关于推动公立医院高质量发展的意见（国办发〔2021〕18号）

四、提升公立医院高质量发展新效能

（四）健全绩效评价机制。坚持和强化公益性导向，全面开展公立医院绩效考核，持续优化绩效考核指标体系，重点考核医疗质量、运营效率、持续发展、满意度评价等。改革公立医院内部绩效考核办法，以聘用合同为依据，以岗位职责完成情况为重点，将考核结果与薪酬分配挂钩。完善城市医疗集团和县域医共体绩效考核制度，促进资源下沉，提高基层服务能力和居民健康水平。

13.2.3 关于促进劳动力和人才社会性流动体制机制改革的意见

（七）拓展基层人员发展空间。完善艰苦边远地区津贴政策，落实高校毕业生到艰苦边远地区高定工资政策。加快推行县以下事业单位管理岗位职员等级晋升制度，优化基层和扶贫一线教育、科技、医疗、农技等事业单位中高级专业技术岗位设置比例。根据不同职业、不同岗位、不同层次人才特点和职责，坚持共通性与特殊性、水平业绩与发展潜力、定性与定量评价相结合，实行差异化评价。

（八）加大对基层一线人员奖励激励力度。创新基层人才激励机制，对长期在基层一线和艰苦边远地区工作的人才，加大爱岗敬业表现、实际工作业绩、工作年限等评价权重。完善新时代劳动模范和先进工作者评选办法，增加基层单位、一线岗位、技能人才评先选优比例。研究提高技术技能人才表彰规格和层级的具体标准和类型。贯彻落实促进科技成果转化法有关规定，研究制定科研人员获得的职务科技成果转化现金奖励计入当年本单位绩效工资总量，但不受总量限制且不纳入总量基数的具体操作办法。

（九）拓宽技术技能人才上升通道。推进职业资格与职称、职业技能等级制度有效衔接，推动实现技能等级与管理、技术岗位序列相互比照，畅通新职业从业人员职业资格、职称、职业技能等级认定渠道。鼓励用人单位建立首席技师、特级技师等岗位，建立技能人才聘期制和积分晋级制度。支持用人单位打破学历、资历等限制，将工资分配、薪酬增长与岗位价值、技能素质、实绩贡献、创新成果等因素挂钩。

13.2.4 国务院办公厅关于建立现代医院管理制度的指导意见（国办发〔2017〕67 号）

（七）健全绩效考核制度。将政府、举办主体对医院的绩效考核落实到科室和医务人员，对不同岗位、不同职级医务人员实行分类考核。建立健全绩效考核指标体系，围绕办院方向、社会效益、医疗服务、经济管理、人才培养培训、可持续发展等方面，突出岗位职责履行、工作量、服务质量、行为规范、医疗质量安全、医疗费用控制、医德医风和患者满意度等指标。严禁给医务人员设定创收指标。将考核结果与医务人员岗位聘用、职称晋升、个人薪酬挂钩。

13.2.5　国务院办公厅关于城市公立医院综合改革试点的指导意见（国办发〔2015〕38号）

（十八）强化医务人员绩效考核。公立医院负责内部考核与奖惩，突出岗位工作量、服务质量、行为规范、技术能力、医德医风和患者满意度，将考核结果与医务人员的岗位聘用、职称晋升、个人薪酬挂钩。完善公立医院用药管理，严格控制高值医用耗材的不合理使用。严禁给医务人员设定创收指标，医务人员个人薪酬不得与医院的药品、耗材、大型医学检查等业务收入挂钩。

13.2.6　国务院办公厅关于全面推开县级公立医院综合改革的实施意见（国办发〔2015〕33号）

（二十四）完善医务人员评价制度。完善县级卫生人才职称评价标准，突出技能和服务质量考核，淡化论文和外语要求。县级公立医院负责内部考核，重点考核工作绩效，突出岗位职责履行、工作量、服务质量、行为规范、技术能力、成本控制、医德医风和患者满意度等情况，将考核结果与医务人员的岗位聘用、职称晋升、个人薪酬挂钩。各省（区、市）要及时总结县级公立医院开展医务人员考核的经验，指导医院完善考核制度。建立健全医务人员管理信息系统和考核档案，记录医务人员基本信息、年度考核结果以及违规情况等，完善医师医疗服务不良记录登记制度。加强医德医风建设和思想政治工作，重视医务人员人文素质培养和职业素质教育，大力弘扬救死扶伤的人道主义精神。优化执业环境，尊重医务人员劳动，维护医务人员合法权益。

13.2.7　关于加强公立医疗卫生机构绩效评价的指导意见（国卫人发〔2015〕94号）

一、目标和原则

（一）主要目标。建立健全公立医疗卫生机构绩效评价机制，指导公立医疗卫生机构完善对工作人员的绩效评价，规范各级各类公立医疗卫生机构绩效评价工作，推动医疗卫生机构改进服务质量，落实分级诊疗，规范服务行为，加强标准化、专业化和精细化管理，维护公益性、调动积极性、保障可持续，向群众提供安全、有效、方便、价廉的医疗卫生服务。

（二）基本原则。

坚持公益导向、维护健康。坚持共享发展，着眼公众健康，通过加强和完善绩效评价，推动落实公立医疗卫生机构的公益性质，提高医疗卫生服务能力和质量，促进人人享有基本医疗卫生服务。

坚持转变职能、简政放权。创新政府治理方式，注重放管结合，鼓励社会多方参与，充分发挥第三方评价作用。评价结果信息公开透明，确保评价的公信力。

坚持综合系统、分类分级。建立综合的绩效评价体系，明确评价标准，规范评价程序，强化信息技术支撑。按照管理层级和机构类型分级分类实施医疗卫生机构绩效评价，对负责人、职工分别实施人员绩效评价。

坚持激励约束、注重实效。医疗卫生机构和人员的绩效评价结果与政府投入、管理调控及人员职业发展等相挂钩，采取综合措施，奖优罚劣，拉开差距，有效促进绩效持续改进，为建立现代医院管理制度和符合医疗行业特点的人事薪酬制度创造条件。

二、绩效评价主体

各级卫生计生行政部门、中医药管理部门组织或会同有关部门组织对所属公立医疗卫生机构开展绩效评价。

按照干部人事管理权限，各级卫生计生行政部门、中医药管理部门或有关部门组织实施公立医疗卫生机构负责人绩效评价。

开展县级公立医院综合改革和城市公立医院综合改革试点地区可由公立医院管理委员会等政府办医机构与院长签订绩效管理合同，根据合同约定实施绩效评价。

公立医疗卫生机构负责组织对职工的绩效评价。

鼓励各地采取切实措施，充分发挥专业机构、行业协会等第三方机构在绩效评价中的作用，特别是首选委托第三方进行满意度评价。在绩效评价过程中注重吸纳社会公众、患者代表等参与。

三、绩效评价指标体系

绩效评价指标应当体现落实公立医疗卫生机构公益性质、维护公众健康的要求，反映服务和管理过程，注重服务结果，突出目标管理和全面质量管理。具体指标选取应当坚持突出重点、客观稳定、易于获取、科学灵敏、定性定量相结合，建立动态调整机制。

机构绩效评价应当涵盖社会效益、服务提供、综合管理、可持续发展等内容。负责人绩效评价还应包括职工满意度内容。人员绩效评价应当作为人员考核的重要内容，纳入平时考核、年度考核和聘期考核，突出岗位工作量、服务质量、行为规范、技术难度、风险程度和服务对象满意度等内容。

（一）公立医院绩效评价指标。有以下4个方面：（1）社会效益指标。重点评价公众满意、政府指令性任务落实、费用控制、与基本医保范围相适应、病种结构合理等情况。其中，政府指令性任务落实包括承担公共卫生、突发事件卫生应急和医疗救治、支农支边、对口支援、援外、医学人才培养、国防卫生动员、惠民等公益性任务和社会责任的情况。（2）医疗服务提供指标。重点评价医疗服务质量和安全、医疗服务便捷和适宜等情况，以促进医疗机构合理、规范诊疗。（3）综合管理指标。重点评价人力效率、床位效率、成本效率、固定资产使用效率、预算管理、财务风险管控、医疗收入结构、支出结构、节能降耗以及党建工作和行风建设等规范化管理情况。（4）可持续发展指标。重点评价人才队伍建设、临床专科发展、教学、科研等情况。

（二）基层医疗卫生机构绩效评价指标。有以下4个方面：（1）社会效益指标。重点评价公众满意、健康素养提高等情况。（2）服务提供指标。重点评价基本公共卫生服务和医疗服务提供情况。其中，基本公共卫生服务包括国家基本公共卫生服务项目开展的数量和质量等，医疗服务包括医疗服务数量和效率、医疗质量和安全、医疗费用控制以及中医药、康复、计划生育技术等服务开展情况，以通过评价促进医疗机构合理、规范诊疗。（3）综合管理指标。重点评价财务资产管理、药品管理、服务模式、信息管理以及党建工作和行风建设等情况。（4）可持续发展指标。重点评价人才队伍建设等情况。以上绩效评价指标主要针对乡镇卫生院和社区卫生服务中心，村卫生室和社区卫生服务站绩效评价可参考相关内容执行。

（三）专业公共卫生机构绩效评价指标。有以下4个方面：（1）社会效益指标。重点评价职工满意度、完成政府指令性任务、基层指导等社会责任的落实情况。（2）服务提供指标。重点评价疾病预防控制、健康教育、卫生应急、健康危害因素监测与控制等公共卫生服务的数量和质量，以及重大公共卫生项目完成情况等。具有医疗职能的专业公共卫生机构还应当根据其功能定位和工作特点，设立医疗服务评价指标。（3）综合管理指标。重点评价党建工作、设备管理、信息管理、实验室管理等情况。（4）可持续发展指标。重点评价人才队伍建设、科研能力等情况。本意见明确了疾病预防控制机构的绩效评价指标体系（试行）。

（四）卫生计生监督执法机构绩效评价指标。有以下 4 个方面：（1）社会效益指标。重点评价公众满意、普法宣传、完成政府指令性任务等情况。（2）服务提供指标。重点评价行政许可、经常性监督检查、依法查处违法行为、专项整治和抽检、投诉举报等情况。（3）综合管理指标。重点评价内部机构设置、规章制度和行风管理、党建工作、政务公开、信息化建设等情况。（4）可持续发展指标。重点评价人才队伍建设等情况。

四、绩效评价标准

绩效评价工作以标准化管理为方向和基础，绩效评价标准是衡量绩效评价指标、反映业绩优劣的基准和尺度，其标准值可主要参考医院评审标准、重点专科评审标准、医疗服务能力标准、医疗质量安全标准、临床诊治指南、基本公共卫生服务规范、重大疾病防治工作规范、重大公共卫生服务项目实施方案、卫生应急管理工作规范等方面的规范性文件和卫生标准。

绩效评价标准应当符合绩效评价指标的特点，遵循医疗卫生工作规律，充分考虑地域社会经济发展差异，既要反映医疗卫生机构间的横向比较，又要反映同一机构自身变化的纵向比较。

五、绩效评价程序

（一）机构绩效评价程序。（1）绩效评价准备。由卫生计生行政部门、中医药管理部门牵头成立公立医疗卫生机构绩效评价领导小组、委员会等工作组织，确定评价实施机构，设定绩效目标，听取评价对象意见，加强对考评人员和评价对象的培训，掌握绩效评价的基本内容、方式和方法。（2）医疗卫生机构自评。医疗卫生机构按绩效评价要求开展自查，对发现的问题及时改进，形成自查报告，并提交至绩效评价实施机构。（3）绩效评价实施。以运用信息技术采集绩效评价相关数据为主，综合运用现场核查、专题访谈及问卷调查等手段，依据评价指标体系和标准进行综合分析，形成评价结论。（4）绩效评价反馈与改进。对医疗卫生机构的评价结果进行反馈，对存在的问题提出改进意见和建议，医疗卫生机构应当进行相应改进，改进情况应当作为下一轮绩效评价的重要内容。

对医疗卫生机构的绩效评价工作原则上按年度进行，可根据评价目的需要进行适当调整。

（二）人员绩效评价程序。按照干部人事管理权限，对公立医疗卫生机构负责人实施年度和任期目标责任考核。

职工的绩效评价程序及评价周期由公立医疗卫生机构自行确定，应当在总结以往经验的基础上，采取多种方式进行综合评价，并经职工代表大会讨论通过后组织实施。

六、绩效评价结果应用与信息公开

（一）机构绩效评价结果应用与信息公开。医疗卫生机构根据绩效评价结果认真进行改进，提高绩效，促进健康可持续发展。卫生计生行政部门、中医药管理部门会同有关部门根据绩效评价结果对医疗卫生机构进行奖惩，并与财政补助力度、医保基金支付、薪酬总体水平、医疗卫生机构等级评审等挂钩。将绩效评价结果向同级政府报告，为政府决策提供依据，并建立绩效问责机制，对绩效评价中发现的违法、违纪问题由有关方面按程序进行严肃查处。将医疗卫生机构绩效评价结果作为医疗卫生机构负责人绩效评价的重要依据。

鼓励各地将绩效评价结果、程序等纳入信息公开范围，按程序以适当方式向社会公开。

（二）人员绩效评价结果应用与信息公开。以人员绩效评价为重要内容形成考核结果，与医疗卫生机构负责人和职工的薪酬发放、岗位聘用、个人职业发展与管理等方面激励约束挂钩，并作为职务任免的重要参考。坚持多劳多得、优绩优酬，收入分配重点向关键岗位、业务骨干和作出突出贡献的人员倾斜，合理拉开收入差距，调动医务人员积极性。严禁给科室和医务人员设定创收指标，医务人员个人薪酬不得与医院的药品、耗材、大型医学检查等业务收入挂钩。

人员考核结果记入个人档案，以适当方式在本单位内公开。

七、组织保障

（一）加强组织实施。各级政府相关部门要高度重视，把加强公立医疗卫生机构绩效评价纳入深化医改总体部署，并作为简政放权、加强监管的重要举措，与中央关于事业单位干部人事管理、绩效评价等方面的政策相衔接，精心组织实施。各地卫生计生行政部门、中医药管理部门会同相关部门结合当地实际，统筹推进本地区公立医疗卫生机构绩效评价工作。国家卫生计生委、国家中医药管理局会同人力资源和社会保障部、财政部等部门加强对各地实施绩效评价工作的监督和指导，组建医疗卫生机构绩效评价专家库，加强人员培训，不断完善公立医院、基层医疗卫生机构、疾病预防控制机构和卫生计生监督执法机构绩效评价指标体系，建立健全中医医疗卫生机构、其他公共卫生机构等各类机构的绩效评价指标体系，并对国家级各类公立医疗卫生机构分别实施绩效评价。各地区各有关部门要为绩效评价提供必要的经费、人员和设施。

（二）鼓励地方探索。各地可在本意见明确的指标体系基础上适当调整具体指标，建立完善本地区不同类别、不同功能公立医疗卫生机构绩效评价指标体系，细化、量化指标权重、标准、分值等操作性内容。要突出公立医疗卫生机构的公益性质，加大社会效益、满意度、服务提供等方面的指标权重。结合医药卫生事业改革发展新的情况和要求，突出对临床路径实施、单病种质量控制等方面指标的评价。各地要结合公立医院改革的推进，研究制定避免行业主管部门和政府办医机构对公立医院重复评价的措施。要按照加快转变政府职能的总体要求，积极创新评价方式，发挥第三方评价作用。鼓励地方探索通过随机抽取被评价对象、随机选派评价人员等方式，提升评价的客观公正性。可采取建立多部门联合评价工作组或互通互用绩效评价结果等方式，提高评价质量和效率。

（三）强化技术支撑。鼓励各地建立完善公立医疗卫生机构综合管理信息平台，提供绩效评价的基础信息，加强大数据处理技术、统计分析技术、互联网技术等现代信息技术在绩效评价中的应用，实施动态、精准评价。鼓励各地探索将绩效评价指标信息与各管理环节、业务活动流程建立直接联系，确保信息的可及性、真实性和实时性。建立完善绩效评价分析信息系统，提高绩效评价工作效率。加强绩效评价工作网络和队伍建设，由专门力量实施绩效评价，推动绩效评价逐步专业化和规范化。

（四）加强宣传教育。做好政策解读和舆论引导，主动回应社会关切，大力宣传各地好的经验和做法，营造良好舆论环境。积极开展政策培训，引导医疗卫生机构和医务人员充分认识绩效评价工作的重要意义，健全内部绩效评价机制，深入细致开展思想教育，动员全员参与，将绩效管理责任落实到具体岗位，营造寻找差距、持续改进、追求高绩效目标的氛围。

13.2.8 国务院关于建立全科医师制度的指导意见（国发〔2011〕23号）

（二十六）合理确定全科医师的劳动报酬。全科医师及其团队成员属于政府举办的基层医疗卫生机构正式工作人员的，执行国家规定的工资待遇；其他在基层工作的全科医师按照与基层医疗卫生机构签订的服务合同和与居民签订的服务协议获得报酬，也可通过向非签约居民提供门诊服务获得报酬。基层医疗卫生机构内部绩效工资分配可采取设立全科医师津贴等方式，向全科医师等承担临床一线任务的人员倾斜。绩效考核要充分考虑全科医师的签约居民数量和构成、门诊工作量、服务质量、居民满意度以及居民医药费用控制情况等因素。

13.2.9 国务院办公厅关于印发2011年公立医院改革试点工作安排的通知（国办发〔2011〕10号）

全面推行聘用制度，基本完成岗位设置管理实施工作，实行公开招聘和竞聘上岗，建立能进能出、能上能下的用人机制。完善人员绩效考核制度，实行岗位绩效工资制度，将医务人员的工资收入与医疗服务的数量、质量、技术难度、成本控制、群众满意度等挂钩，做到多劳多得、优绩优酬，提高临床一线护士和医师工资待遇水平。

（朱　胤　胡献之　陈洁明）

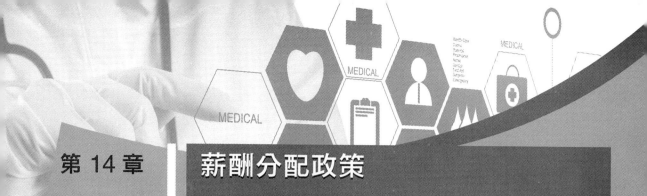

第 14 章 薪酬分配政策

14.1 薪酬分配政策汇总表（表 14-1）

表 14-1 公立医院薪酬分配现行制度、政策汇总

序号	年份	发文时间	发文机关	标题	发文字号
1	2021 年	2021 年 8 月 27 日	国务院	国务院关于印发"十四五"就业促进规划的通知	国发〔2021〕14 号
2		2021 年 6 月 4 日	国务院办公厅	国务院办公厅关于推动公立医院高质量发展的意见	国办发〔2021〕18 号
3		2021 年 7 月 6 日	人力资源和社会保障部、财政部、国家卫生健康委、国家医保局和国家中医药局	关于深化公立医院薪酬制度改革的指导意见	人社部发〔2021〕52 号
4		2021 年 2 月 8 日	人力资源和社会保障部、财政部、科技部	关于事业单位科研人员职务科技成果转化现金奖励纳入绩效工资管理有关问题的通知	人社部发〔2021〕14 号
5	2018 年	2018 年 1 月 24 日	国务院办公厅	关于改革完善全科医师培养与使用激励机制的意见	国办发〔2018〕3 号
6		2018 年 8 月 28 日	国家卫生健康委员会、国家中医药管理局	关于学习贯彻习近平总书记重要指示精神 进一步加强医务人员队伍建设的通知	国卫医发〔2018〕34 号
7		2018 年 8 月 19 日	国家卫生健康委员会、国家中医药管理局	关于坚持以人民健康为中心推动医疗服务高质量发展的意见	国卫医发〔2018〕29 号
8	2017 年	2017 年 7 月 25 日	国务院办公厅	国务院办公厅关于建立现代医院管理制度的指导意见	国办发〔2017〕67 号
9		2017 年 12 月 12 日	人力资源和社会保障部、财政部、国家卫生计生委、国家中医药管理局	关于扩大公立医院薪酬制度改革试点的通知	人社部发〔2017〕92 号
10		2017 年 2 月 10 日	人力资源和社会保障部、财政部、国家卫生计生委和国家中医药管理局	关于开展公立医院薪酬制度改革试点工作的指导意见	人社部发〔2017〕10 号
11	2015 年	2015 年 5 月 17 日	国务院办公厅	国务院办公厅关于城市公立医院综合改革试点的指导意见	国办发〔2015〕38 号
12		2015 年 5 月 8 日	国务院办公厅	国务院办公厅关于全面推开县级公立医院综合改革的实施意见	国办发〔2015〕33 号

续表

序号	年份	发文时间	发文机关	标题	发文字号
13	2014 年	2014 年 4 月 25 日	国务院	事业单位人事管理条例	中华人民共和国国务院令第 652 号
14	2013 年	2013 年 2 月 3 日	国务院	关于深化收入分配制度改革的若干意见	国发〔2013〕6 号
15	2011 年	2011 年 7 月 6 日	国务院	国务院关于建立全科医师制度的指导意见	国发〔2011〕23 号
16	2009 年	2009 年 3 月 17 日	中共中央、国务院	中共中央国务院关于深化医药卫生体制改革的意见	中发〔2009〕6 号

14.2　薪酬分配政策摘录

14.2.1　国务院关于印发"十四五"就业促进规划的通知（国发〔2021〕14 号）

合理增加劳动报酬。坚持按劳分配为主体、多种分配方式并存，提高劳动报酬在初次分配中的比重。健全工资决定、合理增长和支付保障机制，增加劳动者特别是一线劳动者劳动报酬，实现劳动报酬与劳动生产率基本同步提高。完善工资指导线、企业薪酬调查和信息发布制度，健全最低工资标准调整机制，实施企业薪酬指引计划。积极推行工资集体协商制度。健全劳动、知识、技术、管理等生产要素由市场评价贡献、决定报酬的机制。改革完善体现岗位绩效和分级分类管理的事业单位薪酬制度。深化国有企业工资分配制度改革，建立完善国有企业市场化薪酬分配机制。

14.2.2　国务院办公厅关于推动公立医院高质量发展的意见（国办发〔2021〕18 号）

五、激活公立医院高质量发展新动力

（二）改革薪酬分配制度。落实"允许医疗卫生机构突破现行事业单位工资调控水平，允许医疗服务收入扣除成本并按规定提取各项基金后主要用于人员奖励"要求，合理确定、动态调整公立医院薪酬水平，合理确定人员支出占公立医院业务支出的比例。建立主要体现岗位职责和知识价值的薪酬体系，实行以岗定责、以岗定薪、责薪相适、考核兑现。在核定的薪酬总量内，公立医院可采取多种方式自主分配。医院可自主设立体现医疗行业特点、劳动特点和岗位价值的薪酬项目，充分发挥各项目的保障和激励作用，更加注重发挥薪酬制度的保障功能。鼓励对主要负责人实行年薪制。

14.2.3　关于深化公立医院薪酬制度改革的指导意见（人社部发〔2021〕52 号）

一、指导思想和基本原则

坚持以习近平新时代中国特色社会主义思想为指导，全面贯彻落实党的十九大和十九届二中、三中、四中、五中全会精神，按照党中央、国务院关于实施健康中国战略、深化医药卫生体制改革的决策部署，坚持以人民为中心的发展理念，适应现代医院管理制度需要，与医疗、医保、医药联动改革相衔接，落实"允许医疗卫生机构突破现行事业单位工资调控水平，允许医疗服务收入扣除成本并按规定提取各项基金后主要用于人员奖励"（以下简称"两个允许"）要求，实施以增加知识价值为导向的分配政策，建立适应我国医疗行业特点的公立医院薪酬制度，强化公立医院公益属性，调动医院和医务人员积极性，不断提高医疗服务质量和水平，更好地满足人民群众的医疗服务需要，更有效缓解人民群众看病难、看病贵问题。

深化公立医院薪酬制度改革的基本原则：

——坚持公益导向，健全激励与约束机制。适应公立医院综合改革要求，与公立医院管理体制、运行机制、价格管理、医保支付、人事管理、控制不合理医疗费用以及推进分级诊疗、家庭医师签约服务等改革相衔接，建立健全符合医疗行业特点的薪酬制度。加强宏观调控和有效监管，强化医院全面预算管理，加强医院内部成本控制，规范医务人员收入分配秩序。

——坚持按劳分配，完善按生产要素分配。坚持中西医并重，建立健全符合医疗行业特点的公立医院薪酬水平决定机制。健全与岗位职责、工作业绩、实际贡献紧密联系的分配制度，落实内部分配自主权，突出工作量、服务质量、医德医风等，体现多劳多得、优绩优酬。坚持劳动、知识、技术、管理等要素按贡献参与分配，着力体现医务人员技术劳务价值。

——坚持统筹兼顾，注重协调发展。按照公立医院综合改革要求，推进实施分级诊疗，增强薪酬制度改革的系统性、整体性和协调性。坚持新发展理念，与医改强基层目标相适应，探索分级分类管理。注重不同地区、不同类型、不同功能定位、不同等级规模公立医院协调发展，合理调控各级各类医院间收入差距，统筹考虑公立医院和公共卫生机构、基层医疗卫生机构的收入分配关系。充分考虑中医药医务人员收入情况，薪酬制度改革进一步向中医医院倾斜。

——坚持动态调整，合理引导预期。在确保医疗机构良性运行、基本医保支出可承受、群众整体负担不增加、医疗服务水平不断提高的基础上，动态调整公立医院薪酬水平，优化公立医院薪酬结构，与国民经济发展相协调、与社会进步相适应。坚持量力而行，全面贯彻过"紧日子"要求。做好政策宣传解释工作，合理引导医院和医务人员对薪酬制度改革的预期。

二、主要内容

（一）合理确定公立医院薪酬水平

完善公立医院薪酬水平决定机制。人力资源社会保障、财政部门会同公立医院主管部门，综合考虑当地经济发展、医疗行业特点和医院财务状况、功能定位、工作量、服务质量、公益目标完成情况、成本控制、绩效考核结果等因素，根据"两个允许"要求，科学合理确定并动态调整公立医院的薪酬水平。对高层次医疗人才聚集、公益目标任务繁重，承担科研、教学任务以及需要重点发展的公立医院或绩效考核评价结果优秀的公立医院，以及中医药特色优势突出的中医医院，予以适当倾斜。各地可根据当年医疗服务收入扣除成本并按规定提取各项基金后，按照不同层级不同性质医院，根据"两个允许"要求合理增加薪酬总量，不计入总量核定基数。国家卫生健康委、人力资源和社会保障部、财政部、国家医保局、国家中医药管理局要共同制定关于医疗服务收入内涵与薪酬制度衔接的有关办法，指导各地抓好落实。自本文印发之日起，对于仍违规新增举借长期债务的公立医院，在该新增长期债务偿还完毕前，严格控制医院领导班子成员薪酬水平增长。

（二）充分落实公立医院内部分配自主权

在核定的薪酬总量内，公立医院可采取多种方式自主分配。可继续完善岗位绩效工资制度，也可结合本单位实际，自主确定其他更加有效的分配模式。可探索实行年薪制、协议工资制、项目工资等灵活多样的分配形式。可根据不同岗位职责要求，自主设立体现医疗行业特点、劳动特点和岗位价值的薪酬项目，充分发挥各项目的保障和激励作用。逐步建立主要体现岗位职责的薪酬体系，实行以岗定责、以岗定薪、责薪相适、考核兑现。合理确定内部薪酬结构，注重医务人员的稳定收入和有效激励，进一步发挥薪酬制度的保障功能，充分体现公立医院的公益属性。

公立医院内部分配应充分体现医、护、技、药、管等岗位差异，兼顾不同科室之间的平衡，向关键和紧缺岗位、高风险和高强度岗位、高层次人才、业务骨干和作出突出成绩的医务人员倾斜，各地结合实际向人民群众急需且专业人才短缺的专业倾斜，努力使综合性医院儿科、产科、急诊科、感染科等紧缺专业医师的薪酬水平不低于医院医师薪酬平均水平。内部分配要充分体现知识、技术、管理等要素的价值，合理拉开收入差距，避免平均主义。公立中医医院内部分配要鼓励使用中医药技术方法。适当提高低年资医师的薪酬水平，统筹考虑编内外人员薪酬待遇。严禁向科室和医务人员下达创收指标，医务人员薪酬不得与药品、卫生材料、检查、化验等业务收入挂钩。

公立医院制定的薪酬分配方案要充分发扬民主，广泛听取职工意见，并报公立医院主管部门备案。

（三）建立健全公立医院负责人薪酬激励约束机制

公立医院主管部门会同人力资源社会保障、财政、医保部门，根据当地经济社会发展、相当条件人员收入水平、公立医院考核评价结果、个人履职情况、职工满意度等，合理确定医院主要负责人的薪酬水平。公立医院主要负责人薪酬水平应与其他负责人、本单位职工薪酬水平保持合理关系，可采取设定系数等方式合理确定其他负责人薪酬水平。建立健全医院主要负责人薪酬分配激励约束机制，短期激励与中长期激励相结合，注重对主要负责人的长期激励，鼓励对主要负责人实行年薪制。

（四）健全以公益性为导向的考核评价机制

各地要根据《国务院办公厅关于加强三级公立医院绩效考核工作的意见》（国办发〔2019〕4号）《国家卫生健康委员会办公厅国家中医药管理局办公室关于加强二级公立医院绩效考核工作的通知》（国卫办医发〔2019〕23号）和《国

家卫生计生委人力资源和社会保障部财政部国家中医药管理局关于加强公立医疗卫生机构绩效评价的指导意见》(国卫人发〔2015〕94号)《国家中医药管理局关于印发三级公立中医医院绩效考核指标的通知》(国中医药医政函〔2019〕56号)《国家中医药管理局办公室关于印发二级公立中医医院绩效考核指标的通知》(国中医药办医政函〔2020〕144号)等文件精神,制定科学的公立医院考核评价体系,将医疗质量、运营效率、持续发展、满意度评价等内容纳入考核指标。综合考虑职责履行、工作量、服务质量、费用控制、运行绩效、成本控制、长期债务、医保政策执行情况等,定期组织考核,考核结果与公立医院薪酬总量挂钩。对考核不合格的,要适当核减薪酬总量。

公立医院主管部门要制定公立医院主要负责人的绩效考核评价办法,综合考虑工作责任、医院管理的实际情况、医院考核评价结果和年度目标、任期目标完成情况等,定期组织考核,考核结果与公立医院主要负责人薪酬挂钩。

公立医院要在主管部门的指导下按照国家有关政策制定内部考核评价办法,综合考虑岗位工作量、服务质量、行为规范、技术能力、医德医风和患者满意度等,考核结果与医务人员薪酬挂钩。

(五)经费来源

各地要拓宽深化公立医院薪酬制度改革经费渠道,深入推进医疗、医保、医药"三医"联动改革,推进全面取消药品耗材加成、药品耗材集中带量采购、医疗服务价格优化、医保支付方式改革、药品耗材使用监管等改革,逐步提高诊疗、中医、护理、手术等医疗服务收入在医疗收入中的比例,支持深化公立医院薪酬制度改革。在确保收支平衡的前提下,合理确定人员支出占公立医院业务支出的比重。落实政府投入政策。对因规范开展药品集中采购和使用而减少医保基金支出的医院,当年度医保总额预算额度不做调减。公立医院应完善内部考核办法,根据考核结果分配医保结余留用资金,主要用于相关人员绩效。

完善公立医院收入中可用于工作人员收入分配的资金管理政策,实行全面预算管理,强化公立医院成本管控,提高运营效率,更加注重内涵发展、技术发展、水平发展、服务发展。

三、工作要求

(一)切实加强组织领导。医疗行业人才培养周期长、职业风险高、技术难度大、责任担当重。各地要充分认识深化公立医院薪酬制度改革,建立符合医疗行业特点、体现以知识价值为导向的公立医院薪酬制度的重要意义，高度重视，精心组织，确保各项政策落到实处。各级人力资源社会保障、财政、卫生健康、医保、中医药管理等部门要在当地党委、政府领导下，密切配合、形成合力，务求取得改革实效。

（二）扎实推进实施工作。各地要根据本意见的精神和要求，结合本地实际制定具体的改革实施方案，出台相关配套措施，全面推开公立医院薪酬制度改革。人力资源社会保障、财政部门要会同卫生健康、医保、中医药管理等部门加强督促指导，对实施过程中出现的新情况、新问题，及时认真研究解决，不断完善有关政策措施，重大问题及时报告。

（三）严肃收入分配纪律。要加强对公立医院薪酬分配的监督管理，公立医院要严格执行国家公立医院薪酬政策，严肃分配纪律。要规范多点执业政策并有序发展互联网诊疗，允许医务人员通过技术劳动取得合理报酬。加大对医务人员收受红包、回扣等违规违纪行为的查处力度，一经发现，严格按照有关规定严肃处理。公立医院主管部门应在次年初及时将上年度公立医院收入分配情况和负责人薪酬水平报同级人力资源社会保障、财政部门备案。

（四）做好舆论引导工作。各地人力资源社会保障、财政、卫生健康、医保、中医药管理部门要做好公立医院和医务人员的思想引导和政策解释宣传工作，调动参与改革的积极性、主动性。同时，通过优化环境、规范就医秩序、落实休息休假权益等多种方式，增进和谐医患关系，营造良好氛围。要落实属地管理责任，坚持正确的舆论导向，密切关注社会舆情，及时回应社会关切，确保改革工作平稳顺利进行。

14.2.4　关于事业单位科研人员职务科技成果转化现金奖励纳入绩效工资管理有关问题的通知（人社部发〔2021〕14号）

为落实以增加知识价值为导向的收入分配政策，进一步推动科技成果转移转化，根据国务院办公厅《关于抓好赋予科研机构和人员更大自主权有关文件贯彻落实工作的通知》（国办发〔2018〕127号）要求，现就事业单位科研人员职务科技成果转化现金奖励（以下简称现金奖励）纳入绩效工资管理有关问题通知如下。

一、职务科技成果转化后，科技成果完成单位按规定对完成、转化该项科技成果做出重要贡献人员给予的现金奖励，计入所在单位绩效工资总量，但不受核定的绩效工资总量限制，不作为人力资源社会保障、财政部门核定单位下一年度绩效工资总量的基数，不作为社会保险缴费基数。

二、科技成果完成单位根据国家规定和本单位实际，在充分听取科研人员意见基础上，建立健全职务科技成果转化管理规定、公示办法，明确现金奖励享受政策人员范围、具体分配办法和相关流程，相关规定应在本单位公开。

三、对于接受企业或其他社会组织委托取得的项目，经费纳入单位财务统一管理，由项目承担单位按照委托方要求或合同约定管理使用。其中属于科研人员在职务科技成果转化工作中开展技术开发、技术咨询、技术服务等活动的，项目承担单位可根据实际情况，按照《技术合同认定登记管理办法》规定到当地科技主管部门进行技术合同登记，认定登记为技术开发、技术咨询、技术服务合同的，项目承担单位按照促进科技成果转化法等法律法规给予科研人员的现金奖励，按照本通知第一条规定执行。不属于职务科技成果转化的，从项目经费中提取的人员绩效支出，应在核定的绩效工资总量内分配，纳入单位绩效工资总量管理。

四、科技成果完成单位统计工资总额、年平均工资、年平均绩效工资等数据以及向有关部门报送年度绩效工资执行情况时，应包含现金奖励情况，并单独注明。

五、各级人力资源社会保障、财政、科技主管部门要加大政策指导力度，优化政策环境，根据职责完善事中事后监管，将现金奖励政策落到实处。

六、本通知所指职务科技成果、科技成果转化，应符合《中华人民共和国促进科技成果转化法》《国务院关于印发实施〈中华人民共和国促进科技成果转化法〉若干规定的通知》（国发〔2016〕16号）等有关法律和规定。

七、本通知自印发之日起执行，以往规定与本通知规定不一致的，按本通知规定执行。

14.2.5　关于改革完善全科医师培养与使用激励机制的意见（国办发〔2018〕3号）

（六）改革完善全科医师薪酬制度。推进医疗服务价格改革，体现包括全科医师在内的医务人员技术劳务价值。按照"允许医疗卫生机构突破现行事业单位工资调控水平，允许医疗服务收入扣除成本并按规定提取各项基金后主要用于人员奖励"要求，合理核定政府办基层医疗卫生机构绩效工资总量，提升基层医疗卫生机构全科医师工资水平，使其工资水平与当地县区级综合医院同等条件临床医师工资水平相衔接。鼓励基层医疗卫生机构聘用经住院医师规范化培训合格的全科医师，地方要根据实际，在核定绩效工资总量时给予其进一步倾斜。建立基层医疗卫生机构绩效工资水平正常增长机制。完善绩效工资分配，调动基层医疗卫生机构医务人员工作积极性，内部绩效工资分配可设立全科医师津贴。

推进家庭医师签约服务，签约服务费作为家庭医师团队所在基层医疗卫生机构收入组成部分，可用于人员薪酬分配。将服务对象健康状况和居民满意度纳入考核指标，加强签约服务质量考核，考核结果与家庭医师团队的签约服务收入挂钩，确保签约服务质量。

14.2.6　关于学习贯彻习近平总书记重要指示精神　进一步加强医务人员队伍建设的通知（国卫医发〔2018〕34 号）

（二）加强医务人员待遇保障。要创造性落实习近平总书记关于"两个允许"的重要指示，允许医疗卫生机构突破现行事业单位工资调控水平，允许医疗服务收入扣除成本并按规定提取各项基金后主要用于人员奖励。进一步深化医药卫生体制改革，通过规范药品生产流通秩序，推进医疗服务价格改革，完善财政投入政策，改变以创收为核心的收入分配机制。完善绩效考核机制，注重长效激励，稳步提高医务人员薪酬水平，逐步建立符合医疗行业特点、体现以知识价值为导向的薪酬制度。

14.2.7　关于坚持以人民健康为中心推动医疗服务高质量发展的意见（国卫医发〔2018〕29 号）

合理安排医务人员休息休假。各医疗机构要严格落实《劳动法》《职工带薪年休假条例》《国务院关于职工工作时间的规定》等有关要求，合理设置工作岗位，科学测算医务人员工作负荷，根据测算情况合理配置医务人员，既满足医疗服务需求，又保障医务人员休息休假时间，同时确保医疗质量和医疗安全。医务人员按照规定享受带薪年休假，因工作需要不能实行的，经医务人员本人同意，按照国家有关规定，对延长工作时间、应休未休的年休假支付相应工资报酬。

切实改善医务人员薪酬待遇。严格落实"允许医疗卫生机构突破现行事业单位工资调控水平，允许医疗服务收入扣除成本并按规定提取各项基金后主要用于人员奖励"要求，推动公立医院薪酬制度改革试点扩面提升深化，以增加知识价值为导向进行分配，着力体现医务人员技术劳务价值，统筹考虑编制内外人员薪酬待遇，推动公立医院编制内外人员实现同岗同薪同待遇。建立动态调整机制，稳步提高医务人员薪酬水平，调动医务人员积极性。落实风险较高、工作强度较大的特殊岗位薪酬待遇并给予适当倾斜。

14.2.8　国务院办公厅关于建立现代医院管理制度的指导意见（国办发〔2017〕67号）

二、完善医院管理制度

公立医院在核定的薪酬总量内进行自主分配，体现岗位差异，兼顾学科平衡，做到多劳多得、优绩优酬。按照有关规定，医院可以探索实行目标年薪制和协议薪酬。医务人员薪酬不得与药品、卫生材料、检查、化验等业务收入挂钩。

三、建立健全医院治理体系

建立适应医疗行业特点的薪酬制度，着力体现医务人员技术劳务价值。建立以公益性为导向的考核评价机制，定期组织公立医院绩效考核以及院长年度和任期目标责任考核，考核结果与财政补助、医保支付、绩效工资总量以及院长薪酬、任免、奖惩等挂钩。

14.2.9　关于扩大公立医院薪酬制度改革试点的通知（人社部发〔2017〕92号）

各省、自治区、直辖市人民政府：

《关于开展公立医院薪酬制度改革试点工作的指导意见》（人社部发〔2017〕10号，以下简称《指导意见》）印发后，各地精心组织、扎实推进，取得了阶段性成效。根据国务院第189次常务会议关于扩大公立医院薪酬制度改革试点的精神，现就有关事项通知如下：

一、扩大试点范围

各省（自治区、直辖市）结合本地实际，进一步积极、自主扩大公立医院薪酬制度改革试点范围，除按照《指导意见》明确的试点城市外，其他城市至少选择 1 家公立医院开展薪酬制度改革试点。

二、关于试点时间

新纳入试点的城市自发文之日起组织开展试点，为期 1 年。

三、加强组织领导

（一）试点地区要高度重视，周密部署，及时按照《指导意见》制定扩大试点工作的实施方案，于 2018 年 1 月底前报四部门备案。

（二）试点地区人力资源社会保障、财政、卫生计生、中医药管理部门要密切配合，及时总结试点经验，深入研究和解决试点中出现的问题，确保按时完成试点任务。

（三）试点地区要加强指导，鼓励试点医院积极探索，推进医疗、医保、医药联动改革，推动建立多劳多得、优绩优酬的激励机制，进一步调动医务人员积极性。

14.2.10　关于开展公立医院薪酬制度改革试点工作的指导意见（人社部发〔2017〕10 号）

各省、自治区、直辖市人民政府：

为贯彻落实党的十八大和十八届三中、五中全会关于研究建立适应行业特点的公立医院薪酬制度精神，落实全国卫生与健康大会的有关要求，决定开展公立医院薪酬制度改革试点工作。经国务院同意，现提出如下意见。

一、开展公立医院薪酬制度改革试点的重要意义

公立医院一直执行事业单位统一的工资制度、工资政策和工资标准，对调动医务人员积极性发挥了积极作用。随着深化医药卫生体制改革和事业单位分类改革的推进，公立医院现行工资制度不能完全适应改革发展形势的要求。医疗行业人才培养周期长、职业风险高、技术难度大、责任担当重，建立符合医疗行业特点、体现以知识价值为导向的公立医院薪酬制度，是深化医药卫生体制改革和事业单位收入分配制度改革的重要内容，对确立公立医院激励导向和

增强公立医院公益性，调动医务人员的积极性、主动性、创造性，推动公立医院事业的发展，都具有重要意义。完善公立医院薪酬制度关系到医务人员的切身利益，关系到医改的成效，涉及面广，政策性强，情况复杂，需要经过试点取得经验后再全面推行。

二、公立医院薪酬制度改革试点的指导思想和基本原则

开展公立医院薪酬制度改革试点的指导思想是，贯彻落实党的十八大和十八届三中、五中、六中全会精神，按照深化医药卫生体制改革和收入分配制度改革的总体部署，与医疗、医保、医药联动改革相衔接，积极稳妥开展试点，探索建立适应我国医疗行业特点的公立医院薪酬制度，完善正常调整机制，健全激励约束机制，以增加知识价值为导向进行分配，着力体现医务人员技术劳务价值，规范收入分配秩序，逐步实现公立医院收入分配的科学化和规范化，增强公立医院公益性，调动医务人员积极性，不断提高医疗服务质量和水平。

开展公立医院薪酬制度改革试点的基本原则：

——坚持激励与约束相结合。适应公立医院综合改革要求，与公立医院管理体制、运行机制、服务价格调整、医保支付、人事管理、控制不合理医疗费用以及推进分级诊疗、家庭医师签约服务等改革相衔接，健全与岗位职责、工作业绩、实际贡献紧密联系的分配激励机制，加强宏观调控和有效监管，规范医务人员收入分配秩序。

——坚持按劳分配与按生产要素分配相结合。适应行业特点的要求，坚持中西医并重，完善公立医院内部分配制度和分配机制，合理体现医务人员技术劳务价值。

——坚持动态调整与合理预期相结合。在确保医疗机构良性运行、基本医保支出可承受、群众整体负担不增加、提高医疗服务水平的基础上，动态调整公立医院薪酬水平，与国民经济发展相协调、与社会进步相适应。妥善处理不同地区、不同等级、不同类型公立医院之间收入分配关系。

三、公立医院薪酬制度改革试点的主要内容

试点地区要根据医疗卫生行业特点，完善适应行业特点的公立医院薪酬制度。

（一）优化公立医院薪酬结构。

要结合公立医院公益性定位、工作特点和本地实际，以及不同公立医院的功能定位和医、护、技、药、管等不同岗位职责要求，合理确定公立医院薪酬结

构，注重医务人员长期激励。完善岗位绩效工资制，有条件的可探索实行年薪制、协议工资制等多种模式。

（二）合理确定公立医院薪酬水平。

人力资源社会保障、财政部门根据当地经济发展、财政状况、工作量、服务质量、公益目标完成情况、成本控制、绩效考核结果等，按照"允许医疗卫生机构突破现行事业单位工资调控水平，允许医疗服务收入扣除成本并按规定提取各项基金后主要用于人员奖励"的要求，在现有水平基础上合理确定公立医院薪酬水平和绩效工资总量，逐步提高诊疗费、护理费、手术费等医疗服务收入在医院总收入中的比例。对高层次人才聚集、公益目标任务繁重，承担科研、教学任务以及需要重点发展的公立医院或绩效考核评价结果优秀的公立医院，适当提高薪酬水平。建立动态调整机制，稳步提高医务人员薪酬水平，调动医务人员积极性。

（三）推进公立医院主要负责人薪酬改革。

公立医院主管部门根据公立医院考核评价结果、个人履职情况、职工满意度等因素，合理确定医院主要负责人的薪酬水平。公立医院主要负责人薪酬水平应高于本院平均薪酬水平，并与本院职工薪酬水平保持合理关系。鼓励公立医院主管部门对公立医院主要负责人探索实行年薪制。

（四）落实公立医院分配自主权。

公立医院在核定的薪酬总量内进行自主分配。医院制定绩效分配办法要充分发扬民主，广泛征求职工意见，充分体现医、护、技、药、管等不同岗位差异，兼顾不同学科之间的平衡，向关键和紧缺岗位、高风险和高强度岗位、高层次人才、业务骨干和作出突出成绩的医务人员倾斜，向人民群众急需且专业人才短缺的专业倾斜，体现知识、技术、劳务、管理等要素的价值，避免大锅饭。适当提高低年资医师薪酬水平，统筹考虑编制内外人员薪酬待遇，推动公立医院编制内外人员同岗同薪同待遇。严禁向科室和医务人员下达创收指标，医务人员个人薪酬不得与药品、卫生材料、检查、化验等业务收入挂钩。

（五）健全以公益性为导向的考核评价机制。

公立医院主管部门要制定科学的公立医院考核评价指标体系，综合考虑职责履行、工作量、服务质量、费用控制、运行绩效、成本控制、医保政策执行情况等因素，定期组织考核，考核结果与医院薪酬总量挂钩。对考核不合格的医院，要适当降低薪酬水平。

　　公立医院主管部门要制定公立医院主要负责人的绩效考核评价办法,综合考虑工作责任、医院管理的实际情况、医院考核评价结果和任期目标任务完成情况等因素,定期组织考核,考核结果与公立医院主要负责人薪酬挂钩。

　　公立医院要制定内部考核评价办法,综合考虑岗位工作量、服务质量、行为规范、技术能力、医德医风和患者满意度等因素,考核结果与医务人员薪酬挂钩。

　　(六)经费来源。

　　公立医院薪酬制度改革试点工作所需经费,通过原渠道解决。完善公立医院收入中可用于工作人员收入分配的资金管理政策。

　　(七)试点范围和时间。

　　上海、江苏、浙江、安徽、福建、湖南、重庆、四川、陕西、青海、宁夏等11个综合医改试点省份各选择3个市(州、区),除西藏外的其他省份各选择1个公立医院综合改革试点城市进行试点。从发文之日起开展试点工作,为期1年。未列入试点范围的公立医院综合改革试点城市和各县(市)可先行探索制定公立医院绩效工资总量核定办法。

　　(八)加强监督管理。

　　试点地区要加强对公立医院薪酬分配的监督管理,试点医院要严格执行国家工资政策,严肃分配纪律,按照有关规定严肃查处医务人员收受红包、回扣等违规违纪行为。公立医院主管部门应于次年初将上年公立医院收入分配情况和负责人薪酬水平报同级政府人力资源社会保障、财政部门和医改办备案。

14.2.11　国务院办公厅关于城市公立医院综合改革试点的指导意见(国办发〔2015〕38号)

　　(十七)合理确定医务人员薪酬水平。根据医疗行业培养周期长、职业风险高、技术难度大、责任担当重等特点,国家有关部门要加快研究制定符合医疗卫生行业特点的薪酬改革方案。在方案出台前,试点城市可先行探索制定公立医院绩效工资总量核定办法,着力体现医务人员技术劳务价值,合理确定医务人员收入水平,并建立动态调整机制。完善绩效工资制度,公立医院通过科学的绩效考核自主进行收入分配,做到多劳多得、优绩优酬,重点向临床一线、业务骨干、关键岗位以及支援基层和有突出贡献的人员倾斜,合理拉开收入差距。

（十八）强化医务人员绩效考核。公立医院负责内部考核与奖惩，突出岗位工作量、服务质量、行为规范、技术能力、医德医风和患者满意度，将考核结果与医务人员的岗位聘用、职称晋升、个人薪酬挂钩。完善公立医院用药管理，严格控制高值医用耗材的不合理使用。严禁给医务人员设定创收指标，医务人员个人薪酬不得与医院的药品、耗材、大型医学检查等业务收入挂钩。

14.2.12　国务院办公厅关于全面推开县级公立医院综合改革的实施意见（国办发〔2015〕33 号）

（二十三）合理确定医务人员薪酬水平。根据医疗行业培养周期长、职业风险高、技术难度大、责任担当重等特点，国家有关部门要加快研究制定符合医疗卫生行业特点的薪酬改革方案。在方案出台前，各县（市）可先行探索制定县级公立医院绩效工资总量核定办法，着力体现医务人员技术劳务价值，合理确定医务人员收入水平，并建立动态调整机制。完善绩效工资制度，医院通过科学的绩效考核自主进行收入分配，做到多劳多得、优绩优酬，重点向临床和公共卫生一线、业务骨干、关键岗位和有突出贡献的人员倾斜，合理拉开收入差距。严禁给医务人员设定创收指标，严禁将医务人员收入与医院的药品、检查、治疗等收入挂钩。

（二十四）完善医务人员评价制度。完善县级卫生人才职称评价标准，突出技能和服务质量考核，淡化论文和外语要求。县级公立医院负责内部考核，重点考核工作绩效，突出岗位职责履行、工作量、服务质量、行为规范、技术能力、成本控制、医德医风和患者满意度等情况，将考核结果与医务人员的岗位聘用、职称晋升、个人薪酬挂钩。各省（区、市）要及时总结县级公立医院开展医务人员考核的经验，指导医院完善考核制度。建立健全医务人员管理信息系统和考核档案，记录医务人员基本信息、年度考核结果以及违规情况等，完善医师医疗服务不良记录登记制度。加强医德医风建设和思想政治工作，重视医务人员人文素质培养和职业素质教育，大力弘扬救死扶伤的人道主义精神。优化执业环境，尊重医务人员劳动，维护医务人员合法权益。

14.2.13　事业单位人事管理条例（中华人民共和国国务院令第 652 号）

第三十二条　国家建立激励与约束相结合的事业单位工资制度。

事业单位工作人员工资包括基本工资、绩效工资和津贴补贴。

事业单位工资分配应当结合不同行业事业单位特点，体现岗位职责、工作业绩、实际贡献等因素。

第三十三条　国家建立事业单位工作人员工资的正常增长机制。

事业单位工作人员的工资水平应当与国民经济发展相协调、与社会进步相适应。

14.2.14　关于深化收入分配制度改革的若干意见（国发〔2013〕6 号）

7. 完善机关事业单位工资制度。建立公务员和企业相当人员工资水平调查比较制度，完善科学合理的职务与职级并行制度，适当提高基层公务员工资水平；调整优化工资结构，降低津贴补贴所占比例，提高基本工资占比；提高艰苦边远地区津贴标准，抓紧研究地区附加津贴实施方案。结合分类推进事业单位改革，建立健全符合事业单位特点、体现岗位绩效和分级分类管理的工资分配制度。

8. 健全技术要素参与分配机制。建立健全以实际贡献为评价标准的科技创新人才薪酬制度，鼓励企事业单位对紧缺急需的高层次、高技能人才实行协议工资、项目工资等。加强知识产权保护，完善有利于科技成果转移转化的分配政策，探索建立科技成果入股、岗位分红权激励等多种分配办法，保障技术成果在分配中的应得份额。完善高层次、高技能人才特殊津贴制度。允许和鼓励品牌、创意等参与收入分配。

28. 清理规范工资外收入。严格规范党政机关各种津贴补贴和奖金发放行为，抓紧出台规范改革性补贴的实施意见。加强事业单位创收管理，规范科研课题和研发项目经费管理使用，严格公务招待费审批和核算等制度规定。严格控制国有及国有控股企业高管人员职务消费，规范车辆配备和使用、业务招待、考察培训等职务消费项目和标准，职务消费接受职工民主监督，相关账目要公开透明。

32．健全现代支付和收入监测体系。大力推进薪酬支付工资化、货币化、电子化，加快现代支付结算体系建设，落实金融账户实名制，推广持卡消费，规范现金管理。完善机关和国有企事业单位发票管理和财务报销制度，全面推行公务卡支付结算制度。整合公安、民政、社保、住房、银行、税务、工商等相关部门信息资源，建立健全社会信用体系和收入信息监测系统，完善个人所得税信息管理系统。建立城乡住户收支调查一体化制度。

14.2.15　国务院关于建立全科医师制度的指导意见（国发〔2011〕23 号）

（二十六）合理确定全科医师的劳动报酬。全科医师及其团队成员属于政府举办的基层医疗卫生机构正式工作人员的，执行国家规定的工资待遇；其他在基层工作的全科医师按照与基层医疗卫生机构签订的服务合同和与居民签订的服务协议获得报酬，也可通过向非签约居民提供门诊服务获得报酬。基层医疗卫生机构内部绩效工资分配可采取设立全科医师津贴等方式，向全科医师等承担临床一线任务的人员倾斜。绩效考核要充分考虑全科医师的签约居民数量和构成、门诊工作量、服务质量、居民满意度以及居民医药费用控制情况等因素。

（二十七）完善鼓励全科医师到艰苦边远地区工作的津补贴政策。对到艰苦边远地区政府办基层医疗卫生机构工作的全科医师，按国家规定发放艰苦边远地区津贴。对在人口稀少、艰苦边远地区独立执业的全科医师，地方政府要制定优惠政策或给予必要补助，中央财政和省级财政在安排转移支付时要予以适当倾斜。

14.2.16　中共中央国务院关于深化医药卫生体制改革的意见（中发〔2009〕6 号）

改革人事制度，完善分配激励机制，推行聘用制度和岗位管理制度，严格工资总额管理，实行以服务质量及岗位工作量为主的综合绩效考核和岗位绩效工资制度，有效调动医务人员的积极性。

（朱　胤　胡献之　陈洁明）

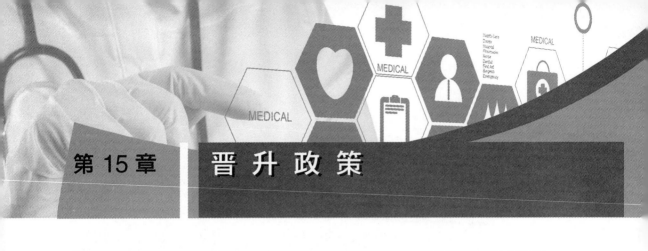

15.1　晋升政策汇总表（表 15-1）

表 15-1　公立医院晋升政策现行制度、政策汇总

序号	年份	发文时间	发文机关	标题	发文字号
1	2021 年	2021 年 6 月 30 日	人力资源和社会保障部 国家卫生健康委 国家中医药管理局	人力资源和社会保障部 国家卫生健康委 国家中医药管理局印发深化卫生专业技术人员职称制度改革的指导意见	人社部发〔2021〕51 号
2	2019 年	2019 年 4 月 23 日	人力资源和社会保障部 科技部	人力资源和社会保障部 科技部关于深化自然科学研究人员职称制度改革的指导意见	人社部发〔2019〕40 号
3	2018 年	2018 年 2 月 26 日	中共中央、国务院	中共中央办公厅 国务院办公厅印发《关于分类推进人才评价机制改革的指导意见》	中办发〔2018〕6 号
4	2017 年	2017 年 1 月 8 日	中共中央、国务院	中共中央办公厅 国务院办公厅印发《关于深化职称制度改革的意见》的通知	中办发〔2016〕77 号
5	2016 年	2016 年 3 月 20 日	中共中央	中共中央印发《关于深化人才发展体制机制改革的意见》	中发〔2016〕9 号
6	2015 年	2015 年 11 月 15 日	人力资源和社会保障部 国家卫生计生委	人力资源和社会保障部 国家卫生计生委关于进一步改革完善基层卫生专业技术人员职称评审工作的指导意见	人社部发〔2015〕94 号

15.2　晋升政策摘录

15.2.1　人力资源和社会保障部　国家卫生健康委　国家中医药管理局关于深化卫生专业技术人员职称制度改革的指导意见（人社部发〔2021〕51 号）

各省、自治区、直辖市及新疆生产建设兵团人力资源社会保障厅（局）、卫生健

康委、中医药管理局，国务院各部委、各直属机构人事部门，中央军委政治工作部干部局，有关中央企业人事部门：

卫生专业技术人员是我国专业技术人才队伍的重要组成部分，是新时代实施健康中国战略的中坚力量。为贯彻落实中共中央《关于深化人才发展体制机制改革的意见》和中共中央办公厅、国务院办公厅《关于深化职称制度改革的意见》要求，现就深化卫生专业技术人员职称制度改革提出如下指导意见。

一、总体要求

（一）指导思想

以习近平新时代中国特色社会主义思想为指导，全面贯彻党的十九大和十九届二中、三中、四中、五中全会精神，坚持新时代卫生与健康工作方针，遵循卫生健康行业特点和人才成长规律，以促进人才发展为目标，以科学评价为核心，以品德能力业绩为导向，为科学客观公正评价卫生专业技术人员提供制度保障，为实施健康中国战略提供人才支撑。

（二）基本原则

1. 坚持德才兼备、以德为先。把医德医风放在人才评价首位，充分发挥职称评价的"指挥棒"作用，鼓励卫生专业技术人员钻研医术、弘扬医德、匡正医风。

2. 坚持实践导向、科学评价。科学设置评价标准，突出实践能力业绩导向，破除唯论文、唯学历、唯奖项、唯"帽子"倾向，鼓励卫生专业技术人员扎根防病治病一线。

3. 坚持以用为本、服务发展。围绕用好用活人才，促进人才评价与使用相结合，满足各类用人单位选才用才需要，服务人民群众健康，服务健康中国战略。

二、主要内容

（一）健全评价体系

1. 明确各级别职称名称。卫生专业技术人员职称设初级、中级、高级，初级分设士级和师级，高级分设副高级和正高级。卫生专业技术人员职称划分为医、药、护、技四个专业类别。医疗类各级别职称名称分别为：医士、医师、主治（主管）医师、副主任医师、主任医师；药学类各级别职称名称分别为：药士、药师、主管药师、副主任药师、主任药师；护理类各级别职称名称分别为：

护士、护师、主管护师、副主任护师、主任护师；技术类各级别职称名称分别为：技士、技师、主管技师、副主任技师、主任技师。

2．促进卫生职称制度与职业资格制度有效衔接。按照《中华人民共和国执业医师法》和《护士条例》参加医师、护士执业资格考试，取得执业助理医师资格，可视同取得医士职称；取得执业医师资格，可视同取得医师职称；取得护士执业资格，可视同取得护士职称。按照《中医药法》参加中医医师确有专长人员医师资格考核，取得中医（专长）医师资格，可视同取得医师职称。

3．动态调整专业设置。围绕卫生健康事业发展需要和医学学科发展，动态调整卫生专业技术资格考试或职称评审专业，并做好与医学教育的衔接。人力资源和社会保障部、国家卫生健康委负责调整中、初级卫生专业技术资格考试专业。省级人力资源和社会保障部门、卫生健康部门可根据实际情况调整高级职称评审专业。

（二）完善评价标准

1．注重医德医风考核。加强对医德医风和从业行为的评价，将医务人员在重大自然灾害或突发公共卫生事件中的表现作为医德医风考核的重要内容。用人单位须建立健全医德医风考核制度，将利用职务之便索要、非法收受财物或牟取其他不正当利益等行为纳入考核范围。完善诚信承诺和失信惩戒机制，实行学术造假"一票否决制"，对通过弄虚作假、暗箱操作等违纪违规行为取得的职称，一律予以撤销。

2．建立完善临床医师执业能力评价指标。将门诊工作时间、收治患者数量、手术数量等作为申报条件；将诊疗疾病覆盖范围、开展手术或操作的覆盖范围、单病种诊疗例数、平均住院日、次均费用、并发症发生例数等作为重要指标，科学准确评价临床医师的执业能力和水平。强化病案作为评价载体，采取随机抽取与个人提供相结合的方式，通过一定数量的病案加强对临床医师执业能力的评价。探索引入患者对医师的评价指标。

3．突出评价业绩水平和实际贡献。针对卫生行业实践性强的特点，重点评价业务工作的数量和质量。对公共卫生类别医师单独制定评价标准，重点考核公共卫生现场处置、技术规范和标准指南制定、健康教育和科普、循证决策、完成基本公共卫生服务等方面的能力。对中医药人员重点考察其掌握运用中医经典理论、运用中医诊疗手段诊疗的能力，中药处方运用以及师带徒等情况。

4. 破除唯论文、唯学历、唯奖项、唯"帽子"等倾向。不把论文、科研项目、获奖情况、出国（出境）学习经历、博士学位等作为申报的必要条件。科学合理对待论文，在职称评审和岗位聘任各个环节，不得把论文篇数和 SCI（科学引文索引）等相关指标作为前置条件和评审的直接依据。对在国内和国外期刊发表的论文要同等对待，鼓励更多成果在具有影响力的国内期刊发表。不得将人才荣誉性称号与职称评审直接挂钩。

5. 实行成果代表作制度。临床病案、手术视频、护理案例、流行病学调查报告、应急处置情况报告、论文、卫生标准、技术规范、科普作品、技术专利、科研成果转化等均可作为业绩成果代表作参加评审。

6. 实行国家标准、地区标准、单位标准相结合。人力资源和社会保障部、国家卫生健康委、国家中医药管理局负责制定《卫生专业技术人员职称评价基本标准》（附后）。各地区人力资源和社会保障部门、卫生健康部门、中医药主管部门可根据本地区实际制定地区标准。具有自主评审权的单位可根据本单位实际制定单位标准。申报条件地区标准、单位标准原则上不得低于国家标准，评审条件在国家标准框架内，由各地各单位确定地区标准、单位标准。

（三）创新评价机制

1. 完善职称评价方式。中、初级职称继续实行以考代评，考试实行全国统一组织，已统一考试的专业不再进行相应的职称评审或认定，各省（区、市）可由人力资源和社会保障部门会同卫生健康部门确定本地区聘用标准。副高级职称原则上采取考试与评审相结合的方式，正高级职称可采取考试与评审相结合的方式，或采取答辩与评审相结合的方式，建立完善以同行专家评议为基础的业内评价机制，具体办法由省级人力资源和社会保障部门会同卫生健康部门确定。

2. 畅通职称评价渠道。社会办医卫生专业技术人员在职称申报、评审方面与公立医疗机构卫生专业技术人员享有同等待遇，不受户籍、人事档案、不同办医主体等限制。公立医疗卫生机构内的各类卫生专业技术人员在职称申报、评审方面享有同等待遇。在内地就业的港澳台卫生专业技术人员，以及持有外国人永久居留证或各地颁发的海外高层次人才居住证的外籍人员，可按规定参加职称评审。

3. 提升职称工作信息化水平。充分利用医疗卫生机构信息系统，收集卫生专业技术人员工作量、病案、绩效考核、工作时间等数据，作为职称评价的重要依据。鼓励有条件的地区，积极利用信息化手段开展职称申报、职称评审、证书查询验证等工作。中、初级卫生专业技术资格考试和高级职称评审结果纳入医疗机构、医师、护士电子化注册信息系统。

（四）促进评价与使用相结合

1. 合理确定评聘模式。各地充分考虑现有评聘模式和卫生专业技术人员的实际需求，保持政策延续性，确定医疗卫生机构评价和聘用的衔接关系。

2. 落实单位用人自主权。用人单位根据职称评审结果合理使用卫生专业技术人员，实现职称评审结果与岗位聘用、考核、晋升等衔接。健全聘期考核制度，加强聘后管理，在岗位聘用中实现人员能上能下。

3. 优化岗位结构比例。根据卫生健康事业的发展、学科建设和各地实际，科学、合理、动态设置专业技术岗位，合理增加医疗机构特别是基层医疗卫生机构中、高级岗位比例，拓宽医务人员职业发展空间。

（五）鼓励人才向艰苦边远地区和基层一线流动

1. 完善基层评价标准。凡在乡镇卫生院、社区卫生服务机构工作的医师、护师，可提前一年参加相应专业的中级卫生专业技术资格考试。本科及以上学历、经全科专业住院医师规范化培训合格并到基层医疗卫生机构工作的，可直接参加全科医学专业中级职称考试，考试通过的直接聘任中级职称。对基层卫生专业技术人员的论文、科研和职称外语不作要求，重点评价基层医疗服务能力和水平。对长期在基层服务、业绩突出、表现优秀的卫生专业技术人员，可适当放宽学历要求，同等条件下优先评聘。基层卫生专业技术人员具体评价标准可适用《人力资源和社会保障部 国家卫生计生委关于进一步改革完善基层卫生专业技术人员职称评审工作的指导意见》（人社部发〔2015〕94号）。

2. 改进评价方式。各地可单独设立基层职称评审委员会或评审组，对艰苦边远地区和基层一线卫生专业技术人员实行"定向评价、定向使用"，取得的职称限定在艰苦边远地区或基层有效。

3. 落实服务基层制度。执业医师晋升为副高级职称的，应当有累计一年以上在县级以下或者对口支援的医疗卫生机构提供医疗卫生服务的经历。援外、援藏、援疆、援青等以及在重大突发公共卫生事件处置中表现优秀的卫生专业技术人员，同等条件下优先评聘。

（六）改进职称管理服务方式

1. 推动完善行业管理。人力资源和社会保障部门会同卫生健康部门负责卫生专业职称政策制定、组织实施和监督检查等工作。国务院各部门、中央企业和全国性行业协会学会等组建的卫生系列高级职称评审委员会，由人力资源和社会保障部征求国家卫生健康委意见后核准备案，评价标准报人力资源和社会保障部、国家卫生健康委备案。高校附属医院等其他用人单位确需组建卫生系列高级职称评审委员会的，评审委员会按照职称评审管理权限由省级以上人力资源和社会保障部门征求卫生健康部门意见后核准备案，评价标准报省级以上人力资源和社会保障部门、卫生健康部门备案。

2. 下放职称评审权限。以确保评审质量为前提，科学界定、合理下放卫生专业技术人员职称评审权。医疗水平高、技术能力强、人事管理完善、具有自主评审意愿的三级医院（含中医医院）和省级疾病预防控制机构可试点开展高级职称自主评审，评审委员会按照职称评审管理权限由省级以上人力资源和社会保障部门征求卫生健康部门意见后核准备案，评价标准报省级以上人力资源和社会保障部门、卫生健康部门备案。积极发挥专业化人才服务机构、行业协会学会等组织在职称评审和评价标准制定等方面的作用。

3. 加强全过程监督。完善评审专家遴选机制，加强评审专家库建设，实行职称评审回避制度。健全职称评审委员会、职称评审办事机构工作程序和评审规则，严肃评审纪律，明确工作人员和评审专家责任。实行职称评审公开、公示制度，落实政策公开、标准公开、程序公开、结果公开。建立职称评审巡查制度，建立复查、投诉、倒查追责机制，加强对自主评审单位的监管，对不能正确行使评审权、不能确保评审质量的，评审权予以收回。

三、组织实施

（一）提高认识，加强领导。职称制度改革涉及广大卫生专业技术人员的切身利益，政策性强、涉及面广、复杂敏感。各地要高度重视，切实加强领导，明确工作职责，确保改革平稳顺利推进。

（二）精心组织，稳慎推进。各级人力资源和社会保障部门、卫生健康部门、中医药主管部门要精心组织、密切配合，结合本地实际，扎实做好各项改革举措的落实，认真总结经验，及时解决改革中出现的新情况、新问题，妥善处理改革、发展和稳定的关系。

（三）加强宣传，营造环境。各地要深入细致地做好职称政策的宣传与解读，及时回应社会关切，做好舆论引导，营造有利于卫生专业技术人员职称制度改革的良好氛围。

本意见适用于各级各类医疗卫生机构的卫生专业技术人员。军队可以参照本意见制定卫生专业技术人员职称评价具体办法。

附件：卫生专业技术人员职称评价基本标准

人力资源和社会保障部

国家卫生健康委

国家中医药管理局

2021 年 6 月 30 日

附件

卫生专业技术人员职称评价基本标准

一、遵守国家宪法和法律，贯彻新时代卫生与健康工作方针，自觉践行"敬佑生命、救死扶伤、甘于奉献、大爱无疆"的职业精神，具备良好的政治素质、协作精神、敬业精神和医德医风。

二、身心健康，心理素质良好，能全面履行岗位职责。

三、卫生专业技术人员申报医疗类、护理类职称，应取得相应职业资格，并按规定进行注册，取得相应的执业证书。

四、卫生专业技术人员申报各层级职称，除必须达到上述基本条件外，还应分别具备以下条件。

（一）初级职称

医士（师）：按照《中华人民共和国执业医师法》参加医师资格考试，取得执业助理医师资格，可视同取得医士职称；取得执业医师资格，可视同取得医师职称。按照《中医药法》参加中医医师确有专长人员医师资格考核，取得中医（专长）医师资格，可视同取得医师职称。

护士（师）：按照《护士条例》参加护士执业资格考试，取得护士执业资格，可视同取得护士职称；具备大学本科及以上学历或学士及以上学位，从事护士执业活动满一年，可直接聘任护师职称。具备大专学历，从事护士执业活动满 3 年；或具备中专学历，从事护士执业活动满 5 年，可参加护师资格考试。

药（技）士：具备相应专业中专、大专学历，可参加药（技）士资格考试。

药（技）师：具备相应专业硕士学位；或具备相应专业大学本科学历或学士学位，从事本专业工作满 1 年；或具备相应专业大专学历，从事本专业工作满 3 年；或具备相应专业中专学历，取得药（技）士职称后，从事本专业工作满 5 年，可参加药（技）师资格考试。

（二）中级职称

卫生专业技术人员中级职称实行全国统一考试制度。具备相应专业学历，并符合以下条件的，可报名参加考试：

临床、口腔、中医类别主治医师：具备博士学位，并取得住院医师规范化培训合格证书；或具备硕士学位，取得住院医师规范化培训合格证书后从事医疗执业活动满 2 年；或具备大学本科学历或学士学位，取得住院医师规范化培训合格证书后从事医疗执业活动满 2 年；或具备大学本科学历或学士学位，经执业医师注册后从事医疗执业活动满 4 年；或具备大专学历，经执业医师注册后从事医疗执业活动满 6 年；或具备中专学历，经执业医师注册后从事医疗执业活动满 7 年。

公共卫生类别主管医师：具备博士学位并经执业医师注册后从事公共卫生执业活动；或具备硕士学位，经执业医师注册后从事公共卫生执业活动满 2 年；或具备大学本科学历或学士学位，经执业医师注册后从事公共卫生执业活动满 4 年；或具备大专学历，经执业医师注册后从事公共卫生执业活动满 6 年；或具备中专学历，经执业医师注册后从事公共卫生执业活动满 7 年。

主管护师：具备博士学位并注册从事护理执业活动；或具备硕士学位经注册后从事护理执业活动满 2 年；或具备大学本科学历或学士学位，经注册并取得护师职称后，从事护理执业活动满 4 年；或具备大专学历，经注册并取得护师职称后，从事护理执业活动满 6 年；或具备中专学历，经注册并取得护师职称后，从事护理执业活动满 7 年。

主管药（技）师：具备博士学位；或具备硕士学位，取得药（技）师职称后，从事本专业工作满 2 年；或具备大学本科学历或学士学位，取得药（技）师职称后，从事本专业工作满 4 年；或具备大专学历，取得药（技）师职称后，从事本专业工作满 6 年；或具备中专学历，取得药（技）师职称后，从事本专业工作满 7 年。

（三）副高级职称

1. 副主任医师

（1）申报条件：学历、资历及临床工作量要求

具备大学本科及以上学历或学士及以上学位，受聘担任主治（主管）医师职务满5年；或具备大专学历，在县级及以下基层医疗卫生机构工作，受聘担任主治（主管）医师职务满7年。

完成规定的工作数量要求（详见附表1）。

（2）评审条件：专业能力要求

临床、口腔、中医类别：熟练掌握本专业基础理论和专业知识，熟悉本专业国内外现状及发展趋势，不断吸取新理论、新知识、新技术并用于医疗实践，熟悉本专业相关的法律、法规、标准与技术规范。具有较丰富的本专业工作经验，能熟练正确地救治危重患者，具有指导本专业下级医师的能力。强化病案作为评价载体，采取随机抽取与个人提供相结合的方式，提供5～10份申报人主治或者主持的、能够反映其专业技术水平的抢救、死亡或疑难病案，加强对临床医师执业能力的评价。

基于病案首页数据，重点从技术能力、质量安全、资源利用、患者管理四个维度，利用诊治病种范围和例数、手术级别和例数、术后并发症发生率、单病种平均住院日、单病种次均费用等指标，科学准确评价医师的执业能力和水平。其中，中医专业还应基于中医病案首页数据，重点围绕以中医为主治疗的出院患者比例、中药饮片处方比、中医治疗疑难危重病患者数量、中医非药物疗法使用率等中医药特色指标，评价中医医师的中医药诊疗能力和水平。具体指标见附表2。

公共卫生类别：熟练掌握本专业基础理论和专业知识，熟悉本专业国内外现状及发展趋势，不断吸取新理论、新知识、新技术并推广应用，熟悉与本专业相关的法律、法规、标准与技术规范。具有较丰富的本专业工作经验，能独立解决复杂或重大技术问题，具有指导本专业下级医师的能力。

基于参与的业务工作内容，重点考核公共卫生现场能力、计划方案制定能力、技术规范和标准指南制定能力、业务管理技术报告撰写能力、健康教育和科普能力、循证决策能力、专业技术成果产出、科研教学能力、完成基本公共卫生服务项目的能力等方面，包含现场流行病学调查报告、疾病与健康危害因素监测（分析预警）报告、制定公共卫生应急处置预案和风险评估报告、业务工作计划、

技术指导方案制定等内容。

2．副主任护师

（1）申报条件：学历、资历及临床工作量要求

具备大学本科及以上学历或学士及以上学位，受聘担任主管护师职务满 5 年；或具备大专学历，受聘担任主管护师职务满 7 年。

担任主管护师期间，平均每年参加临床护理、护理管理、护理教学工作时间总计不少于 40 周，病历首页责任护士和质控护士记录累计不少于 480 条（急诊、重症、手术室、血透、导管室等科室从相应记录单提取护士记录）。

（2）评审条件：专业能力要求

熟练掌握本专业基础理论和专业知识，熟悉本专业国内外现状及发展趋势，不断吸取新理论、新知识、新技术并推广应用，熟悉本专业相关的法律、法规、标准与技术规范。能够正确按照护理程序开展临床护理工作，熟练掌握本专科患者的护理要点、治疗原则，能熟练地配合医师抢救本专业危重患者。具有指导本专业下级护理人员的能力。

3．副主任药师

（1）申报条件：学历、资历及临床工作量要求

具备大学本科及以上学历或学士及以上学位，受聘担任主管药师职务满 5 年；或具备大专学历，受聘担任主管药师职务满 7 年。

担任主管药师职务期间，平均每年参加药学专业工作时间不少于 40 周。

（2）评审条件：专业能力要求

熟练掌握本专业基础理论和专业知识；熟悉本专业国内外现状及发展趋势，不断吸取新理论、新知识、新技术并推广应用。熟悉本专业相关的法律、法规、标准与技术规范。能够参与制定药物治疗方案，对临床用药结果做出准确分析，能及时发现并处理处方和医嘱中出现的各种不合理用药现象，及时提出临床用药调整意见。具有指导下级药师的能力。其中，中药专业还应具备中药验收、保管、调剂、临方炮制、煎煮等中药药学服务能力，能够提供中药药物咨询服务，具有中药处方点评工作能力，提供合理使用中药建议。

4．副主任技师

（1）申报条件：学历、资历及临床工作量要求

具备大学本科及以上学历或学士及以上学位，受聘担任主管技师职务满 5

年；或具备大学专科学历，受聘担任主管技师职务满 7 年。

担任主管技师期间，平均每年参加本专业工作时间不少于 40 周。

（2）评审条件：专业能力要求

熟练掌握本专业基础理论和专业知识，熟悉本专业国内外现状及发展趋势，不断吸取新理论、新知识、新技术并推广应用，熟悉本专业相关的法律、法规、标准与技术规范。具有较丰富的本专业工作经验，能独立解决复杂或重大技术问题，具有指导本专业下级技师的能力。

（四）正高级职称

1. 主任医师

（1）申报条件：学历、资历及临床工作量要求

具备大学本科及以上学历或学士及以上学位，受聘担任副主任医师职务满 5 年。

完成规定的工作数量要求（详见附表 1）。

（2）评审条件：专业能力要求

临床、口腔、中医类别：在具备所规定的副主任医师水平的基础上，系统掌握本专业某一领域的基础理论知识与技术，并有所专长。深入了解本专业国内外现状及发展趋势，不断吸取新理论、新知识、新技术并用于医疗实践。具有丰富的本专业工作经验，能独立解决复杂或重大技术问题，具有指导本专业下级医师的能力。强化病案作为评价载体，采取随机抽取与个人提供相结合的方式，提供 5～10 份申报人主治或者主持的、能够反映其专业技术水平的抢救、死亡或疑难病案，加强对临床医师执业能力的评价。

基于病案首页数据，重点从技术能力、质量安全、资源利用、患者管理四个维度，利用诊治病种范围和例数、手术级别和例数、术后并发症发生率、单病种平均住院日、单病种次均费用等指标，科学准确评价医师的执业能力和水平。其中，中医专业还应基于中医病案首页数据，重点围绕以中医为主治疗的出院患者比例、中药饮片处方比、中医治疗疑难危重病患者数量、中医非药物疗法使用率等中医药特色指标，评价中医医师的中医药诊疗能力和水平。具体指标见附表 2。

公共卫生类别：在具备所规定的副主任医师水平的基础上，系统掌握本专业某一领域的基础理论知识与技术，并有所专长。深入了解本专业国内外现

状及发展趋势，不断吸取新理论、新知识、新技术并用于实践。具有丰富的本专业工作经验，能独立解决复杂或重大技术问题，具有指导本专业下级医师的能力。

基于参与的业务工作内容，重点考核公共卫生现场能力、计划方案制定能力、技术规范和标准指南制定能力、业务管理技术报告撰写能力、健康教育和科普能力、循证决策能力、专业技术成果产出、科研教学能力、完成基本公共卫生服务项目的能力等方面，包含现场流行病学调查报告、疾病与健康危害因素监测（分析预警）报告、制定公共卫生应急处置预案和风险评估报告、业务工作计划、技术指导方案制定等内容。

2．主任护师

（1）申报条件：学历、资历及临床工作量要求

具备大学本科及以上学历或学士及以上学位，受聘担任副主任护师职务满5年。

担任副主任护师期间，平均每年参加临床护理、护理管理、护理教学工作时间总计不少于35周，病历首页责任护士和质控护士记录累计不少于240条（急诊、重症、手术室、血透、导管室等科室从相应记录单提取护士记录）。

（2）评审条件：专业能力要求

在具备所规定的副主任护师水平的基础上，精通护理学某一专科的基本理论知识与技能，并有所专长。深入了解本专业国内外现状及发展趋势，不断吸取新理论、新知识、新技术并用于临床实践。具有丰富的本专业工作经验，能独立解决复杂或重大技术问题，具有指导本专业下级护理人员的能力。

3．主任药师

（1）申报条件：学历、资历及临床工作量要求

具备大学本科及以上学历或学士及以上学位，受聘担任副主任药师职务满5年。

担任副主任药师职务期间，平均每年参加药学专业工作时间不少于35周。

（2）评审条件：专业能力要求

在具备所规定的副主任药师水平的基础上，精通本专业某一领域的基本理论知识与技能，并有所专长。深入了解本专业国内外现状及发展趋势，不断吸取新理论、新知识、新技术并用于实践。具有丰富的本专业工作经验，能独立解决复

杂或重大技术问题，具有指导本专业下级药师的能力。其中，中药专业还应具备中药验收、保管、调剂、临方炮制、煎煮等中药药学服务能力，能够提供中药药物咨询服务，具有中药处方点评工作能力，提供合理使用中药建议。

4．主任技师

（1）申报条件：学历、资历及临床工作量要求

具备大学本科及以上学历或学士及以上学位，受聘担任副主任技师职务满5年。

担任副主任技师期间，平均每年参加本专业工作时间不少于35周。

（2）评审条件：专业能力要求

在具备所规定的副主任技师水平的基础上，精通本专业某一领域的基本理论知识与技能，并有所专长。深入了解本专业国内外现状及发展趋势，不断吸取新理论、新知识、新技术并用于实践。具有丰富的本专业工作经验，能独立解决复杂或重大技术问题，具有指导本专业下级技师的能力。

五、工作业绩要求。

以下业绩成果可作为代表作：

（一）解决本专业复杂问题形成的临床病案、手术视频、护理案例、应急处置情况报告、流行病学调查报告等。

（二）吸取新理论、新知识、新技术形成的与本专业相关的技术专利。

（三）结合本专业实践开展科研工作形成的论文等成果。

（四）向大众普及本专业科学知识形成的科普作品。

（五）参与研究并形成的技术规范或卫生标准。

（六）人才培养工作成效（包括带教本专业领域的下级专业技术人员的数量和质量，以及所承担教学课题和所获成果等）。

（七）其他可以代表本人专业技术能力和水平的标志性工作业绩。

附表 1

医师晋升工作量要求

专业类别	评价项目	单位	晋升副主任医师	晋升主任医师	临床专业
临床	非手术为主临床专业	门诊工作量（有病房）	单元	400	600	内科学、心血管内科学、呼吸内科学、消化内科学、血液病学、内分泌学、风湿免疫学、肾内科学、传染病学、变态反应学、神经内科学、精神病学、肿瘤内科学、儿科学等，对有病房的皮肤与性病学、康复医学、疼痛学、全科医学可参照此执行
		出院人数（参与或作为治疗组长）	人次	1000	1000	
		门诊工作量（无病房）	单元	500	800	皮肤与性病学、精神病学、康复医学、疼痛学、老年医学、全科医学等
		手术/操作人次	人次	内镜 5000；支气管镜 200	内镜 5000	消化内科学、呼吸内科学
临床	手术为主临床专业	门诊工作量（有病房）	个	400	500	外科学、普通外科学、泌尿外科学、小儿外科学、妇产科学、产科学、耳鼻咽喉科学、眼科学、肿瘤学、运动医学、计划生育学等
				300	400	胸心外科学、神经外科学、烧伤外科学、整形外科学
		出院人数（参与或作为治疗组长）	人次	400	500	胸心外科学（心外）、神经外科学
				1500	2000	外科学、普通外科学、骨外科学、妇产科学、产科学
				600	1000	胸心外科学（胸外）、泌尿外科学、小儿外科学
		出院患者手术/操作人次	人次	800	1000	外科学、普通外科学、骨外科学、眼科学、运动医学、整形外科学、小儿外科学、耳鼻咽喉科学、产科学
				400	500	胸心外科学（心外）、神经外科学、妇产外科学、烧伤外科学
临床	其他临床专业	参与诊疗患者人数	人次	1500	1000	临床营养学、重症医学、麻醉学、疼痛学、急诊医学、临床医学检验学

续表

医师晋升工作量要求

专业类别		评价项目	单位	晋升副主任医师	晋升主任医师	临床专业
临床	其他临床专业	签发检查报告份数	份	7500	5000	临床医学检验学
			份	5000	5000	放射医学、超声医学
			份	4000	4000	病理学
			份	2500	3000	核医学
	非手术为主专业	门诊工作量（有病房）	单元	400	600	由各医院自行确定手术专业和非手术专业
		出院人数（参与或作为治疗组长）	人次	600	900	
		门诊工作量（无病房）	单元	500	800	
	手术为主专业	门诊工作量（有病房）	单元	300	400	
		出院人数（参与或作为治疗组长）	人次	400	500	
		出院患者手术/操作人次	人次	300	400	
		门诊工作量（无病房）	单元	500	800	
中医	无病房科室	门诊工作量	单元	800	800	
		诊疗人次	人次	3000	4000	
口腔	有病房科室	门诊工作量	单元	400	500	

续表

医师晋升工作量要求

专业类别	评价项目	单位	晋升副主任医师	晋升主任医师	临床专业
口腔	出院人数（参与或作为治疗组长）	人次	350	500	
	出院患者手术/操作人次数	人次	300	400	
公卫	—	—	平均每年参加本专业工作时间不少于40周，其中现场工作天数不少于60天/年	平均每年参加本专业工作时间不少于35周，其中在基层工作或工作天数不少于60天/年	

注1：工作量指标是中级晋升副高、副高晋升正高期间的完成工作量，均从聘任时间开始计算。半天（4小时）接诊不少于15位为1个有效单元。非急诊科医师在5年期间如轮转急诊科，工作期间按照4小时数计算，因受手法操作时间限制，工作量按照4小时为一个门诊单元为一个门诊单元时数计算，不考虑治疗患者数量。

注2：肾内科学专业透析工作按照4小时为一个门诊单元时数计算。传染病学专业医师门诊工作量包含发热门诊、肠道门诊工作时间和会诊时间，如无病房则放入无病房组。

注3：全科医学专业医师门诊工作量包含下基层指导工作时间，如无病房则放入病房组。

注4：内镜诊疗5000人次（含内镜下治疗手术、晋升副主任医师至少500例，晋升主任医师至少800例，门诊患者和出院患者均包括）为消化内科学专业必备的申报条件之一。

注5：呼吸内镜诊疗200人次（含呼吸内镜下检查与治疗、门诊患者和出院患者均包括）为呼吸内科学专业必备的申报条件之一。

注6：心血管内科学和神经内科学及其他内科学专业有介入治疗的专业可参照手术为临床专业执行。

注7：整形外科学专业和计划生育学专业的工作量指标不含出院人数，其出院患者手术/操作人次数调整为手术/操作人次数。

注8：出院患者手术/操作人次及晋升副主任医师以主刀或一助计算；晋升主任医师以主刀计算。

注9：临床医学检验学专业中形态、血液、微生物学专业申报条件为参与诊疗患者人数。临检、生化、免疫等亚专业的申报条件为签发检查报告份数。

附表 2　临床、中医、口腔专业高级职称评价指标

评价维度	二级指标	三级指标	指标定义	计算方法
技术能力	出院患者病种范围和例数	基本病种覆盖率	考核期内医师诊治的本专业出院患者中覆盖的基本病种数占本专业所有基本病种数的比例	考核期内医师诊治的本专业出院患者覆盖基本病种数／本专业基本病种总数×100%
		基本病种诊疗人数	考核期内医师诊治的本专业基本病种出院人数	考核期内医师诊治的符合本专业基本病种纳入条件的出院人数之和
		疑难病种覆盖率	考核期内医师诊治的本专业出院患者中覆盖的疑难病种数占本专业所有疑难病种数的比例	考核期内医师诊治的本专业出院患者覆盖疑难病种数／本专业疑难病种总数×100%
		疑难病种诊疗人数	考核期内医师诊治的本专业疑难病种出院人数	考核期内医师诊治的符合本专业疑难病种纳入条件的出院人数之和
技术能力	出院患者手术难度和例数	基本手术覆盖率	考核期内医师施行的本专业基本手术（或操作）种类数占所有基本手术（或操作）种类数的比例	考核期内出院患者中医师施行的本专业手术（或操作）患者覆盖基本手术种类数／本专业基本手术（或操作）种类总数×100%
		基本手术人次数	考核期内医师施行的本专业基本手术（或操作）的人次数	考核期内出院患者中医师施行的符合本专业基本手术（或操作）纳入条件的手术人次数之和
		疑难手术覆盖率	考核期内医师施行的本专业疑难手术（或操作）种类数占所有疑难手术（含操作）种类数的比重	考核期内出院患者中医师施行的本专业手术（或操作）患者覆盖疑难手术种类数／本专业疑难手术种类总数×100%
		疑难手术人次数	考核期内医师施行的本专业疑难手术（或操作）的人次数	考核期内出院患者中医师施行的符合本专业疑难手术（或操作）纳入条件的手术人次数之和
技术能力	中医治疗情况	以中医为主治疗的出院患者比例	考核期内医师以中医为主治疗本专业出院患者的比例	考核期内医师以中医为主治疗的本专业出院患者数量／本专业出院患者总数×100%
		中药饮片处方比	考核期内医师对出院患者开具的中药饮片处方占所有处方的比例	考核期内医师对出院患者开具的中药饮片处方数／所有处方总数×100%
		中医治疗疑难危重病患者数量	考核期内医师诊治的本专业疑难病数量	考核期内出院患者中医诊治的本专业疑难病数量

评价维度	二级指标	三级指标	指标定义	计算方法
技术能力	中医治疗情况	中医非药物疗法使用率	考核期内医师诊治的出院患者使用中医非药物疗法的比例	考核期内医师诊治的出院患者使用中医非药物疗法数量/中医药物和非药物疗法总数 ×100%
		中医药治疗疗效	考核期内医师用中医药方法治疗本专业疾病疗效	同行评议
质量安全	并发症发生率	出院患者并发症发生率	考核期内医师诊治的出院患者在住院期间因治疗或者施行某种择期手术或操作而发生并发症的例数占同期医师诊治的出院人数的比例	考核期内医师诊治的出院患者在住院期间因治疗或者施行某种择期手术或操作而发生并发症的人数/同期该医师诊治的所有出院人数 ×100%
资源利用	平均住院日	平均住院日	考核期内医师诊治的某病种出院患者平均住院时间	考核期内医师诊治的某病种出院患者占用总床日数/同期该医师诊治的同病种出院人数
患者管理	次均费用	住院患者次均费用	考核期内医师诊治的某病种出院患者平均住院费用	考核期内医师诊治的某病种出院患者总住院费用/同期该医师诊治的同病种出院人数

注：1. 某专业基本病种、疑难病种、基本手术、疑难手术由专家共识和大数据统计结果形成。

2. 手术人次计算：患者在 1 次住院期间施行多次手术，按实际手术次数统计；在 1 次手术中涉及多个部位手术的按 1 次统计。

3. 中药饮片处方比和中医非药物疗法使用率两个指标可任选其一，也可同时使用，视各地具体情况确定。

15.2.2 人力资源和社会保障部 科技部关于深化自然科学研究人员职称制度改革的指导意见（人社部发〔2019〕40 号）

二、主要内容

（二）创新评价机制

2. 畅通职称评价渠道。进一步打破户籍、地域、身份、人事关系等制约，创造便利条件，畅通自然科学研究人员职称申报渠道。民办机构自然科学研究人员与公立机构自然科学研究人员在职称评审方面享有平等待遇。科研院所、高校等事业单位中经批准离岗创业或兼职的科研人员，3 年内可在原单位按规定正常申报职称，离岗创业或兼职期内工作业绩及取得的科研成果等可作为职称评审的重要依据。

15.2.3　中共中央办公厅　国务院办公厅印发《关于分类推进人才评价机制改革的指导意见》（中办发〔2018〕6号）

（十三）改进医疗卫生人才评价制度。强化医疗卫生人才临床实践能力评价，完善涵盖医德医风、临床实践、科研带教、公共卫生服务等要素的评价指标体系，合理确定不同医疗卫生机构、不同专业岗位人才评价重点。对主要从事临床工作的人才，重点考察其临床医疗医技水平、实践操作能力和工作业绩，引入临床病历、诊治方案等作为评价依据。对主要从事科研工作的人才，重点考察其创新能力业绩，突出创新成果的转化应用能力。对主要从事疾病预防控制等的公共卫生人才，重点考察其流行病学调查、传染病疫情和突发公共卫生事件处置、疾病及危害因素监测与评价等能力。

建立符合全科医师岗位特点的评价机制，考核其掌握全科医学基本理论知识、常见病多发病诊疗、预防保健和提供基本公共卫生服务的能力，将签约居民数量、接诊量、服务质量、群众满意度作为重要评价因素。

按照强基层、保基本及分级诊疗要求，建立更加注重临床水平、服务质量、工作业绩的基层医疗卫生人才评价机制，鼓励医疗卫生人才服务基层，更好满足基层人民群众健康需求。

15.2.4　中共中央办公厅、国务院办公厅印发《关于深化职称制度改革的意见》的通知（中办发〔2016〕77号）

（十一）拓展职称评价人员范围。进一步打破户籍、地域、身份、档案、人事关系等制约，创造便利条件，畅通非公有制经济组织、社会组织、自由职业专业技术人才职称申报渠道。科技、教育、医疗、文化等领域民办机构专业技术人才与公立机构专业技术人才在职称评审等方面享有平等待遇。高校、科研院所、医疗机构等企事业单位中经批准离岗创业或兼职的专业技术人才，3年内可在原单位按规定正常申报职称，其创业或兼职期间工作业绩作为职称评审的依据。打通高技能人才与工程技术人才职业发展通道，符合条件的高技能人才，可参加工程系列专业技术人才职称评审。在内地就业的港澳台专业技术人才，以及持有外国人永久居留证或各地颁发的海外高层次人才居住证的外籍人员，可按规定参加职称评审。公务员不得参加专业技术人才职称评审。

15.2.5　中共中央印发《关于深化人才发展体制机制改革的意见》（中发〔2016〕9号）

（五）保障和落实用人主体自主权。充分发挥用人主体在人才培养、吸引和使用中的主导作用，全面落实国有企业、高校、科研院所等企事业单位和社会组织的用人自主权。创新事业单位编制管理方式，对符合条件的公益二类事业单位逐步实行备案制管理。改进事业单位岗位管理模式，建立动态调整机制。探索高层次人才协议工资制等分配办法。

（十四）突出品德、能力和业绩评价。制定分类推进人才评价机制改革的指导意见。坚持德才兼备，注重凭能力、实绩和贡献评价人才，克服唯学历、唯职称、唯论文等倾向。不将论文等作为评价应用型人才的限制性条件。建立符合中小学教师、全科医师等岗位特点的人才评价机制。

（十五）改进人才评价考核方式。发挥政府、市场、专业组织、用人单位等多元评价主体作用，加快建立科学化、社会化、市场化的人才评价制度。基础研究人才以同行学术评价为主，应用研究和技术开发人才突出市场评价，哲学社会科学人才强调社会评价。注重引入国际同行评价。应用型人才评价应根据职业特点突出能力和业绩导向。加强评审专家数据库建设，建立评价责任和信誉制度。适当延长基础研究人才评价考核周期。

（十六）改革职称制度和职业资格制度。深化职称制度改革，提高评审科学化水平。研究制定深化职称制度改革的意见。突出用人主体在职称评审中的主导作用，合理界定和下放职称评审权限，推动高校、科研院所和国有企业自主评审。对职称外语和计算机应用能力考试不作统一要求。探索高层次人才、急需紧缺人才职称直聘办法。畅通非公有制经济组织和社会组织人才申报参加职称评审渠道。清理减少准入类职业资格并严格管理，推进水平类职业资格评价市场化、社会化。放宽急需紧缺人才职业资格准入。

（十七）破除人才流动障碍。打破户籍、地域、身份、学历、人事关系等制约，促进人才资源合理流动、有效配置。建立高层次人才、急需紧缺人才优先落户制度。加快人事档案管理服务信息化建设，完善社会保险关系转移接续办法，为人才跨地区、跨行业、跨体制流动提供便利条件。

（十八）畅通党政机关、企事业单位、社会各方面人才流动渠道。研究制定吸引非公有制经济组织和社会组织优秀人才进入党政机关、国有企事业单位的政策措施，注重人选思想品德、职业素养、从业经验和专业技能综合考核。

（十九）促进人才向艰苦边远地区和基层一线流动。研究制定鼓励和引导人才向艰苦边远地区和基层一线流动的意见，提高艰苦边远地区和基层一线人才保障水平，使他们在政治上受重视、社会上受尊重、经济上得实惠。重大人才工程项目适当向艰苦边远地区倾斜。边远贫困和民族地区县以下单位招录人才，可适当放宽条件、降低门槛。鼓励西部地区、东北地区、边远地区、民族地区、革命老区设立人才开发基金。完善东、中部地区对口支持西部地区人才开发机制。

15.2.6 人力资源和社会保障部 国家卫生计生委关于进一步改革完善基层卫生专业技术人员职称评审工作的指导意见（人社部发〔2015〕94号）

各省、自治区、直辖市及新疆生产建设兵团人力资源和社会保障厅（局）、卫生计生委（卫生局）：

为切实加强基层卫生专业技术人员队伍建设，提升基层卫生专业技术人员服务水平，鼓励卫生专业技术人员服务基层，为强基层、保基本、建机制和建立分级诊疗制度提供人才支持，现就进一步改革完善基层卫生专业技术人员职称评审工作提出如下指导意见。

一、指导思想、基本原则和适用范围

（一）指导思想。全面贯彻党的十八大和十八届三中、四中、五中全会精神和习近平总书记系列重要讲话精神，深入实施人才强国战略，遵循卫生专业技术人员成长规律和基层卫生工作实际，建立以医疗服务水平、质量和业绩为导向、以社会和业内认可为核心的人才评价机制，着力提高基层卫生服务水平和能力，为深化医改，加快建设人民满意的卫生计生事业提供强有力的人才支撑。

（二）基本原则

坚持德才兼备、服务发展。引导基层卫生专业技术人员加强医德医风建设，牢固树立服务宗旨，全心全意服务基层，服务医改，服务卫生计生事业发展。

坚持分层分类、科学评价。根据各级医疗卫生机构功能定位和工作特点，分层分类制定评审标准，创新评审方式，不断提高基层卫生人才评审的专业性、针对性和科学性。

坚持注重实际、业绩导向。结合基层卫生工作实际，重点考核职业素养、临床能力、实践经验，引导基层卫生专业技术人员注重临床水平、注重服务质量、注重工作业绩，突出职称评价的能力业绩导向。

（三）适用范围。原则上适用于县级医院、县级专业公共卫生机构、乡镇（街道）卫生院、社区卫生服务中心（站）、村卫生室等医疗卫生机构的卫生专业技术人员，具体范围由各省根据实际情况确定。社会办医疗卫生机构的卫生专业技术人员可参照执行。

二、完善职称评聘工作

（一）健全评审体系。对卫生专业中、初级职称，实行全国统一考试，各省（区、市）人力资源和社会保障部门可会同卫生计生部门，根据本地区发展需求，确定本地区聘用标准。对卫生专业高级职称，各省（区、市）可在卫生高级职称评审委员会中单独设立评审组。

（二）优化评审条件。基层卫生专业职称外语成绩可不作为申报条件。关于论文、科研要求，不做硬性规定，可作为评审的参考条件。基层卫生专业技术人员在申报高级职称前，应按照继续医学教育有关规定，完成规定数量的继续教育学分，同时定期到上级医疗卫生机构进修。

（三）完善评审标准。根据医疗卫生机构功能定位和分级诊疗的要求，对县级医疗卫生机构卫生专业技术人员，应重点考核常见病、多发病诊疗、护理、康复、影像、检验等服务，急危重症抢救与疑难病处置，培训和指导下级医疗卫生机构人员，相应公共卫生服务职能以及突发事件紧急医疗救援等工作完成情况。

对乡镇卫生院和社区卫生服务中心卫生专业技术人员，应重点考核提供基本公共卫生服务，以及常见病、多发病的诊疗、护理、康复等综合服务，承担公共卫生管理工作，以及对村卫生室、社区卫生服务站的综合管理、技术指导和乡村医师的培训等工作情况。

可将常见病、多发病诊治专题报告、病案分析资料、工作总结、医疗卫生新技术推广使用报告、开展健康教育与健康促进次数、健康档案管理数等作为评审标准的重要内容。加强医德医风考核，引导卫生专业技术人员在强化服务意识、提高服务质量、突出工作业绩上下功夫。

（四）建立长效机制。取得基层卫生专业高级职称的基层卫生专业技术人员，原则上应限定在基层医疗卫生机构聘任，由基层医疗卫生机构向上级医疗卫生机构流动时，应取得全省（区、市）统一的卫生高级职称。相关管理办法由各省（区、市）根据实际情况作出具体规定，并做好岗位聘任、工资待遇等相关工作，建立基层卫生职称改革的长效机制。

三、加强领导，扎实推进

（一）提高认识，抓好落实。各省（区、市）人力资源和社会保障部门和卫生计生部门要将改革完善基层卫生专业技术人员职称评审工作列为深化医改和人事制度改革的重要内容，予以高度重视，加强组织领导，密切沟通合作，建立有效的工作机制，组织实施好基层卫生职称改革工作。

（二）试点先行，稳步推进。各省（区、市）人力资源和社会保障部门和卫生计生部门要根据本省卫生人才工作情况开展试点，稳妥推进，周密部署。要结合基层实际制定实施细则，明确申报条件、评审标准、适用范围和具体管理规定，全方位考虑工作中可能遇到的各种情况和问题，细化工作措施，完善工作预案，深入细致地做好政策解释、舆论宣传工作，确保顺利推进。

（三）鼓励创新，服务发展。各地要结合基层卫生工作实际和人才成长规律，不断改革评审机制，创新评审方式，提高评审质量，充分调动人员积极性，鼓励优秀人才服务基层，引导专业技术人员提高技术水平和服务能力，为卫生计生事业发展大局服务。

人力资源和社会保障部　国家卫生计生委

2015 年 11 月 15 日

（胡献之　陈洁明　朱　胤）

附件：政策文件目录

第 1 章　招聘与录用政策

1. 关于推动公立医院高质量发展的意见（国办发〔2021〕18 号）

2．事业单位人事管理回避规定（人社部规〔2019〕1 号）

3．关于建立现代医院管理制度的指导意见（国办发〔2017〕67 号）

4．关于事业单位公开招聘岗位条件设置有关问题的通知（人社部规〔2017〕17 号）

5．事业单位公开招聘违纪违规行为处理规定（中华人民共和国人力资源和社会保障部令第 35 号）

6．事业单位人事管理条例（中华人民共和国国务院令第　652 号）

7．事业单位工作人员处分暂行规定（中华人民共和国人力资源和社会保障部 . 中华人民共和国监察部令第 18 号）

8．关于进一步规范事业单位公开招聘工作的通知（人社部发〔2010〕92 号）

9．关于卫生事业单位岗位设置管理的指导意见（国人部发〔2007〕35 号）

10．关于印发《〈事业单位岗位设置管理试行办法〉实施意见》的通知（国人部发〔2006〕87 号）

11．关于印发《事业单位岗位设置管理试行办法》的通知（国人部发〔2006〕70 号）

12．事业单位公开招聘人员暂行规定（中华人民共和国人事部令第 6 号）

13．事业单位试行人员聘用制度有关问题的解释（国人部发〔2003〕61 号）

14．关于在事业单位试行人员聘用制度的意见（国办发〔2002〕35 号）

15．关于印发《关于加快推进事业单位人事制度改革的意见》的通知（人发〔2000〕78 号）

16．关于深化卫生事业单位人事制度改革的实施意见（人发〔2000〕31 号）

第 2 章　绩效考核政策

1．事业单位领导人员管理规定

2．国务院办公厅关于推动公立医院高质量发展的意见（国办发〔2021〕18 号）

3．关于促进劳动力和人才社会性流动体制机制改革的意见

4．国务院办公厅关于建立现代医院管理制度的指导意见（国办发〔2017〕67 号）

5．国务院办公厅关于城市公立医院综合改革试点的指导意见（国办发〔2015〕38 号）

6．国务院办公厅关于全面推开县级公立医院综合改革的实施意见（国办发〔2015〕33 号）

7. 关于加强公立医疗卫生机构绩效评价的指导意见（国卫人发〔2015〕94 号）

8. 国务院关于建立全科医师制度的指导意见（国发〔2011〕23 号）

9. 国务院办公厅关于印发 2011 年公立医院改革试点工作安排的通知（国办发〔2011〕10 号）

第 3 章   薪酬分配政策

1. 国务院关于印发"十四五"就业促进规划的通知（国发〔2021〕14 号）

2. 国务院办公厅关于推动公立医院高质量发展的意见（国办发〔2021〕18 号）

3. 关于深化公立医院薪酬制度改革的指导意见（人社部发〔2021〕52 号）

4. 关于事业单位科研人员职务科技成果转化现金奖励纳入绩效工资管理有关问题的通知（人社部发〔2021〕14 号）

5. 关于改革完善全科医师培养与使用激励机制的意见（国办发〔2018〕3 号）

6. 关于学习贯彻习近平总书记重要指示精神 进一步加强医务人员队伍建设的通知（国卫医发〔2018〕34 号）

7. 关于坚持以人民健康为中心推动医疗服务高质量发展的意见（国卫医发〔2018〕29 号）

8. 国务院办公厅关于建立现代医院管理制度的指导意见（国办发〔2017〕67 号）

9. 关于扩大公立医院薪酬制度改革试点的通知（人社部发〔2017〕92 号）

10. 关于开展公立医院薪酬制度改革试点工作的指导意见（人社部发〔2017〕10 号）

11. 国务院办公厅关于城市公立医院综合改革试点的指导意见（国办发〔2015〕38 号）

12. 国务院办公厅关于全面推开县级公立医院综合改革的实施意见（国办发〔2015〕33 号）

13. 事业单位人事管理条例（中华人民共和国国务院令第 652 号）

14. 关于深化收入分配制度改革的若干意见（国发〔2013〕6 号）

15. 国务院关于建立全科医师制度的指导意见（国发〔2011〕23 号）

16. 中共中央国务院关于深化医药卫生体制改革的意见（中发〔2009〕6 号）

第 4 章   晋升政策

1. 人力资源和社会保障部 国家卫生健康委 国家中医药局关于深化卫生专业技术人员职称制度改革的指导意见（人社部发〔2021〕51 号）

2．人力资源和社会保障部 科技部关于深化自然科学研究人员职称制度改革的指导意见（人社部发〔2019〕40 号）

3．中共中央办公厅 国务院办公厅印发中共中央办公厅印发《关于分类推进人才评价机制改革的指导意见》（中办发〔2018〕6 号）

4．中共中央办公厅、国务院办公厅印发《关于深化职称制度改革的意见》的通知（中办发〔2016〕77 号）

5．中共中央印发《关于深化人才发展体制机制改革的意见》（中发〔2016〕9 号）

6．人力资源和社会保障部 国家卫生计生委关于进一步改革完善基层卫生专业技术人员职称评审工作的指导意见（人社部发〔2015〕94 号）